Sigrid Thaler Rizzolli

Kräuter-Wirkstoffe

Die wichtigsten Inhaltsstoffe und ihre Anwendungen

Mit Fotografien von Marion Lafogler

RÆTIA

Kräuterwissen mit System

Die effiziente Nutzung der Heilkräuter basiert vor allem auf der Kenntnis ihrer Wirkstoffe.

Als Biologin habe ich gelernt, Sachverhalte mit einem wissenschaftlichen Auge zu betrachten. In meinem Studium durfte ich vor vielen Jahren biochemische Grundstrukturen kennenlernen. Dies hat mein Interesse an den pflanzlichen Wirkstoffen geweckt – ein Interesse, das bis heute anhält. In meinen Recherchen für dieses Buch habe ich mich auf folgende Fragen konzentriert:

- **Welche Wirkstoffe kommen in den einzelnen Pflanzen vor?**
- **In welchem Pflanzenteil sind die Wirkstoffe enthalten?**
- **Wie können die Wirkstoffe bestmöglich extrahiert werden?**
- **Mit welchen Anwendungen können wir sie für unsere Gesundheit nutzen?**

In meinen Kräuterkursen ist es mir ein großes Anliegen, den Kursteilnehmenden nicht nur aufzuzeigen, welche Kräuter für welchen Zweck gut sind, sondern auch, warum sie wirken. Deshalb muss man die Inhaltsstoffe der Pflanzen kennen und analysieren. Weiters möchte ich meine Studierenden zur Eigenverantwortung und Selbstständigkeit hinführen: Sie sollen selbst jene Heilkräuter auswählen, zu denen ein besonderer und persönlicher Zugang besteht. Dafür ist die Kenntnis der Pflanzeninhaltsstoffe enorm wichtig.
Gerade in den letzten Jahren konnte ich mit Freude feststellen, dass in den Pflanzenbeschreibungen vermehrt auf besondere Wirkstoffe hingewiesen wird und dadurch viele fachsprachliche Begriffe vermittelt werden. Häufig fehlen jedoch die Erklärung und die systematische Zuordnung dieser Begriffe. Als Botanikerin bin ich eine solche Systematik jedoch gewohnt. Somit tat sich für mich eine weitere Frage auf:

- **Wie kann ich Kräuter-Wirkstoffe systematisch zuordnen?**

All diese Fragen haben mich dazu bewogen, dieses Buch zu den Kräuter-Wirkstoffen zu verfassen. Was mir anfangs recht simpel erschien, wurde zu einer großen Herausforderung. Aufgrund der Vielzahl verschiedener Wirkstoffe musste ich eine Auswahl treffen. Auch eine genaue Zuordnung war aufgrund der Zusammenschlüsse und Spaltungen von Molekülen in Pflanzen nicht immer machbar. Weiters wurde mir immer mehr bewusst, dass sich vieles nicht wissenschaftlich erklären lässt. Vor allem der Einfluss unterschiedlicher Faktoren auf die Wirkstoffe und die Wechselwirkungen zwischen den Wirkstoffen sind uns noch nicht vollständig bekannt. Auch sollte uns bewusst sein, dass Pflanzen nicht nur aus Materie bestehen, sondern Lebewesen sind, die auch auf feinstofflicher Ebene wirken. In diesem Buch biete ich euch eine möglichst kompakte, übersichtliche Einteilung der Pflanzeninhaltsstoffe. Im zweiten Teil des Buches findet ihr 40 der bekanntesten Wildkräuter, um euch möglichst praktische Anwendungen für den Alltag mitzugeben.

Nun wünsche ich euch allen viel Freude mit dem Buch und vor allem viele neue Einsichten in die wunderbare Welt der Kräuter-Wirkstoffe.

Eure
Sigrid Thaler Rizzolli

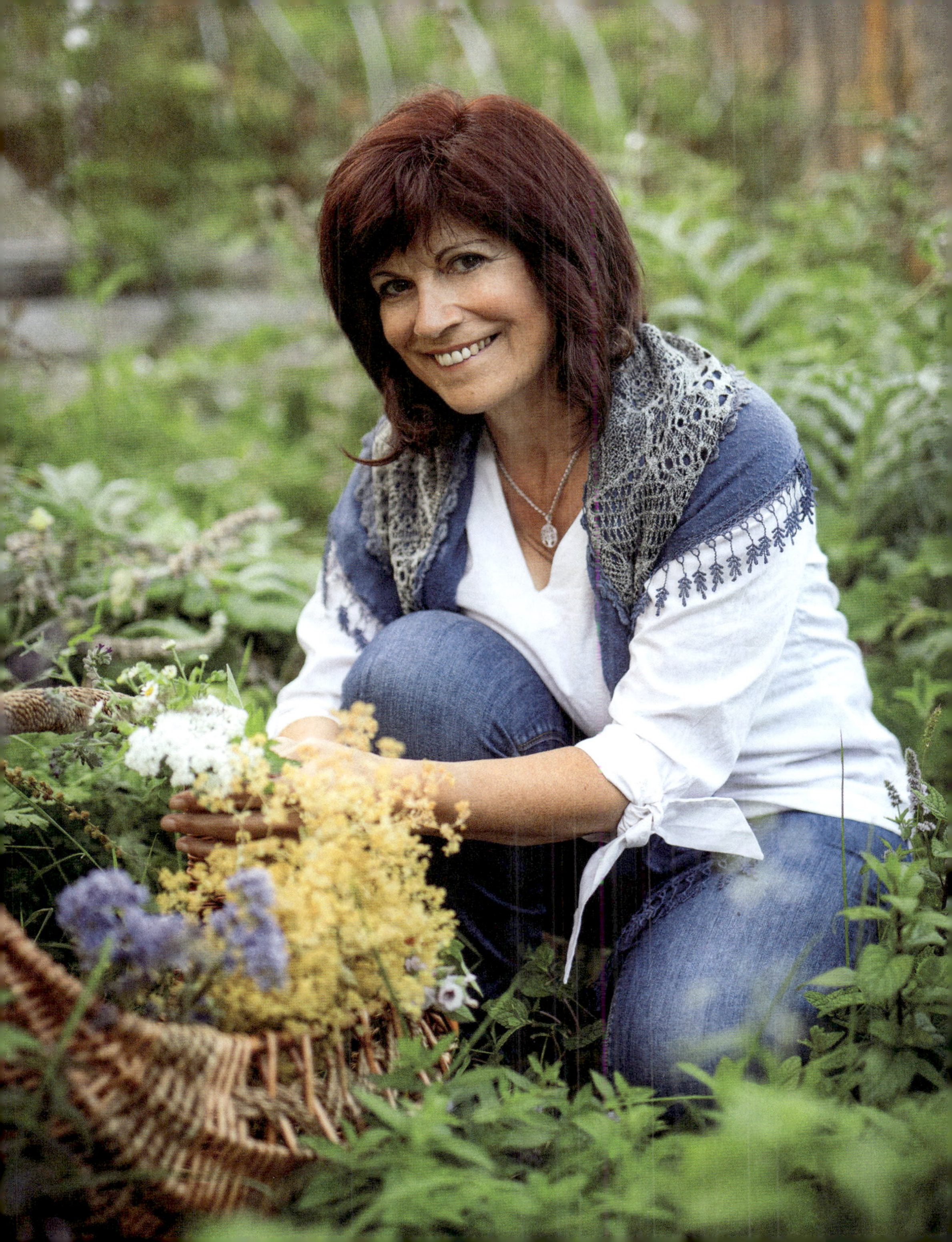

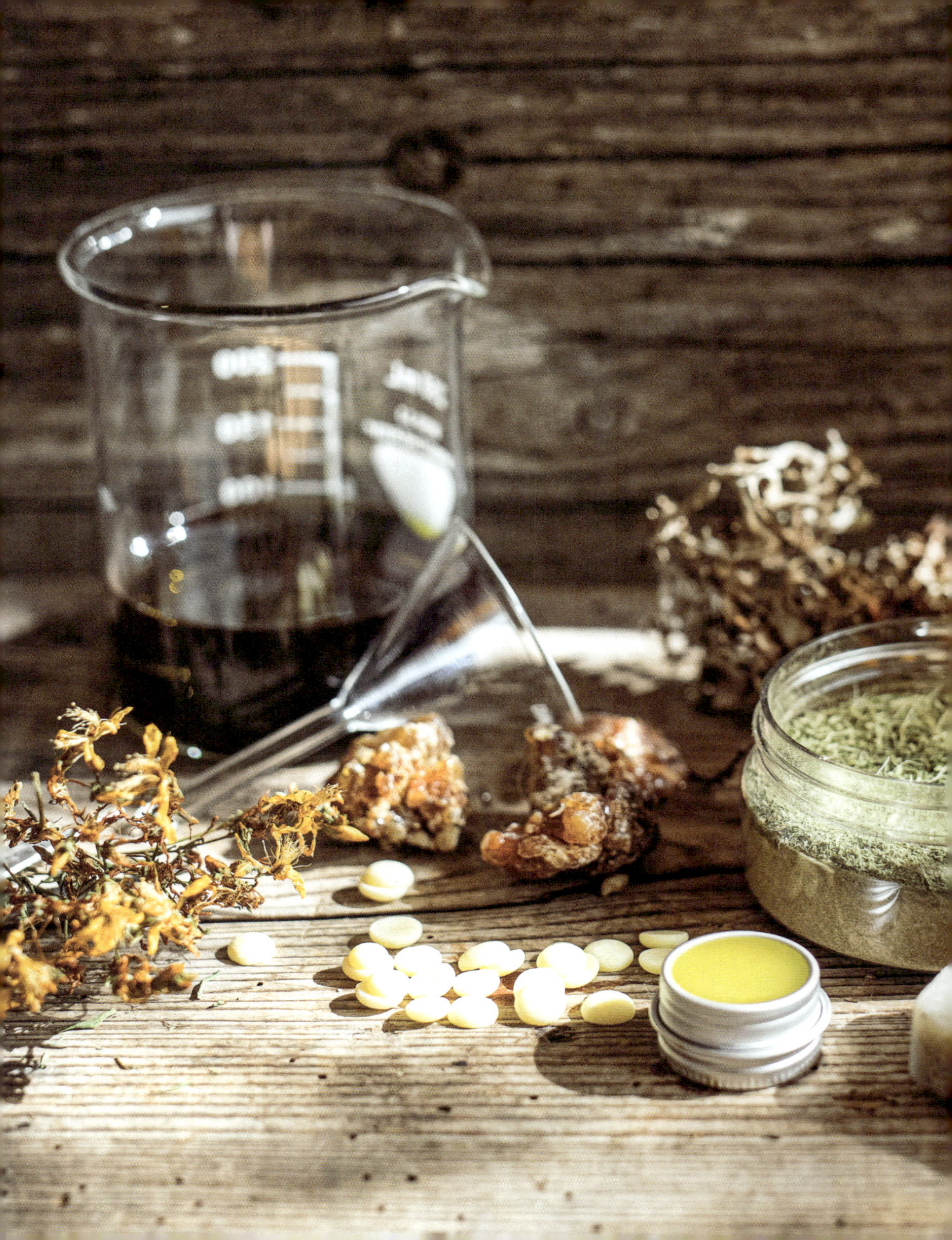

Liebe Leserin, lieber Leser,

seit Menschengedenken nutzen und schätzen Menschen auf der ganzen Welt Kräuter für ihre heilenden Eigenschaften. Dabei stützte man sich sehr lange Zeit einfach auf wertvolle Beobachtungen und gesammelte Erfahrungen. In den letzten beiden Jahrhunderten wurden die Pflanzen genauer untersucht, die Wirkstoffe allmählich chemisch erfasst und klassifiziert. Erst viel später wurden dann die dahinterliegenden Wirkmechanismen entdeckt.

Mittlerweile sind viele pflanzliche Stoffe Grundlage oder Vorbilder für Arzneimittel. Am bekanntesten dürfte wohl die Acetylsalicylsäure (ASS) sein, die auf einer Substanz aus der Rinde der Silberweide basiert. Gerade in der Tumortherapie werden vielfach pflanzliche Wirkstoffe oder deren semisynthetische Derivate eingesetzt.

Als Apotheker in einem kleinen Bergdorf beschäftige ich mich seit langer Zeit intensiv mit Pflanzenheilkunde und beobachte seit vielen Jahren ein stark steigendes Interesse an pflanzlichen Zubereitungen und deren Wirkungen.

Umso mehr freue ich mich deshalb, Ihnen dieses Buch empfehlen zu dürfen. Es stellt insofern ein Novum dar, als es sich an ein breites, nicht zwingend medizinisch oder pharmazeutisch geschultes Publikum richtet, ohne dabei auf wissenschaftliche Präzision zu verzichten. Der Fokus liegt auf den wirksamen Inhaltsstoffen, die in den verschiedenen Heilpflanzen vorkommen und diesen therapeutische Eigenschaften verleihen.

Der Autorin gelingt der Spagat, die Grundlagen der traditionellen Kräuterheilkunde mit den wissenschaftlichen Aspekten der modernen Pflanzenheilkunde zu verbinden.
Der erste Teil des Buches setzt sich intensiv mit den verschiedenen Inhaltsstoffen und Wirkstoffgruppen auseinander, deren Vorkommen, Funktionen in der Pflanze und entsprechenden Wirkungen und Nebenwirkungen beim Menschen.

Im zweiten Teil des Buches finden Sie Pflanzenmonografien mit interessanten Informationen zu Inhaltsstoffen, Heilwirkungen, Anwendungen in der Volksmedizin und in der modernen Pflanzenheilkunde.

Ob Sie nach natürlichen Lösungen für häufige Beschwerden suchen oder einfach neugierig auf die erstaunlichen Heilkräfte der Pflanzen sind – dieses Buch wird Ihnen ein umfassendes Verständnis der Pflanzenheilkunde vermitteln. Begleiten Sie uns auf dieser spannenden Reise durch die Welt der Pflanzenheilkunde und die Geheimnisse der Phytochemie und lassen Sie sich von der Kraft der Natur begeistern!

Dr. Rupert Morandell

Inhalt

Rezepte

Pflanzen-inhaltsstoffe

Schon seit Urzeiten ist bekannt, dass Pflanzen eine enorme Heilkraft besitzen. Warum und wie sie wirken, ist jedoch noch lange nicht endgültig erforscht. Für die jeweilige Wirkung von Pflanzen sind v. a. ihre Inhaltsstoffe verantwortlich.

In der Pflanze findet sowohl ein Primär- als auch ein Sekundärstoffwechsel statt.
Im **Primärstoffwechsel** entstehen Kohlenhydrate, Proteine und Fette, die der Pflanze als Energielieferanten, Strukturbausteine oder Speicherstoffe dienen. Primäre Inhaltsstoffe sichern den Basisstoffwechsel und haben in allen Lebewesen die gleiche Funktion.
Im sog. **Sekundärstoffwechsel** werden die sekundären Inhaltsstoffe gebildet. Besonders diese haben auch für uns Menschen eine große Wirkung. Dabei unterscheidet man zwischen gesundheitsfördernden und gesundheitsschädlichen Inhaltsstoffen. Sekundäre Stoffe können für den Menschen giftig, unverträglich oder ungenießbar sein, die meisten spielen jedoch eine entscheidende Rolle für protektive und therapeutische Zwecke.

Primäre Inhaltsstoffe

Pflanzen produzieren bei der Photosynthese aus anorganischen Stoffen (Wasser, Kohlenstoffdioxid) organische Stoffe (Traubenzucker) und gelten somit als Primärproduzenten. Aus Traubenzucker (Glukose) werden alle weiteren Moleküle gebildet.
Die primären Inhaltsstoffe benötigen Pflanzen, Tiere und natürlich auch wir Menschen als Nährstoffe für den Basisstoffwechsel. Diese werden eingeteilt in:

- **Makronährstoffe:** Kohlenhydrate, Fette und Eiweiße
- **Mikronährstoffe:** Vitamine und Mineralstoffe

Die primären Inhaltsstoffe werden in diesem Buch nur gestreift, das Hauptaugenmerk liegt auf den sekundären Inhaltsstoffen, da v. a. sie in der Pflanzenheilkunde eine große Bedeutung haben.

Sekundäre Inhaltsstoffe

Diese Stoffe bildet die Pflanze als Schutzstoffe, sie haben keine Funktion im Basisstoffwechsel und sind somit nicht essenziell.
Zu den wichtigsten sekundären Inhaltsstoffen gehören:

- ätherische Öle
- Bitterstoffe
- Gerbstoffe
- Saponine
- Flavonoide

Die systematische Einteilung nach ihrem chemischen Aufbau ist sehr komplex. In diesem Buch wird versucht, einen Überblick über eine kleine Auswahl zu geben. Eine Vollständigkeit wäre bei über 100.000 verschiedenen Stoffen in diesem Rahmen nicht zu erreichen.

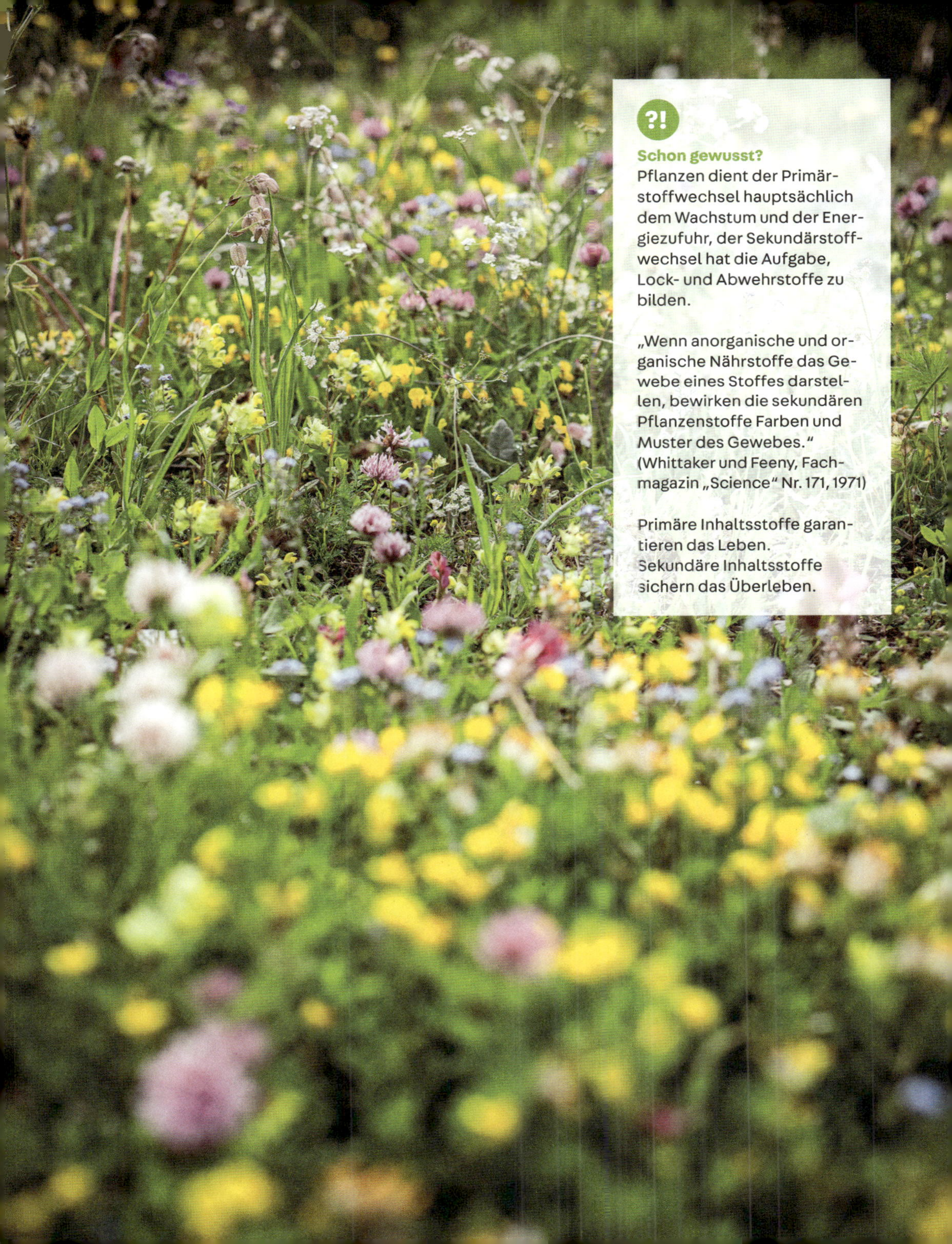

?!

Schon gewusst?
Pflanzen dient der Primärstoffwechsel hauptsächlich dem Wachstum und der Energiezufuhr, der Sekundärstoffwechsel hat die Aufgabe, Lock- und Abwehrstoffe zu bilden.

„Wenn anorganische und organische Nährstoffe das Gewebe eines Stoffes darstellen, bewirken die sekundären Pflanzenstoffe Farben und Muster des Gewebes.“ (Whittaker und Feeny, Fachmagazin „Science“ Nr. 171, 1971)

Primäre Inhaltsstoffe garantieren das Leben.
Sekundäre Inhaltsstoffe sichern das Überleben.

Chlorophyll ist der Stoff, der Leben erst möglich macht!

?!

Schon gewusst?
Cyanobakterien (Blaualgen) haben vor ca. 3,5 Milliarden Jahren die Photosynthese entwickelt, dadurch wurde der Weg frei für die Entstehung der verschiedensten Lebewesen. Auch Pflanzenteile, die nicht grün sind, enthalten Chlorophyll. Hier wird Chlorophyll von anderen Farbstoffen überlagert. Nur die Wurzel enthält kein Chlorophyll.

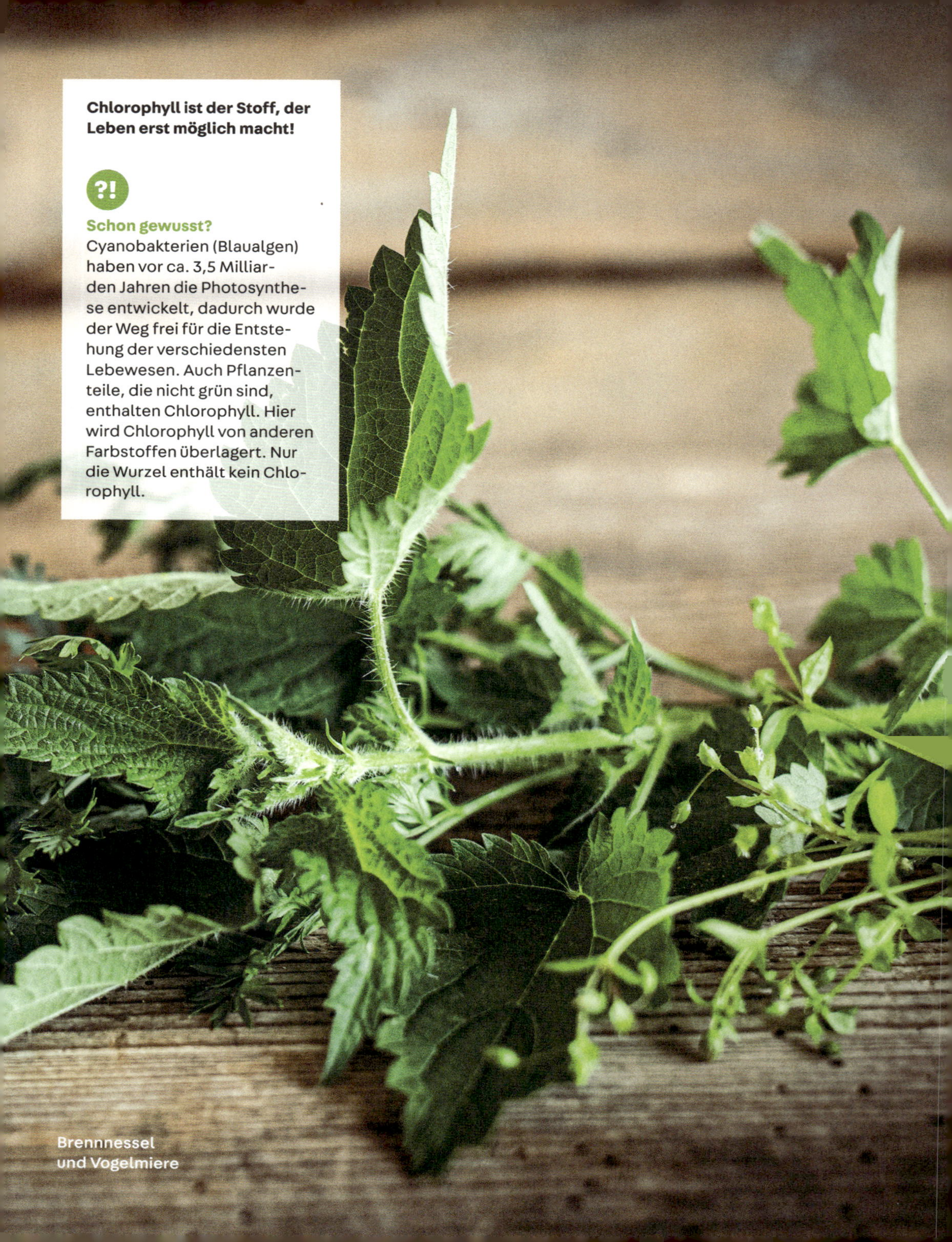

Brennnessel und Vogelmiere

Primäre Inhaltsstoffe
Chlorophyll (Blattgrün)

Die Basis für die Produktion aller organischen Pflanzeninhaltsstoffe stellt die Photosynthese dar. Diese ist nur durch den grünen Pflanzenfarbstoff Chlorophyll möglich.

Name: Chlorophyll setzt sich aus den griechischen Wörtern „chloros" (= grün) und „phyllon" (= Blatt) zusammen, daher ist Chlorophyll auch als Blattgrün bekannt.

Chemie: Das Chlorophyllmolekül ist ein Tetrapyrrol und ähnelt unserem Hämoglobinmolekül. Der Unterschied besteht darin, dass Chlorophyll als Zentralatom Magnesium, Hämoglobin hingegen Eisen hat. Chlorophyll lagert die Pflanze in eigenen Organellen ab, den Chloroplasten (Blattgrünkörperchen).

Bedeutung: Mithilfe von Chlorophyll wird Sonnenlicht absorbiert und bei der Photosynthese in chemische Energie umgewandelt. Aus Kohlenstoffdioxid und Wasser baut die Pflanze Glukose auf und gibt Sauerstoff frei. Chlorophyll verleiht Pflanzen ihre grüne Farbe – diese entsteht dadurch, dass das grüne Licht am schwächsten absorbiert und somit reflektiert wird.

Vorkommen: Alle grünen Pflanzenteile enthalten Chlorophyll, besonders viel ist in Vogelmiere, Petersilie und Brennnessel enthalten.

Funktion in der Pflanze: Für die Pflanze ist Chlorophyll essenziell, da sie damit aus anorganischen Stoffen organische herstellen kann. Durch diese autotrophe Ernährungsweise unterscheiden sich Pflanzen von Menschen und Tieren, die auf heterotrophe Ernährung angewiesen sind.

Wirkung beim Menschen:
- antioxidativ
- krebshemmend
- vitalisierend
- regenerierend
- blutbildend
- antimikrobiell
- stärkt das Immunsystem
- entzündungshemmend

Chlorophyll kann in großem Umfang freie Radikale binden, dadurch zählt es zu den effizienten Antioxidantien. Diese Grünkraft, die uns vor verschiedensten Zivilisationskrankheiten schützen kann, sollte – etwa mit Grüngetränken, Pestos oder Smoothies – vermehrt in die Ernährung eingebaut werden. Chlorophyll ist somit ein wichtiges Phytamin.

Löslichkeit:
- gut löslich in Wasser
- gut löslich in Alkohol
- gut löslich in Öl

Chlorophyll ist jedoch hitzeempfindlich. Die beste Verfügbarkeit für Chlorophyll liefern uns rohe und pürierte grüne Pflanzenteile.

Kohlenhydrate (Saccharide)

Name: Kohlenhydrate sind eine Verbindung von Kohlenstoff und Wasserstoff (Hydrogen).

Bedeutung: Kohlenhydrate sind die wichtigsten Energielieferanten, indem bei der Zellatmung mithilfe von Sauerstoff aus dem Kohlenhydrat Glukose Energie entsteht. Glukose ist auch das Primärprodukt, das Pflanzen bei der Photosynthese aus anorganischen Stoffen herstellen.

Vorkommen: In Pflanzen sind die Kohlenhydrate v. a. in Speicherorganen wie Wurzeln, Rüben, Knollen, Rhizomen, aber auch in Früchten und Samen zu finden.

Einteilung: Kohlenhydrate werden in Einfach-, Mehrfach- (2 bis 10 Zuckereinheiten) und Vielfachzucker (mehr als 10 Zuckereinheiten) eingeteilt.

Monosaccharide

Die häufigsten Einfachzucker sind Glukose (Hexose, 6 C-Atome) und Fruktose (Pentose, 5 C-Atome). Glukose (Traubenzucker) ist als Produkt der Photosynthese im Pflanzenreich weit verbreitet, wird rasch resorbiert und steht somit als Energielieferant schnell zur Verfügung. Fruktose ist v. a. in Früchten enthalten und wird langsamer aufgenommen. Auch die Zuckeralkohole Sorbit, Mannit und Xylit gehören zu den Monosacchariden.

Disaccharide

Zu den Zweifachzuckern gehören Saccharose (Glukose und Fruktose) und Maltose (2 Glukoseeinheiten). Maltose hat nur ein Drittel der Süßkraft von Saccharose.

Polysaccharide

Dabei handelt es sich um hochmolekulare Verbindungen, in denen die einzelnen Monosaccharide zu Ketten verknüpft sind. Polysaccharide schmecken nicht mehr süß. Das bekannteste Polysaccharid ist Stärke, die aus zahlreichen Glukoseeinheiten besteht. Reich an Stärke sind Getreidekörner und Kartoffeln.

Ballaststoffe sind der Überbegriff für unverdauliche Kohlenhydrate und werden neuerdings als Präbiotika bezeichnet. Zu den unverdaulichen Kohlenhydraten gehören:

- wasserlösliche: Pektine, Inulin, Gummen, Alkamide, Schleimstoffe
- wasserunlösliche: Pektine, Ballaststoffe wie Cellulose, Lignin

Pektine

Pektine sind hochmolekulare Polysaccharide und in nahezu allen pflanzlichen Geweben enthalten. Wasserunlösliche Pektine bilden zusammen mit anderen Bestandteilen die Zellwand, wasserlösliche Pektine kommen im Zellsaft vor. Besonders reich an Pektinen sind Früchte, v. a. Äpfel. Pektine gehen in wässrigen Lösungen in einen Gelzustand über, dies hat v. a. für das Gelieren von Marmeladen Bedeutung. In der Kinderheilkunde nutzt man gelierte Pektine (geriebene Äpfel, Bananenbrei) zur Beruhigung entzündeter Magen- und Darmschleimhaut.

Inulin

Inulin ist ein aus Fruktoseeinheiten aufgebautes Polysaccharid. Da wir keine Enzyme zur Spaltung von Inulin haben, gelangt es überwiegend ungespalten in den Dickdarm und wird dort vom Mikrobiom abgebaut. Es wirkt sättigend,

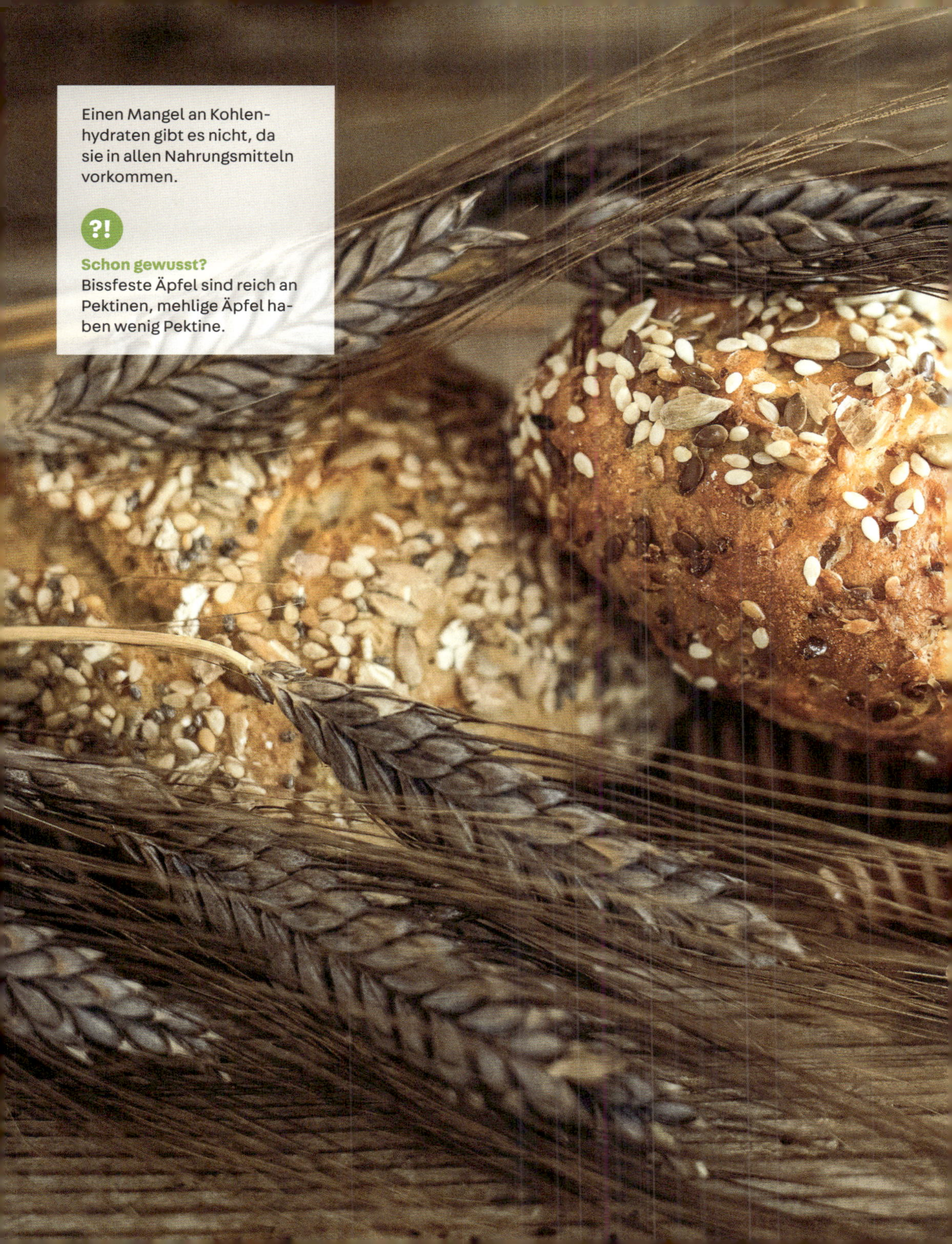

Einen Mangel an Kohlenhydraten gibt es nicht, da sie in allen Nahrungsmitteln vorkommen.

?!

Schon gewusst?
Bissfeste Äpfel sind reich an Pektinen, mehlige Äpfel haben wenig Pektine.

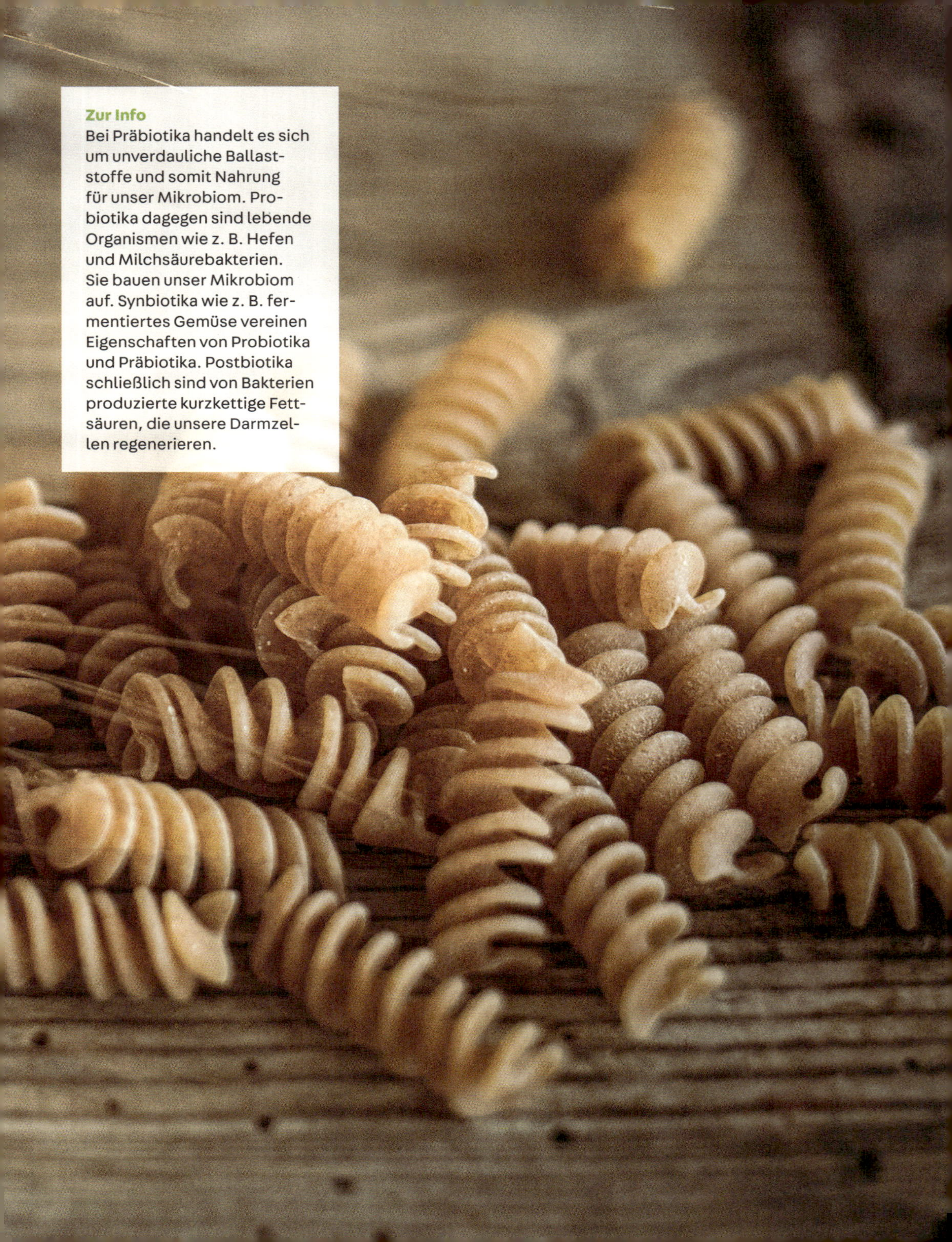

Zur Info

Bei Präbiotika handelt es sich um unverdauliche Ballaststoffe und somit Nahrung für unser Mikrobiom. Probiotika dagegen sind lebende Organismen wie z. B. Hefen und Milchsäurebakterien. Sie bauen unser Mikrobiom auf. Synbiotika wie z. B. fermentiertes Gemüse vereinen Eigenschaften von Probiotika und Präbiotika. Postbiotika schließlich sind von Bakterien produzierte kurzkettige Fettsäuren, die unsere Darmzellen regenerieren.

beeinflusst jedoch nicht den Blutzuckerspiegel. Reich an Inulin sind die Wurzelknollen von Topinambur. Aber auch Löwenzahn, Wegwarte und Schwarzwurzel enthalten Inulin. Inulin findet man v. a. in der Familie der Korbblütler. Als unverdaulicher Ballaststoff gehört Inulin zu den Präbiotika. Wenn Inulin durch Milchsäurebakterien gespalten wird, entstehen kurzkettige, die Darmzellen regenerierende Fettsäuren (Postbiotika). Somit ist Inulin sehr wichtig für die Darmgesundheit.

Gummen

Gummen werden so wie Harze von verschiedenen Pflanzen ausgeschieden, an der Luft erstarren sie zu einer festen Masse. Sie sind das Pflaster der Bäume, die bei Verletzungen die Wunde verschließen. Im Unterschied zu den Harzen bestehen sie aus Polysacchariden und sind zudem wasserlöslich. Sie quellen mit Wasser, ergeben Gele oder Schleime, im Unterschied zu den Schleimstoffen sind sie aber klebend. Bekannt ist *Gummi arabicum*, das aus afrikanischen Akazienarten gewonnen wird. Heimisch ist Kirschgummi (*Gummi cerasarum*). Mit seinen desinfizierenden und hustenreizlindernden Eigenschaften ist Kirschgummi ein uraltes Heilmittel und als Katzengold bekannt.

Lichenan und Isolichenan

Es handelt sich dabei um die Flechtenschleimstoffe, also um Polysaccharide, die in Flechten vorkommen. Sie sind aus Glukoseeinheiten aufgebaut.

Schleimstoffe (Heteropolysaccharide)

Name: In Verbindung mit Wasser nehmen diese Wirkstoffe eine schleimartige Konsistenz an, daher auch ihr Name.

Chemie: Schleimstoffe sind Heteropolysaccharide, sie bestehen also aus verschiedenen Zuckereinheiten. In der Pflanze sind sie in der Vakuole oder Zellmembran eingelagert. Je nach Sichtweise zählt man sie zu den primären Inhaltsstoffen (Kohlenhydrate) oder zu den sekundären (Schutzstoffe).

Einteilung: Man unterscheidet zwischen löslichen Schleimstoffen (Mucilaginosa, solbildende Schleimstoffe) und unlöslichen Schleimstoffen (Quellstoffdrogen, gelbildende Schleimstoffe).

Mucilaginosa

Mucilaginosa sind solbildende, d. h. gelöste Schleimstoffe, die sich, in Wasser gelöst, nicht schleimig anfühlen. Sie haben eine einhüllende Wirkung auf Schleimhäute.

Quellstoffdrogen

Lein- und Flohsamen quellen in Wasser, bilden Gele und können ein Vielfaches ihres Ausgangsvolumens annehmen. Sie unterstützen die menschliche Darmtätigkeit: Sie steigern das Darmvolumen und regen die Peristaltik an. Da sie stark wasserbindend sind, lindern sie auch Durchfall. Durch die starke Quellwirkung mindern Quellstoffdrogen auch die schnelle Resorption von Nahrungsbestandteilen. Somit kommt es zu einem leicht blutzuckersenkenden Effekt, v. a. nach den Mahlzeiten kann dies von Vorteil sein.

Durchfall oder Verstopfung? Was nun?
Gelbildende Schleimstoffe sind sowohl bei Durchfall als auch bei Verstopfung einsetzbar. Bei Durchfall werden sie mit wenig Wasser eingenommen, dadurch binden sie die Flüssigkeit des Darms sowie die Durchfall auslösenden Toxine. Bei Verstopfung trinkt man viel Wasser dazu: Die Schleimstoffe quellen im Darm, durch die Volumenvergrößerung wird die Darmperistaltik angeregt und durch die schleimige Konsistenz die Gleitfähigkeit des Stuhls verbessert.

Vorkommen: Lösliche Schleimstoffe kommen in Eibisch, Malve, Linde, Spitzwegerich, Isländisch Moos, Huflattich, Königskerze vor, unlösliche Schleimstoffe in Leinsamen und Flohsamen.

Funktion in der Pflanze: Den Pflanzen dienen die Schleimstoffe als Energiereserve, Wasserspeicher und Kälteschutz. Der Schleimgehalt vieler Wurzeln nimmt im Herbst zu und im Frühjahr wieder ab. In den Blüten dienen Schleimstoffe oft als Wärmespeicher, dort ist die Temperatur gegenüber den anderen Pflanzenteilen oft um einige Grade erhöht. Samen enthalten Schleimstoffe in ihren Schalen, dies verhindert ein Austrocknen und bietet Schutz vor Kälte. Außerdem machen Schleimstoffe die Samen unverdaulich – damit ist deren Verbreitung durch Tiere gesichert.

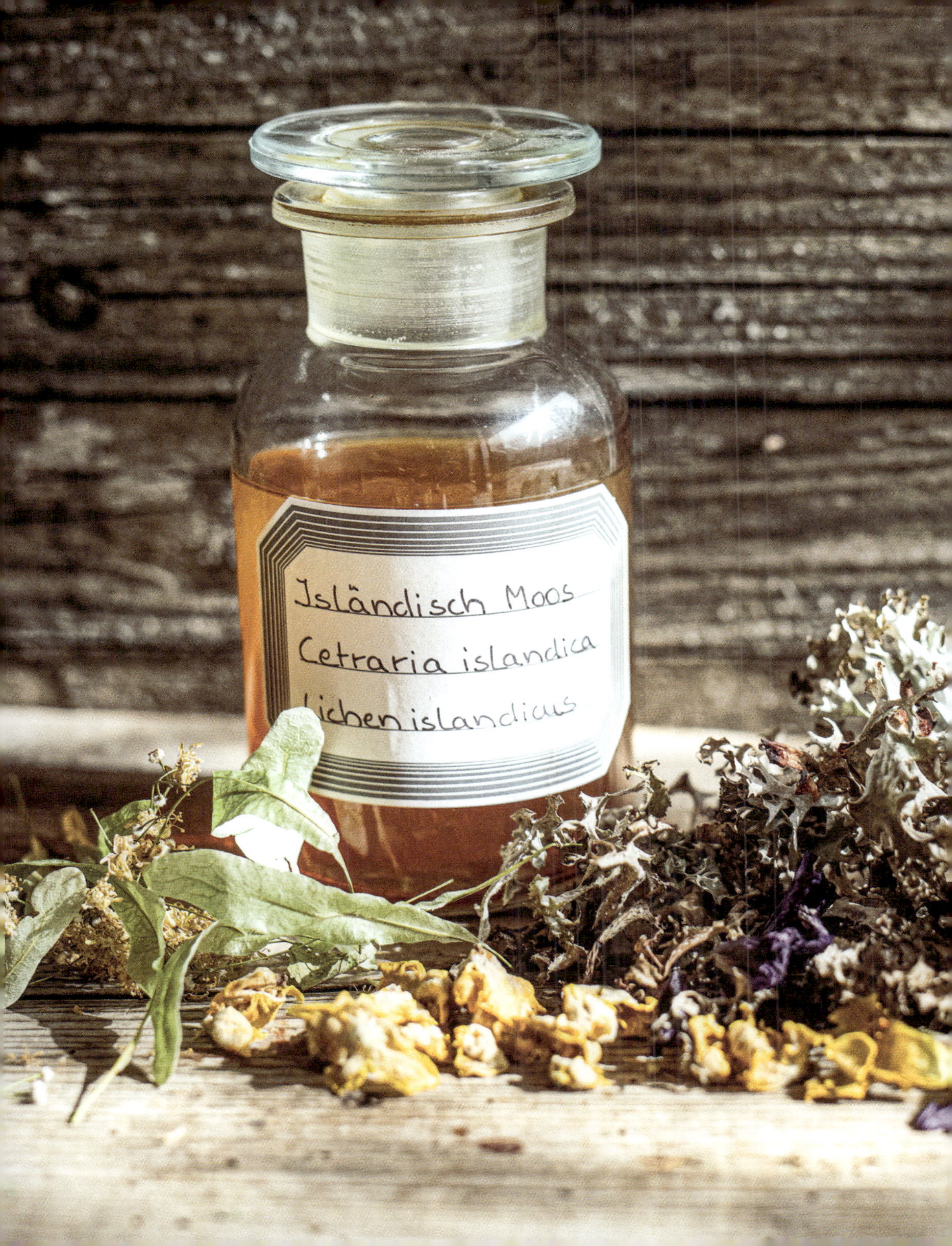
Isländisch Moos
Cetraria islandica
Lichen islandicus

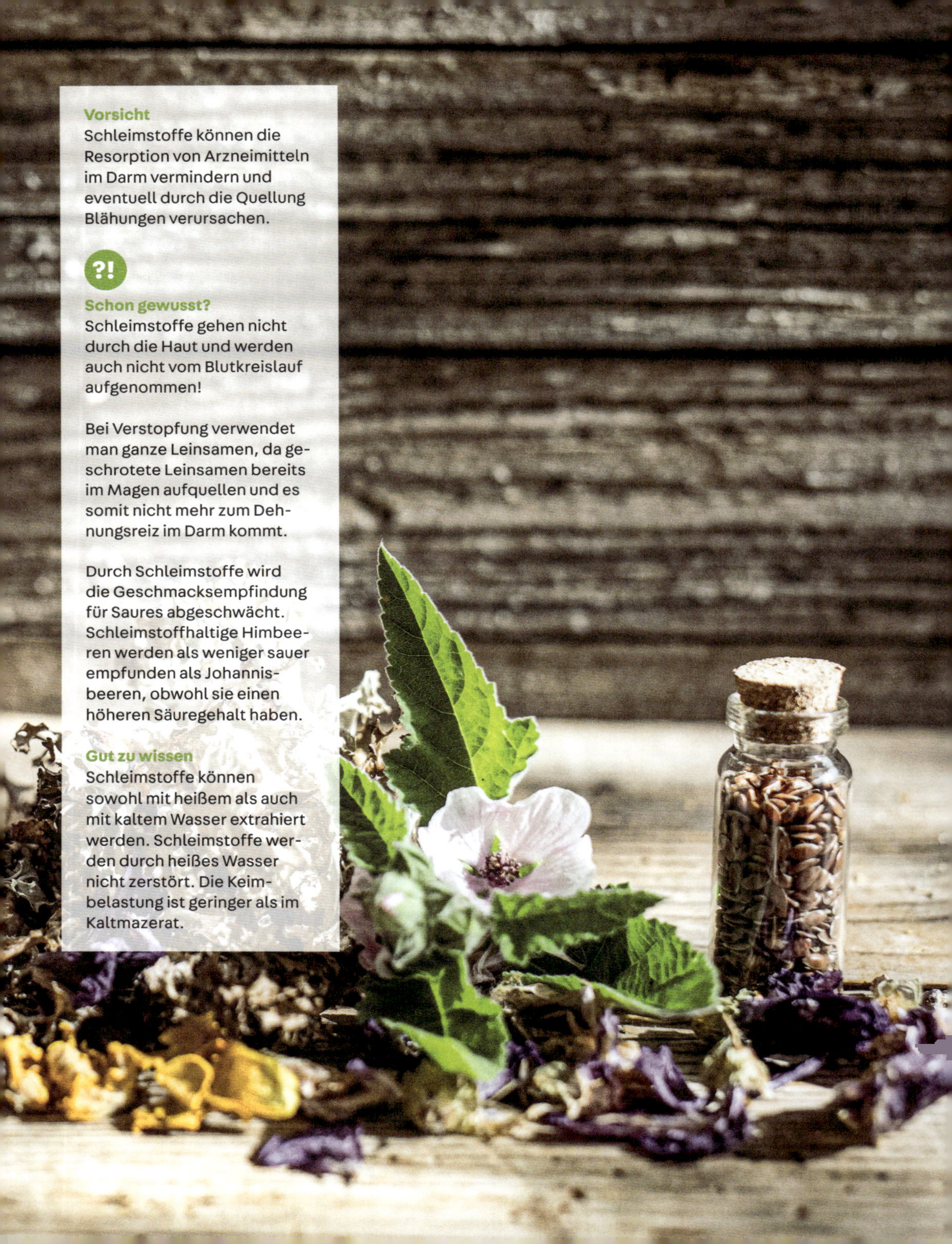

Vorsicht
Schleimstoffe können die Resorption von Arzneimitteln im Darm vermindern und eventuell durch die Quellung Blähungen verursachen.

?!

Schon gewusst?
Schleimstoffe gehen nicht durch die Haut und werden auch nicht vom Blutkreislauf aufgenommen!

Bei Verstopfung verwendet man ganze Leinsamen, da geschrotete Leinsamen bereits im Magen aufquellen und es somit nicht mehr zum Dehnungsreiz im Darm kommt.

Durch Schleimstoffe wird die Geschmacksempfindung für Saures abgeschwächt. Schleimstoffhaltige Himbeeren werden als weniger sauer empfunden als Johannisbeeren, obwohl sie einen höheren Säuregehalt haben.

Gut zu wissen
Schleimstoffe können sowohl mit heißem als auch mit kaltem Wasser extrahiert werden. Schleimstoffe werden durch heißes Wasser nicht zerstört. Die Keimbelastung ist geringer als im Kaltmazerat.

Wirkung beim Menschen:
Alle Schleimstoffe sind:

- haut- und schleimhautschützend
- entzündungshemmend
- reiz- und schmerzlindernd

Mucilaginosa sind zudem:

- hustenreizlindernd

Gelbildende Schleimstoffe helfen:

- bei Verstopfung
- bei Durchfall
- zur Bindung von Toxinen
- zur Senkung des Cholesterinspiegels

Äußerlich angewendet helfen Schleimstoffdrogen bei Hautirritationen, trockenen Ekzemen, Entzündungen. Warme Bandagen halten die Wärme und kalte Bandagen wirken kühlend. Innerlich angewendet wirken sie bei trockenem Reizhusten, Magen-Darm-Entzündungen, Sodbrennen, Verstopfung und zur Entgiftung.

Löslichkeit:

- gut löslich in Wasser bzw. gelbildend mit Wasser
- schlecht löslich in Alkohol
- unlöslich in Öl

Tinkturen von Schleimstoffdrogen werden mit niedrigprozentigem Alkohol (30 %) hergestellt. Der hohe enthaltene Wasseranteil sorgt für die Lösung der Schleimstoffe. In Ölauszügen mit weiteren Pflanzen kann es durch das Zusammenspiel verschiedener Wirkstoffe zum emulgatorischen Effekt kommen, durch den auch Schleimstoffe ins Öl übergehen.

Eiweiße (Proteine)

Name: Das Wort Eiweiß lehnt sich an das Weiße des Hühnereis an, da dort die Denaturierung durch Hitze, eine Eigenschaft dieser Stoffklasse, sichtbar ist. Protein kommt aus dem Griechischen und bedeutet „das Wichtigste", da Eiweiße effektiv zu den wichtigsten Substanzen im Körper gehören.

Chemie: Eiweiße werden chemisch zerlegt in Peptide und weiter in Aminosäuren. Die Grundbausteine der Eiweiße sind somit Aminosäuren, die zu Ketten verbunden sind. Mittlerweile kennt man an die 260 verschiedene Aminosäuren, davon haben allerdings nur 25 für den Menschen eine Bedeutung. Manche kann der Körper selbst herstellen, doch die acht essenziellen (lebensnotwendigen) müssen über die Nahrung aufgenommen werden. Diese sind: Isoleucin, Leucin, Lysin, Methionin, Phenylalin, Threonin, Tryptophan und Valin.

Bedeutung: Eiweiße sind die Baustoffe für verschiedene Zellstrukturen. Sie liefern u. a. die Bauteile für die DNA, Enzyme, Hormone und Abwehrstoffe. In allen lebenden Organismen haben sie eine große Bedeutung, in Pflanzen werden sie in einer Reihe von Reaktionen aus Nitrat gebildet. Von Tier und Mensch müssen sie mit der Nahrung aufgenommen werden, sie können nicht gespeichert werden.

Vorkommen: Eiweiße kommen vermehrt in tierischen Produkten vor, reich an pflanzlichen Eiweißen sind Hülsenfrüchte und Nüsse.

Peptide

Peptide sind kleinere Eiweiße mit Peptidbindungen zwischen den Aminosäuren. Bei den Pflanzen handelt es sich dabei meist um Botenstoffe und Wachstumsfaktoren, für uns Menschen haben sie verschiedene Heilwirkungen. So geht die blutstillende Wirkung des Hirtentäschels auf ein oxytoxinähnliches Peptid zurück. Für die entzündungshemmende Wirkung des Beinwells ist ein Glykopeptid mitverantwortlich.

Proteine

Proteine sind größere Eiweiße, sie bestehen aus einem Komplex von über 50 Aminosäuren, die ebenfalls mit Peptidbindungen verbunden sind. Wie bereits der Name besagt, sind Proteine lebensnotwendig, sie kommen in jeder Zelle vor. Es gibt jedoch auch pflanzliche Proteine, die für uns Menschen giftig sind, und zwar aus der Gruppe der Lektine.

Lektine sind komplexe Proteine, und zwar meist Glykoproteine, da sie neben dem Protein auch einen Kohlenhydratanteil besitzen. Der Name kommt vom lateinischen „legere" (= lesen). Lektine kommen im Gemüse vor, sodass der Verdauungstrakt des Menschen Lektinen regelmäßig ausgesetzt wird, den Pflanzen dienen sie oft als Schutz vor Fraßfeinden. Lektine können unbedenklich, leicht giftig bis tödlich giftig sein.
Die Giftigkeit der Lektine besteht u. a. darin, dass sie rote Blutkörperchen verklumpen und somit Gefäße verstopfen, sie können aber auch verschiedene Stoffwechselvorgänge wie die Zellteilung oder das Immunsystem beeinflussen. Die meisten Lektine sind jedoch harmlos.

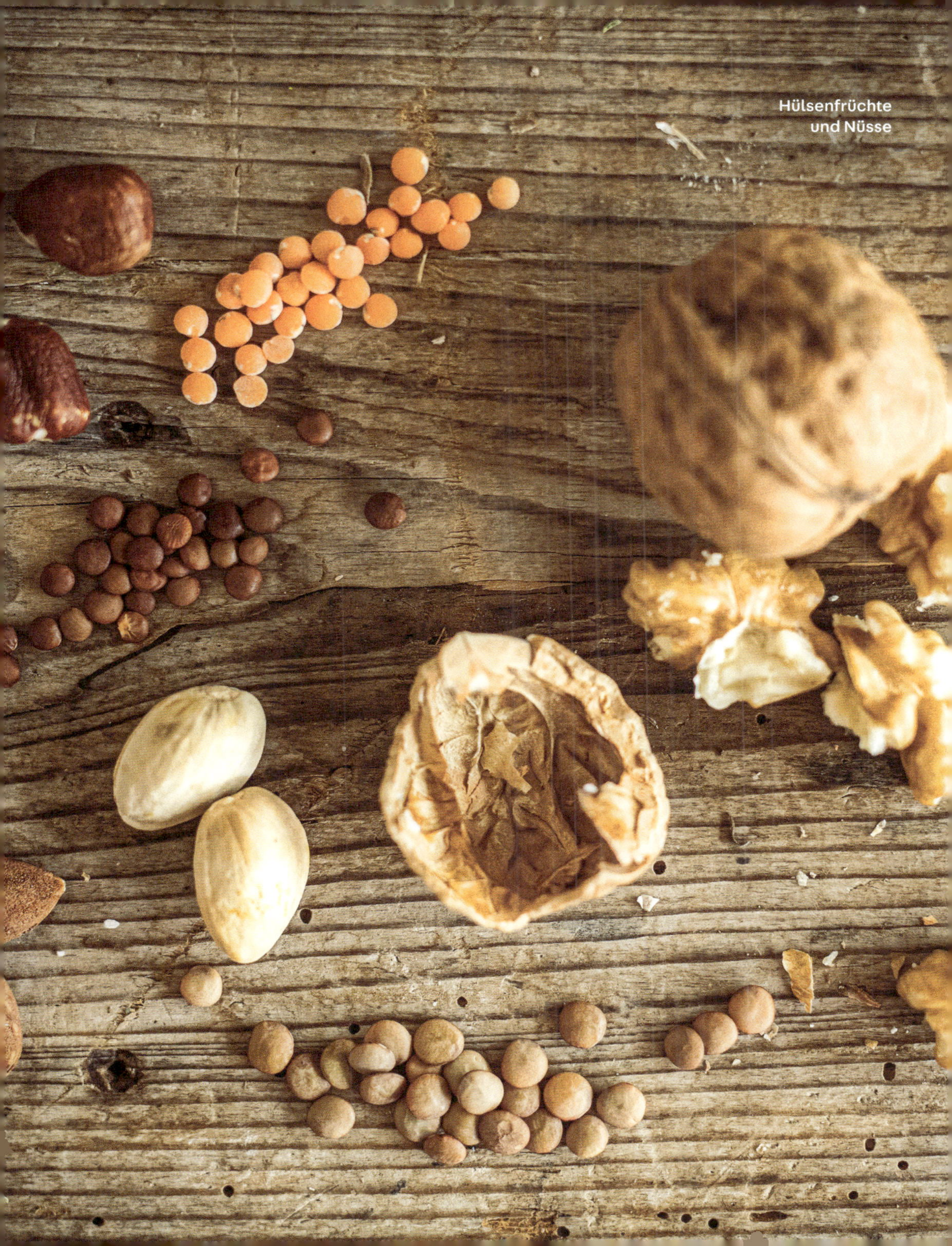

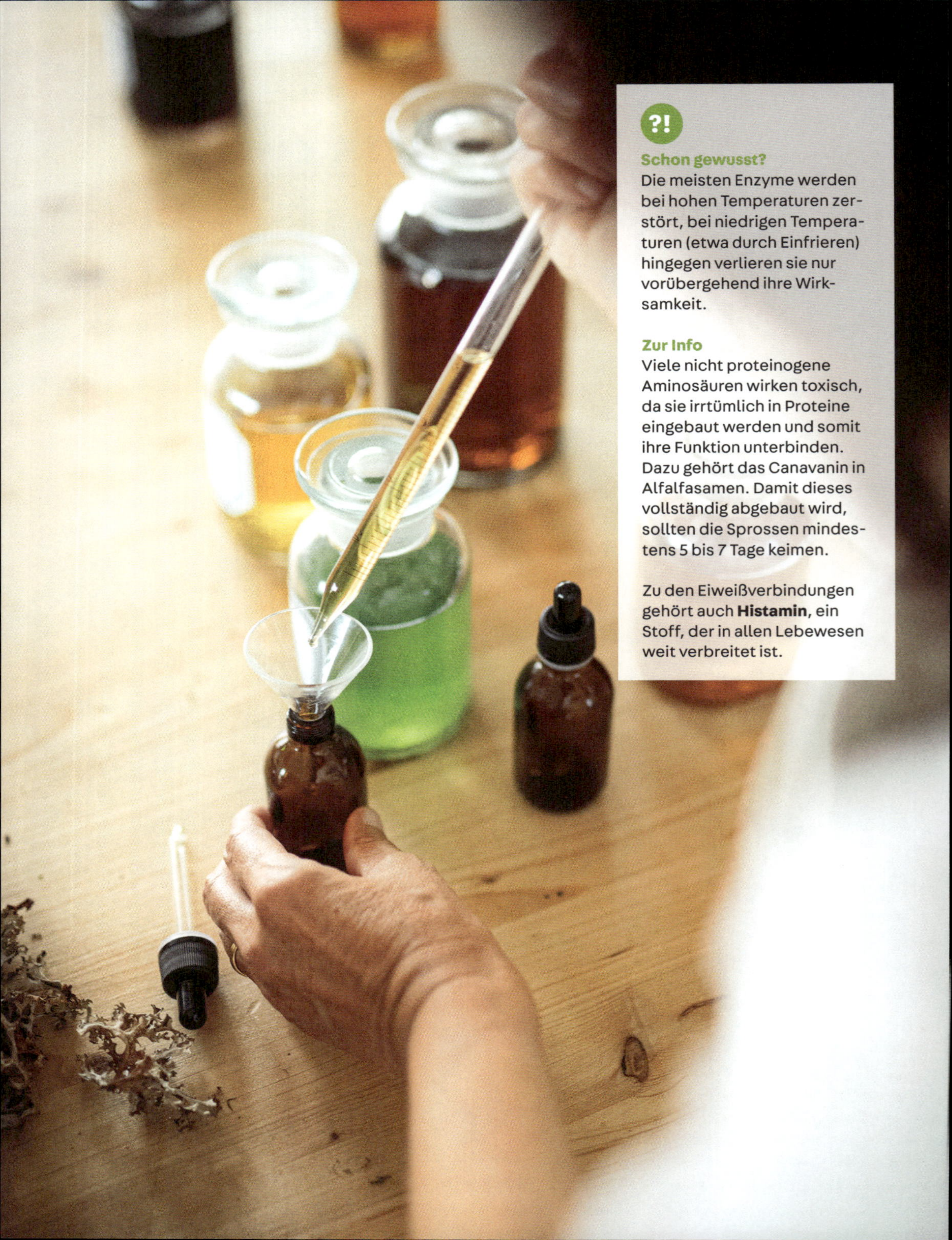

?!

Schon gewusst?
Die meisten Enzyme werden bei hohen Temperaturen zerstört, bei niedrigen Temperaturen (etwa durch Einfrieren) hingegen verlieren sie nur vorübergehend ihre Wirksamkeit.

Zur Info
Viele nicht proteinogene Aminosäuren wirken toxisch, da sie irrtümlich in Proteine eingebaut werden und somit ihre Funktion unterbinden. Dazu gehört das Canavanin in Alfalfasamen. Damit dieses vollständig abgebaut wird, sollten die Sprossen mindestens 5 bis 7 Tage keimen.

Zu den Eiweißverbindungen gehört auch **Histamin**, ein Stoff, der in allen Lebewesen weit verbreitet ist.

Toxische Proteine:

- **Phasin:** Es kommt in der Gartenbohne vor und ist dadurch weit verbreitet. Dieses Lektin löst ungekocht starke Magen- und Darmprobleme hervor und ist ab einer bestimmten Dosis sogar tödlich. Gartenbohnen können daher nur gekocht verzehrt werden.

- **Rizin:** Es kommt im Rizinussamen vor und führt zum Absterben der Zellen. Bereits wenige Samen ergeben die tödliche Dosis. Im Rizinusöl ist Rizin nicht enthalten, da Rizin nicht öllöslich und hitzeempfindlich ist.

In der Pflanzenwelt spielen Lektine z. B. bei der **Symbiose von Knöllchenbakterien und Hülsenfrüchtlern** eine Rolle. Bei diesen Pflanzen bildet die Wurzel Lektine an der Oberfläche, daran kleben dann Bakterien fest. Die Pflanze bildet Knöllchen um die Bakterien und versorgt sie mit Zucker. Die Bakterien nehmen Stickstoff aus der Bodenluft auf, den sie in Nitrate verwandeln und an die Pflanzen abgeben.

Während bei Kohlenhydraten kein Mangel auftreten kann, ist dies bei Proteinen sehr wohl möglich. Ein Eiweißmangel schwächt die Abwehrkräfte und hemmt die körperliche und geistige Leistungsfähigkeit.

In den letzten Jahren wurde eine neue Wirkstoffgruppe entdeckt, die **Cyclotide**. Es handelt sich dabei um ringförmige Peptide, die u. a. einen positiven Effekt bei Autoimmunerkrankungen haben. Sie kommen in Veilchengewächsen, Rötegewächsen, Hülsenfrüchtlern, Gräsern und Kürbisgewächsen vor.

Spermidin – ein Polyamin als Jungbrunnen

Entdeckt wurde dieser Stoff in männlichen Samenzellen, was schließlich zum Namen Spermidin führte. Mittlerweile ist bekannt, dass Spermidin in verschiedenen Organen, in Tieren, Pflanzen und sogar in Bakterien vorkommt. Spermidin ist für Erneuerung, Wachstum und Regeneration zuständig. In einem als Autophagie bezeichneten Prozess werden durch das Spermidin alte Bestandteile im Zellinneren abgebaut bzw. recycelt. Je älter man ist, desto weniger Spermidin wird produziert. Je weniger Spermidin dem Körper zur Verfügung steht, desto schneller altert er. Spermidin ist jedoch nicht nur ein Anti-Aging-Mittel, sondern schützt auch vor vielen Zivilisationskrankheiten wie etwa Krebs. Es stärkt das Immunsystem und wirkt antiviral. Aus diesem Grund hat Spermidin als Nahrungsergänzungsmittel in den letzten Jahren zunehmend an Bedeutung gewonnen.
Die Spermidinzufuhr kann jedoch auch durch eine gezielte Ernährungsweise gesteigert werden. Weizenkeimlinge, Pilze, Kartoffeln, Sauerkraut und Hülsenfrüchte sind gute Spermidin-Lieferanten.

Fette/Öle (Lipide)

Name: Das Wort Lipide kommt vom griechischen „lipos" (= Fett). Fette sind bei Raumtemperatur fest, Öle dagegen flüssig.

Chemie: Fette bestehen normalerweise aus Glycerin und drei Fettsäuren, daher spricht man von Triglyceriden. Glycerin kann dabei mit drei gleichen, aber auch mit drei verschiedenen Fettsäuren verbunden sein. Die Fettsäuren sind ausschlaggebend für die Eigenschaft des Lipids. Sie bestimmen, ob es ein Fett oder Öl, also fest oder flüssig ist, und welche Bedeutung es für unsere Gesundheit hat.

Bedeutung: Fette sind Speicherstoffe, Baustoffe der Zellmembran und Energielieferanten. Fette werden auch als Geschmacksträger bezeichnet, da viele Aromastoffe lipophil (fettlöslich) sind und somit erst durch Fette richtig zur Geltung kommen.

Vorkommen: Pflanzliche Samen und manche Früchte sind reich an Fetten, z. B. Leinsamen, Sonnenblumenkerne, Hanfsamen oder Olivenfrüchte.

Fettsäuren

Man kennt mittlerweile über 200 verschiedene Fettsäuren, dabei wird zwischen Kettenlänge und Sättigungsgrad unterschieden. Je nach Kettenlänge spricht man von kurz-, mittel- und langkettigen Fettsäuren. Dies hat mit der Anzahl der Kohlenstoffatome zu tun, die von 4 bis 24 variieren kann. Nach dem Sättigungsgrad unterscheidet man zwischen gesättigten und ungesättigten Fettsäuren. Bei den ungesättigten Fettsäuren ist zudem bedeutend, ob sie einfach oder mehrfach ungesättigt sind.

Gesättigte Fettsäuren: Alle Kohlenstoffatome sind in der Kette oben und unten mit einem Wasserstoffatom besetzt, es gibt also keine weitere Bindungsmöglichkeit. Somit sind sie gesättigt; es kommen auch keine Doppelbindungen zwischen den Kohlenstoffatomen vor. Sie haben bei Zimmertemperatur eine feste Konsistenz und kommen hauptsächlich in tierischen Fetten vor. Dabei gilt: Je kürzer die Kettenlänge ist, desto weicher und somit auch leichter verdaulich ist das Fett.

Ungesättigte Fettsäuren: Sind Kohlenstoffatome nicht mit jeweils zwei Wasserstoffatomen besetzt, also ungesättigt, so gehen die benachbarten Kohlenstoffatome eine Doppelbindung ein. Der Begriff „einfach ungesättigt" verweist auf eine Doppelbindung, „mehrfach ungesättigt" auf mindestens zwei Doppelbindungen. Ungesättigte Fettsäuren sind bei Zimmertemperatur flüssig, kommen vorwiegend in Pflanzen vor und sind chemisch instabil.

Omega-Fettsäuren:

Bei ungesättigten Fettsäuren können die Doppelbindungen an verschiedenen Stellen auftreten. Je nach Position der ersten Doppelbindung spricht man von Omega-3 (Doppelbindung beim 3. Kohlenstoffatom), Omega-6 bzw. Omega-9. Diese Bezeichnung sagt jedoch nichts über die Anzahl der Doppelbindungen aus.

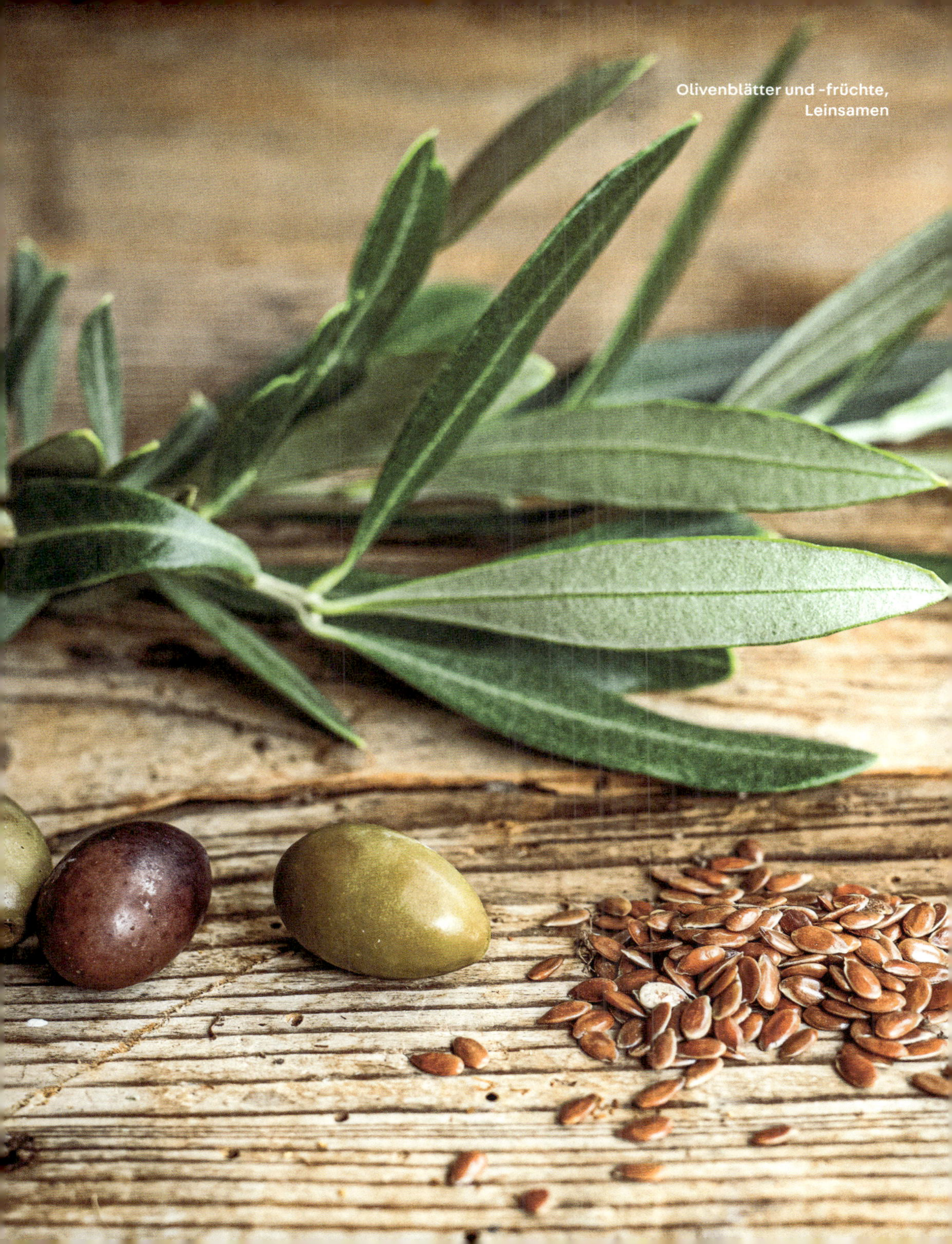

Olivenblätter und -früchte,
Leinsamen

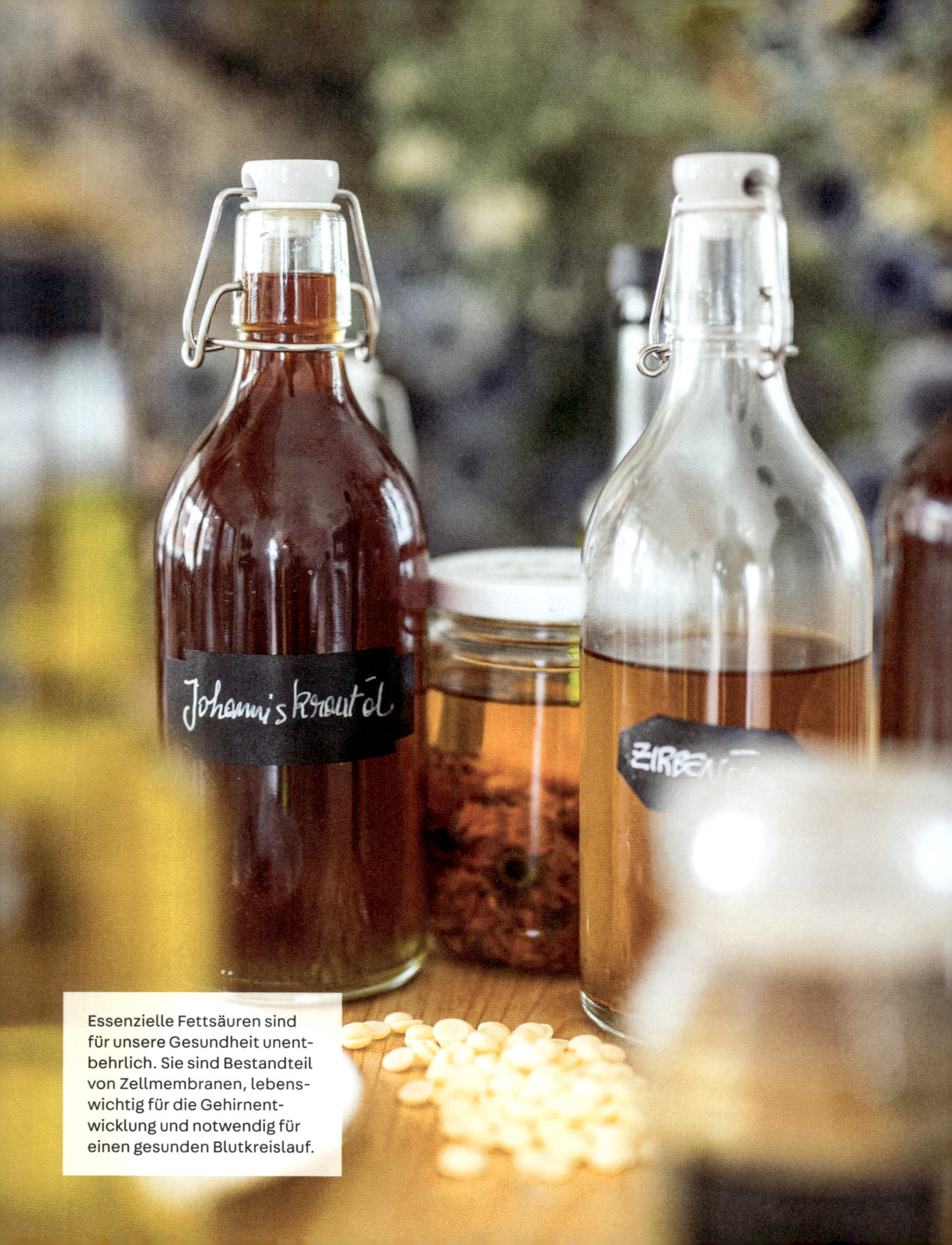

Essenzielle Fettsäuren sind für unsere Gesundheit unentbehrlich. Sie sind Bestandteil von Zellmembranen, lebenswichtig für die Gehirnentwicklung und notwendig für einen gesunden Blutkreislauf.

Omega-3-Fettsäuren:
- Linolensäure
- Eicosapentaensäure
- Docosapentaensäure
- Docosahexaensäure

Omega-6-Fettsäuren:
- Linolsäure
- Arachidonsäure

Omega-9-Fettsäure:
- Ölsäure

Das Verhältnis zwischen Omega-6 und Omega-3 in unserem Körper hat einen großen Einfluss auf unsere Gesundheit. Ein guter Wert wäre dabei 5:1. Die zwei Fettsäuren sind Gegenspieler: Immunzellen bilden aus Omega-6-Fettsäuren entzündungsfördernde Stoffe. Omega-3-Fettsäuren bauen diese Entzündungen wieder ab, haben jedoch noch viele weitere gesundheitsfördernde Funktionen. Ernährungsbedingt weisen heute nur wenige Menschen ein ideales Verhältnis dieser beiden Fettsäuren auf.

Essenzielle Fettsäuren sind:
- Linolsäure (Omega-6-Fettsäure)
- Alpha-Linolensäure (Omega-3-Fettsäure)
- Gamma-Linolensäure (Omega-6-Fettsäure)

Cis-Trans-Fette

Ungesättigte Fettsäuren kommen in der Natur in der sog. Cis-Form vor. Der Unterschied zwischen Cis- und Trans-Form liegt in der Anordnung der Wasserstoffatome an der Doppelbindung. Bei einer Cis-Anordnung befinden sich die beiden Wasserstoffatome auf der gleichen Seite der Doppelbindung, bei der Trans-Anordnung stehen sie sich gegenüber. Cis-Fettsäuren sind stoffwechselaktiv und heilsam, sie werden in die Zellmembran eingebaut und machen diese somit durchlässig für den Stofftransport. Durch die Einwirkung von hohen Temperaturen wird die Molekülstruktur verändert und es entsteht eine Trans-Form. Dadurch wird die Fettsäure klebrig, wenig elastisch und beeinträchtigt somit die Funktion und Durchlässigkeit der Zellmembran. Bei dauerhafter Ernährung mit Trans-Fettsäuren verschlechtert sich die Versorgung der Zellen und damit das Immun-, das Hormon- und das gesamte Nervensystem. Es entstehen vermehrt freie Radikale und chronische Entzündungen. Transfette sind hauptsächlich in Fertigprodukten enthalten. In manchen Ländern sind sie bereits verboten, in vielen müssen sie jedoch immer noch nur als gehärtete Fette angegeben werden.

Raffinierte Speiseöle

Darunter versteht man Öle, die durch Warmpressung und chemische Extraktion gewonnen werden. Die Ölausbeute bei diesem Verfahren ist wesentlich größer als bei der Kaltpressung. Diese Öle sind zudem hoch erhitzbar und lange haltbar. Ihnen fehlen jedoch jene Begleitstoffe, welche die Heilkraft der verschiedenen Öle ausmachen.

Cholin

Cholin ist ein Phospholipid und wichtig für die Produktion von Acetylcholin, das für uns Menschen ein Neurotransmitter, für Tiere und Pflanzen hingegen ein Abwehrstoff ist (z. B. Hornissengift). Weiters wirkt Cholin durchblutungsfördernd und lindert somit rheumatische Beschwerden. Im Beinwell hilft Cholin zusammen mit Allantoin bei stumpfen Verletzungen. Das Cholin vermindert den Austritt von Gewebsflüssigkeit und regt die lokale Durchblutung an, sodass z. B. Blutergüsse schneller resorbiert werden können.

Polyine

Polyine sind Polyacetylene, relativ instabile Kohlenstoffverbindungen mit mehreren Dreifachbindungen. Sie entstehen aus Ölsäure und anderen Fettsäuren.

Sie kommen v. a. in der Familie der Doldenblütler und Korbblütler vor:

- Cicutoxin: Wasserschierling, Hundspetersilie
- Falcarinol: viele Apiaceenwurzeln
- Carlinaoxid: Silberdistel
- Ponticaepoxid: Schafgarbe

Es sind mittlerweile mehr als 1.000 verschiedene Polyine bekannt. Sie sind fettlöslich und oft Bestandteil von ätherischen Ölen.

Polyene

Im Unterschied zu den Polyinen sind Polyene Kohlenstoffverbindungen mit mehreren Doppelbindungen. Dazu gehören z. B.:

- Carotinoide: Polyene mit verbundenen Doppelbindungen
- Fettsäuren: Polyene mit isolierten Doppelbindungen

Falcarinol

Vorkommen: Falcarinol kommt in Efeublättern vor und ist in den Wurzeln von verschiedenen Doldenblütlern zu finden, v. a. in Karotten. Aber auch Fenchel, Sellerie und Pastinake enthalten Falcarinol.

Funktion in der Pflanze: Pflanzen dient Falcarinol als Schutz vor Pilzerkrankungen und anderen Schädlingen.

Wirkung beim Menschen:

- antimikrobiell
- schmerzlindernd
- entzündungshemmend
- krebshemmend

In mehreren Studien konnte nachgewiesen werden, dass Karotten eine krebshemmende Wirkung haben. Dafür ist u. a. sicher der Wirkstoff Falcarinol bzw. Falcarindiol verantwortlich.

Vorsicht: Falcarinol ist in größeren Mengen giftig und kann allergische Hautreaktionen hervorrufen. Dies konnte beim Schneiden von Efeu beobachtet werden. Beim Verzehr von Karotten eine bedenkliche Dosis zu erreichen, ist jedoch fast unmöglich.

Neben **Falcarinol** gibt es auch **Falcarindiol** mit einer zusätzlichen Hydroxygruppe (OH-Gruppe).

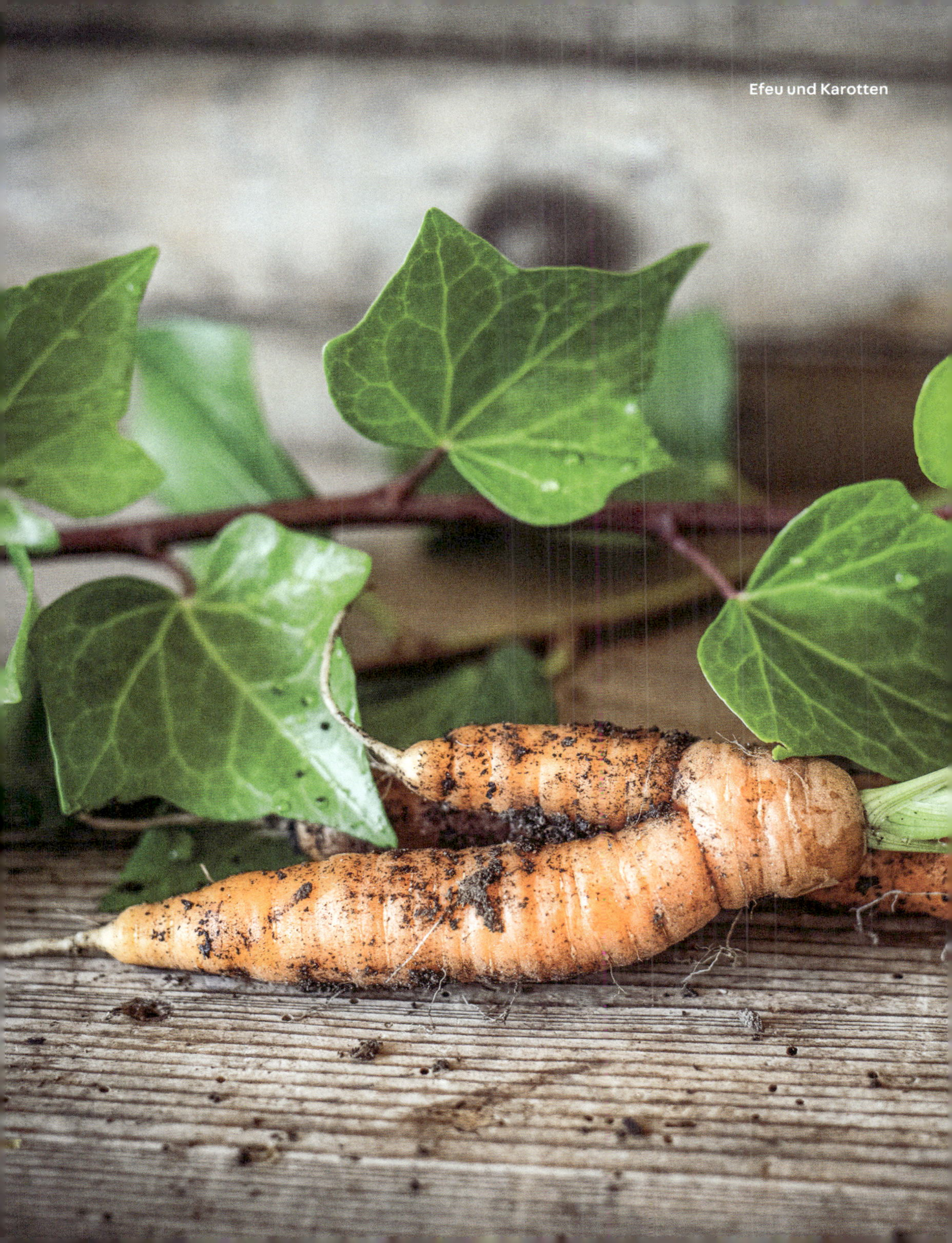
Efeu und Karotten

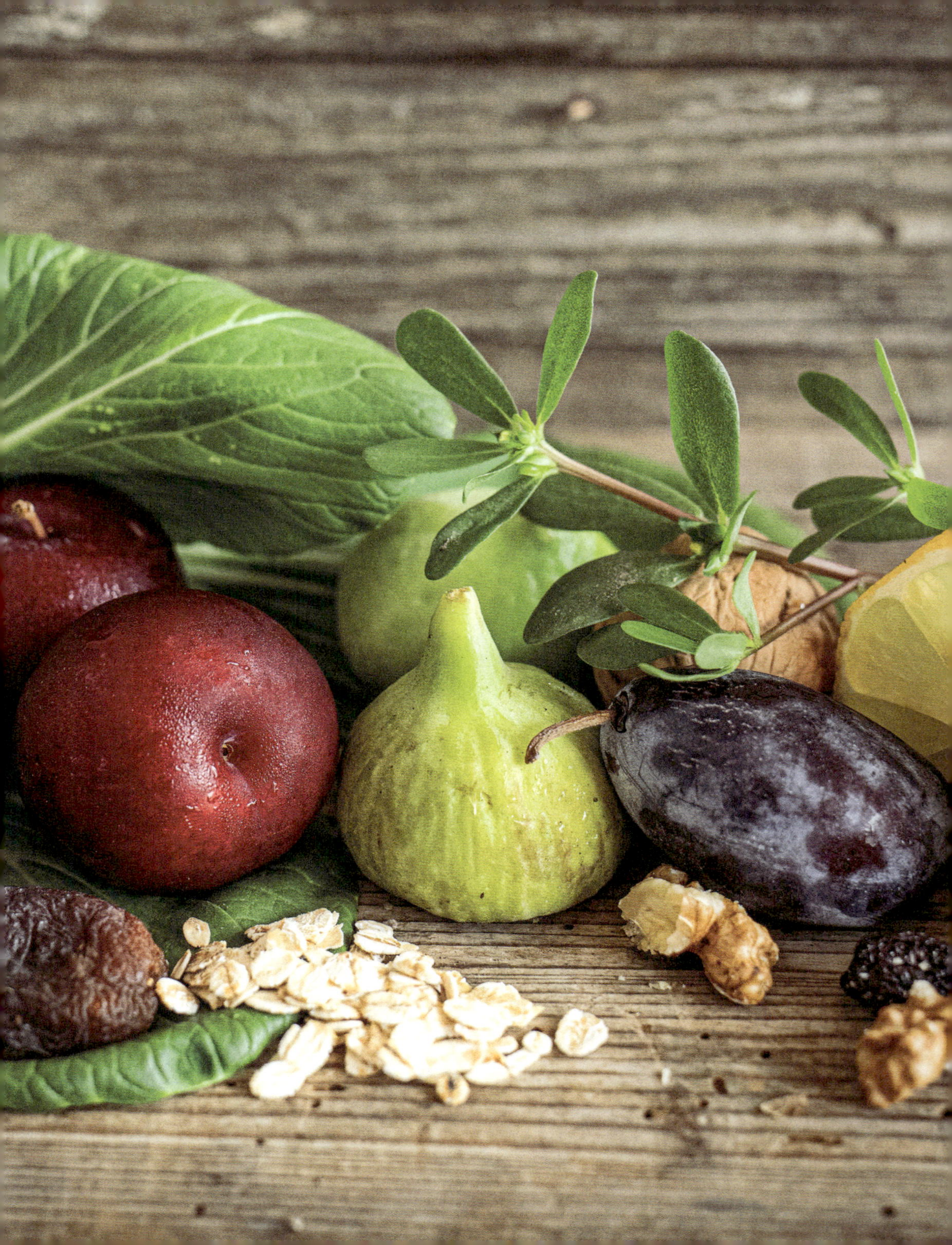

Vitamine

Name: Die Bezeichnung Vitamin kommt vom lateinischen Wort „vita“ (= Leben) und drückt aus, dass diese Mikronährstoffe lebensnotwendig sind.

Bedeutung: Wie schon der Name sagt, ist das Leben ohne Vitamine nicht möglich. In unserem Körper gibt es kaum einen Ablauf, an dem keine Vitamine beteiligt sind. Sie übernehmen ganz spezielle Aufgaben im Stoffwechselgeschehen, ein Mangel an Vitaminen kann daher zu Stoffwechselstörungen führen.

Vorkommen: Im Unterschied zu den Mineralstoffen kommen Vitamine nur in lebender Materie vor, man spricht daher von organischen Mikronährstoffen. Man findet sie sowohl in tierischer als auch pflanzlicher Nahrung.

Einteilung: Man unterscheidet 13 lebensnotwendige Vitamine, die der Mensch mit Ausnahme von Vitamin D nicht selbst herstellen kann. Die Vitamine werden je nach ihrer Löslichkeit in wasserlösliche und fettlösliche Vitamine eingeteilt.

Wasserlösliche Vitamine

Dazu gehören die B-Vitamine und Vitamin C. Diese können vom menschlichen Körper nicht gespeichert werden und sollten daher regelmäßig mit der Nahrung aufgenommen werden.

B-Vitamine sind verantwortlich für einen gut funktionierenden Stoffwechsel. Von ihnen hängt unser Energielevel, unsere Gehirnleistung und die Erneuerung unserer Körperzellen ab.

Bei den acht B-Vitaminen wird von einem Komplex gesprochen. Sie arbeiten eng zusammen und sind meist in denselben Nahrungsmitteln enthalten, und zwar in vollwertigem Getreide, in Hülsenfrüchten und Nüssen sowie vereinzelt in Gemüse, in Früchten und Pilzen.

Vitamin C (Ascorbinsäure) – das Vitamin für die Abwehrkraft
Vitamin C hat eine große Bedeutung für ein gut funktionierendes Immunsystem, es bindet freie Radikale, fördert die Eisenaufnahme, sorgt für die Entgiftung, ist an der Hormonproduktion beteiligt und vieles mehr. Vitamin C ist somit

B1 Thiamin	Energie für Nerven und Gehirn	Weizenkeime, Haferflocken
B2 Riboflavin	Energie für Zellkraftwerke	Weizenkeime, Pilze, Spinat
B3 Niacin	für Ruhe und Ausgeglichenheit	Erdnüsse, Naturreis, Pilze
B5 Pantothensäure	für Haut und Hormone	Haferflocken, Hülsenfrüchte
B6 Pyridoxin	für unser Immunsystem	Zucchini, Bananen
B7 Biotin (Vitamin H)	für Haut und Muskeln	Haferflocken, Hülsenfrüchte
B9 Folsäure	für Wachstum und Psyche	frischer Salat
B12 Cobalamin	für die Blutbildung	kommt in Pflanzen kaum vor

ein wahrer Alleskönner im Stoffwechsel.
Als Vitamin-C-Lieferanten kennt man v. a. Zitrusfrüchte. Sanddorn und Hagebutte liefern jedoch 10- bis 20-mal mehr Vitamin C als Zitronen.

Fettlösliche Vitamine

Dazu gehören die Vitamine A, D, E und K. Diese können im Körper gespeichert werden.

Vitamin A (Retinol) – das Vitamin für Augen und Schleimhäute
Die Wirkung ist seit Tausenden von Jahren bekannt, der Wirkstoff wurde jedoch erst 1909 entdeckt. Schon Hippokrates verordnete bei Augenproblemen Tierleber oder Karotten. Aus Carotinoiden können Tiere und Menschen Vitamin A herstellen. Diese Carotinoide werden daher als Provitamin A bezeichnet. Vitamin A verbessert das Hell-Dunkel- sowie das Nachtsehen, sorgt für gesunde Schleimhäute, wirkt antioxidativ und stärkt unser Immunsystem. Der tägliche Bedarf an Vitamin A lässt sich zum Großteil mit Carotinoiden aus Obst und Gemüse decken. Besonders Karotten, Feldsalat und Grünkohl sind reich an Provitaminen. Gekochte Karotten bzw. Karottensaft stellen dem Körper mehr Beta-Karotin zur Verfügung als rohe Karotten.

Vitamin D (Calciferol) – das Sonnenvitamin
Der Körper kann das Vitamin sowohl über die Nahrung aufnehmen als auch mithilfe von Sonnenlicht selbst herstellen. Vitamin D ist somit streng genommen kein richtiges Vitamin. Die treffendere Bezeichnung für Vitamin D wäre eigentlich Prohormon, da es der Körper in das Hormon Calcitriol umwandelt. Vitamin D sorgt für stabile Knochen, hat aber auch eine große Bedeutung für unser Immun-, Nerven- und Herz-Kreislauf-System.
Laut verschiedenen Studien kann ein guter Vitamin-D-Spiegel viele Zivilisationskrankheiten deutlich lindern. Die Rede ist dabei von Krebs, Demenz, Depressionen, Osteoporose und Herz-Kreislauf-Erkrankungen.
In früheren Zeiten wurde Kindern Lebertran verabreicht, um einen Mangel an Vitamin D zu vermeiden. Heute wird empfohlen, genügend Sonne zu tanken und Fisch zu essen.

Vitamin K (Phyllochinon) – das Vitamin für Blut und Knochen
Vitamin K ist für die Blutgerinnung zuständig. Es hilft somit, Wunden zu schließen. Dieses Vitamin gehört zudem zu den wichtigsten Faktoren im Knochenstoffwechsel. Im Unterschied zu anderen fettlöslichen Vitaminen besteht hier keine Gefahr der Überdosierung. Vorsicht geboten ist nur bei Menschen, die Gerinnungshemmer einnehmen.
Vitamin K finden wir v. a. in Kohlgewächsen und somit im Sauerkraut, aber auch in anderen grünen Salaten und Gemüsesorten. Milchsauer vergorenes Gemüse enthält mehr Vitamin K als frisches, da Milchsäurebakterien dieses Vitamin produzieren.

Vitamin E (Tocopherol) – das Vitamin gegen Zellschäden
Vitamin E kommt in Pflanzen zusammen mit ungesättigten Fettsäuren vor. Es schützt das Öl in Samen, Keimen und Früchten vor freien Radikalen. Somit nehmen wir dieses Vitamin in erster Linie mit hochwertigen Pflanzenölen auf. Als starkes Antioxidationsmittel schützt es unsere Zellen.

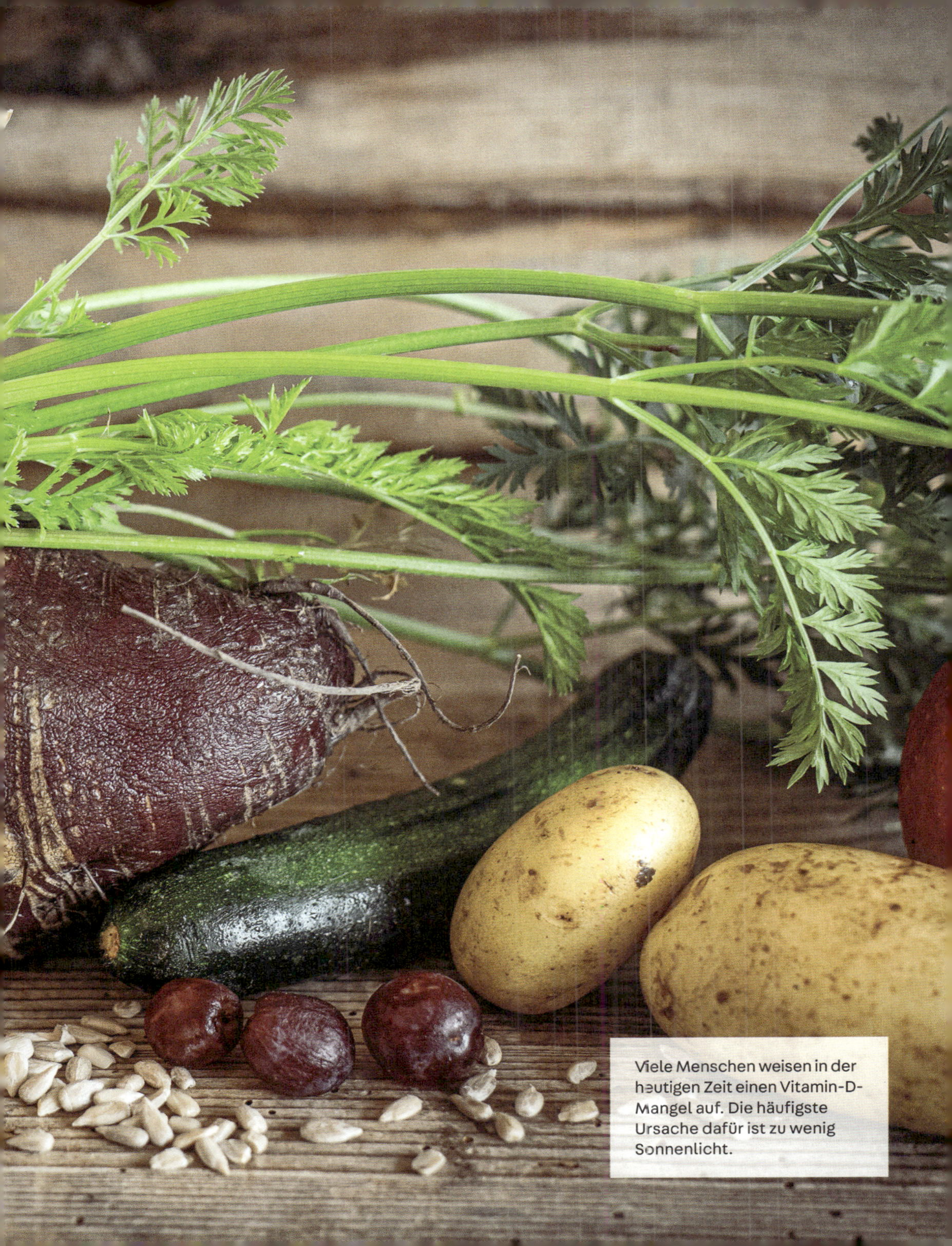

Viele Menschen weisen in der heutigen Zeit einen Vitamin-D-Mangel auf. Die häufigste Ursache dafür ist zu wenig Sonnenlicht.

?!

Schon gewusst?

Ein großer Unterschied zwischen Kulturpflanzen und Wildkräutern besteht im Mineralstoffgehalt. Im Durchschnitt enthalten Wildkräuter bis zu zehnmal so viel Mineralstoffe wie gezüchtete Pflanzen.

Alle Mineralstoffe im menschlichen Körper zusammengerechnet machen ca. 5 % des Gewichts aus.

Kieselsäure

Die Sauerstoffsäuren des Siliziums werden als Kieselsäuren bezeichnet. Silizium kommt in der Natur nie in reiner Form vor. Der Mensch nimmt Silizium meist in Form von Kieselsäure auf. Einen hohen Kieselsäuregehalt haben Schachtelhalm, Hafer und Hirse.

Sehr gute Mineralstofflieferanten sind: Brennnessel, Löwenzahn, Giersch, Vogelmiere, Franzosenkraut, Guter Heinrich und Schachtelhalm.

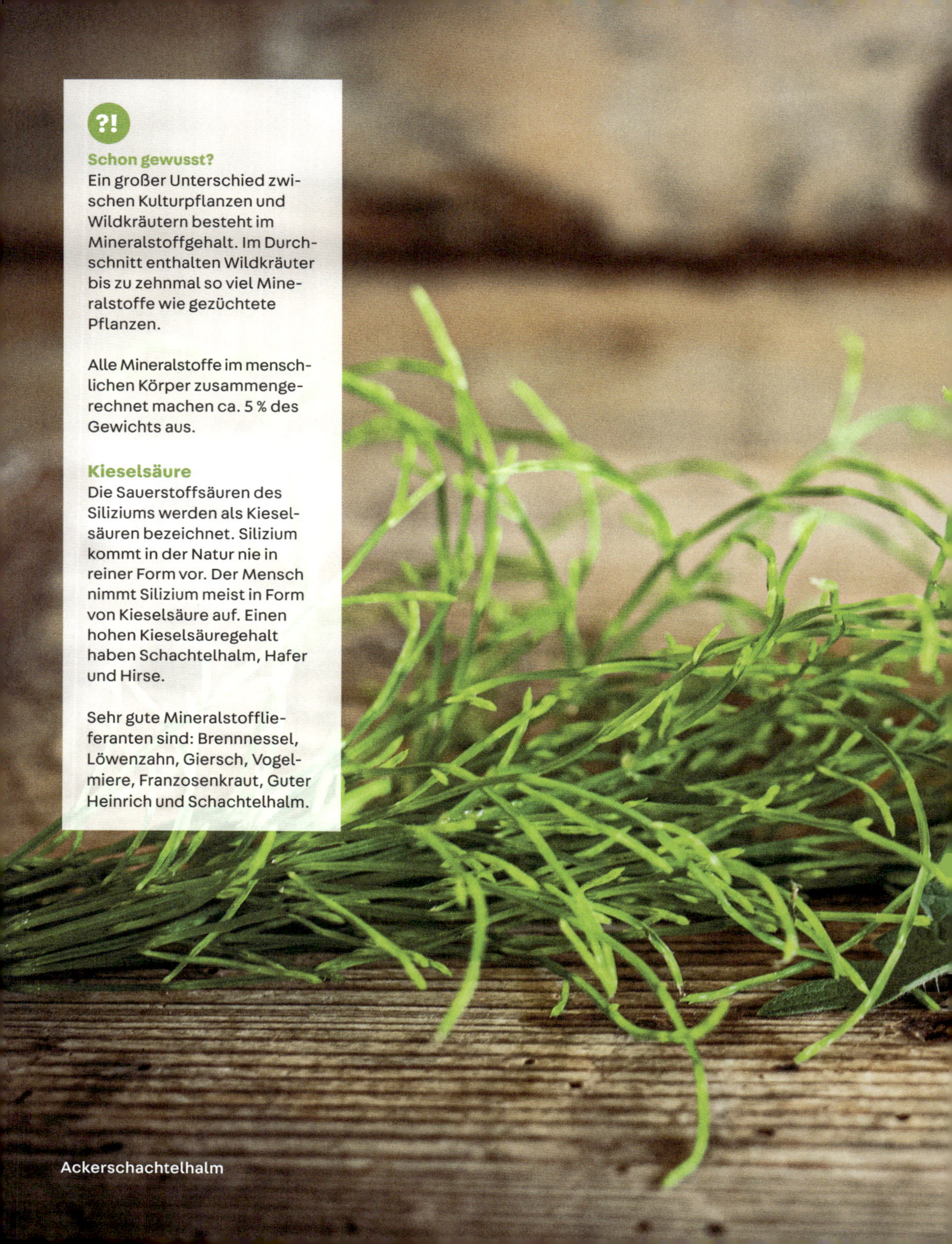

Ackerschachtelhalm

Mineralstoffe

Name: Die Bezeichnung drückt aus, dass diese Stoffe auch in Mineralien, also in nicht lebender Materie zu finden sind.

Bedeutung: Mineralstoffe sind lebensnotwendige anorganische Mikronährstoffe, die der Organismus nicht selbst herstellen kann. Sie sind so wie Vitamine für die Funktion unseres Körpers unentbehrlich.

Vorkommen: Mineralstoffe sind in der Natur v. a. in Salzen gebunden. Pflanzen nehmen Mineralstoffe über die Wurzeln aus dem Boden auf. Diese werden von Tieren gefressen. Somit nimmt der Mensch am Ende der Nahrungskette sowohl über tierische als auch über pflanzliche Nahrung Mineralstoffe auf.

Einteilung: Je nach Vorkommen im menschlichen Körper unterscheidet man:

- Mengenelemente: 30 g bis über 1.000 g
- Spurenelemente: 1 mg bis 5 g

Mengenelemente sind v. a. für unseren Wasserhaushalt und als Baustoffe wichtig, während Spurenelemente v. a. im Stoffwechsel mitwirken. Der Tagesbedarf der Mengenelemente bewegt sich zwischen mehreren Hundert Milligramm und einigen Gramm. Die benötigte tägliche Menge an Spurenelementen liegt unter 50 mg – trotzdem liegt genau bei diesen Elementen oft ein Mangel vor.

Mengenelemente:

- Natrium (Na) – regelt den Wasserhaushalt
- Kalium (K) – wichtig für den Säure-Basen-Haushalt
- Chlorid (Cl) – wichtig für die Eiweißverdauung
- Calcium (Ca) – sorgt für feste Knochen
- Phosphor (P) – wichtig für die Energieversorgung der Zellen
- Magnesium (Mg) – fördert das Zusammenspiel von Muskeln und Nerven

Spurenelemente:

- Eisen (Fe) – bedeutender Bestandteil von Hämoglobin
- Zink (Zi) – große Bedeutung für das Immunsystem
- Jod (J) – Bestandteil der Schilddrüsenhormone
- Kupfer (Ku) – ist am Aufbau verschiedener Zellen beteiligt
- Kobalt (Ko) – wesentlicher Bestandteil von Vitamin B12
- Fluor (F) – härtet den Zahnschmelz
- Chrom (Cr) – unterstützt Insulin, somit wichtig für den Zuckerstoffwechsel
- Selen (Se) – schützt vor Krebs und Herzinfarkt
- Mangan (Mn) – ist Bestandteil verschiedener Enzyme
- Silizium (Si) – wichtig für Knorpel, Haut und Bindegewebe
- Molybdän (Mo) – unterstützt eine Reihe wichtiger Enzyme
- Nickel (Ni) – wird nur in sehr geringen Mengen benötigt
- Vanadium (V) – beeinflusst den Blutzuckerspiegel

Jeder dieser Mineralstoffe hat noch eine Reihe weiterer wichtiger Funktionen in unserem Körper. Hier wurden nur die jeweiligen Hauptfunktionen erwähnt.

Sekundäre Inhaltsstoffe

Von den Lebewesen bilden nur Pflanzen die sog. sekundären Inhaltsstoffe, da sie im Vergleich zu Tier und Mensch einen großen Nachteil haben: Sie sind festgewachsen und somit an ihren Standort gebunden.

- Ist es bitterkalt, so können sie nicht ins Warme gehen und brauchen somit ein Frostschutzmittel.
- Ist es extrem heiß, so können sie nicht in den Schatten gehen und brauchen somit eine Strategie, sich zu kühlen.
- Regnet es in Strömen, so können sie nicht ins Trockene gehen und brauchen somit einen Schutz gegen Nässe und Fäulnis.
- Sind Fraßfeinde im Anmarsch, so können sie nicht flüchten und brauchen somit einen Fraßschutz.
- Sie haben kein Immunsystem, wie wir es haben, und brauchen somit einen anderen Schutz gegen Krankheitserreger.
- Auch für die Bestäubung und Befruchtung brauchen sie aufgrund ihres festen Standorts Gehilfen, die die männlichen Zellen zu den weiblichen bringen. Diese müssen erst durch Duft oder Farben angelockt, aber dann auch mit Nektar belohnt werden.
- Letztendlich brauchen sie auch noch Gehilfen, die ihre Samen verbreiten, diese werden oft mit schmackhaften Früchten belohnt.

Seit Anfang der 1990er Jahre beschäftigt sich die Ernährungsforschung vermehrt mit sekundären Pflanzenstoffen. Während sie eigentlich die Aufgabe haben, Schädlinge abzuwehren und Insekten anzulocken, entfalten sie im menschlichen Organismus zahlreiche gesundheitsfördernde Effekte. Dazu gehören:

- antikanzerogene Wirkung: Vorbeugung von Krebserkrankungen
- antimikrobielle Wirkung: Schutz vor Bakterien, Viren und Pilzen
- antioxidative Wirkung: Bindung von freien Radikalen
- immunmodulatorische Wirkung: Stärkung des Immunsystems
- Senkung des Cholesterinspiegels
- Senkung des Herzinfarkt- und Schlaganfallrisikos
- entzündungshemmende Wirkung
- stimmungsaufhellende Wirkung

Sekundäre Pflanzenstoffe lassen sich in drei verschiedene chemische Gruppen einteilen:

- **Phenole** (Kohlenhydratstoffwechsel)
- **Terpene** (Fettstoffwechsel)
- **stickstoffhaltige sekundäre Pflanzenstoffe** (Proteinstoffwechsel)

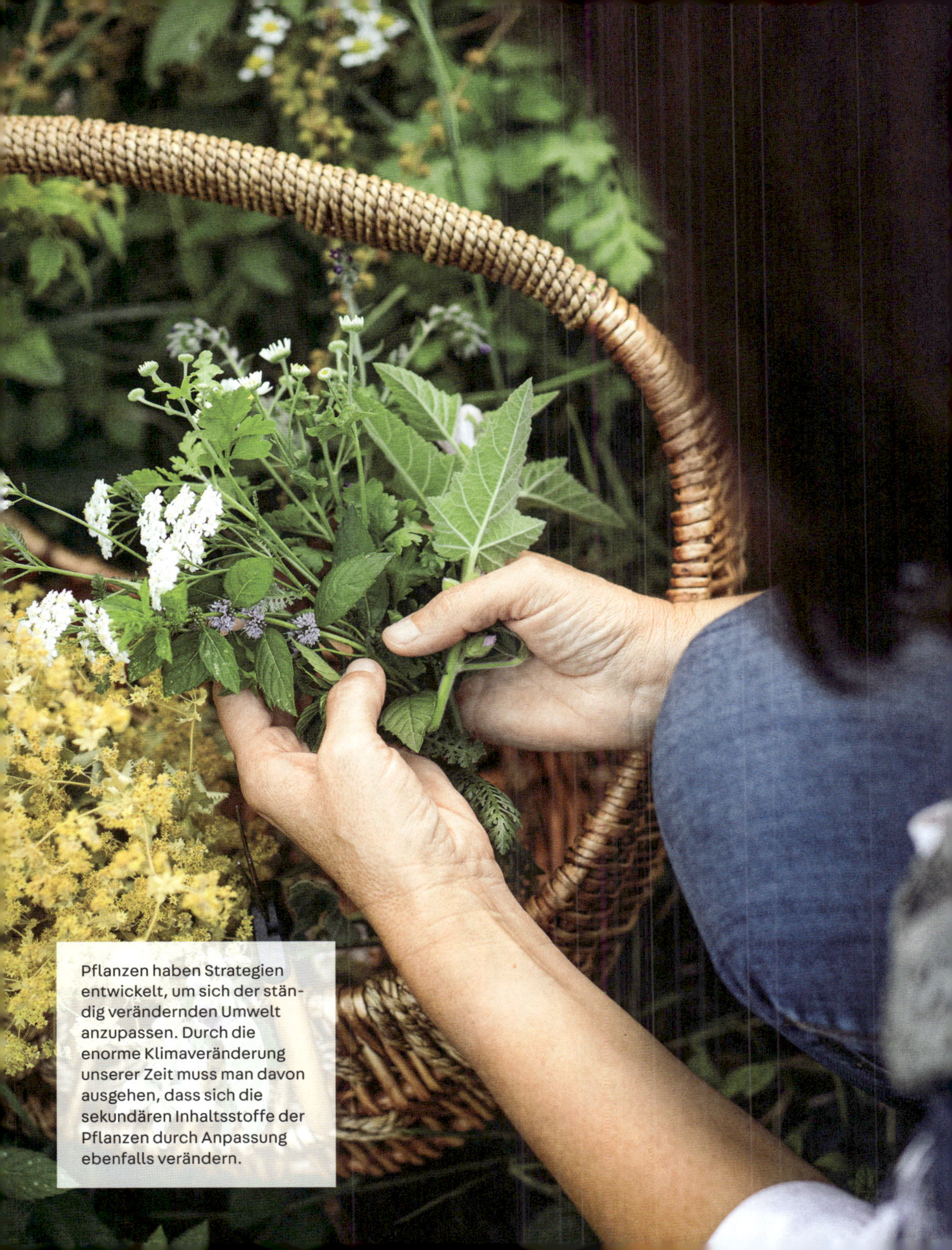

Pflanzen haben Strategien entwickelt, um sich der ständig verändernden Umwelt anzupassen. Durch die enorme Klimaveränderung unserer Zeit muss man davon ausgehen, dass sich die sekundären Inhaltsstoffe der Pflanzen durch Anpassung ebenfalls verändern.

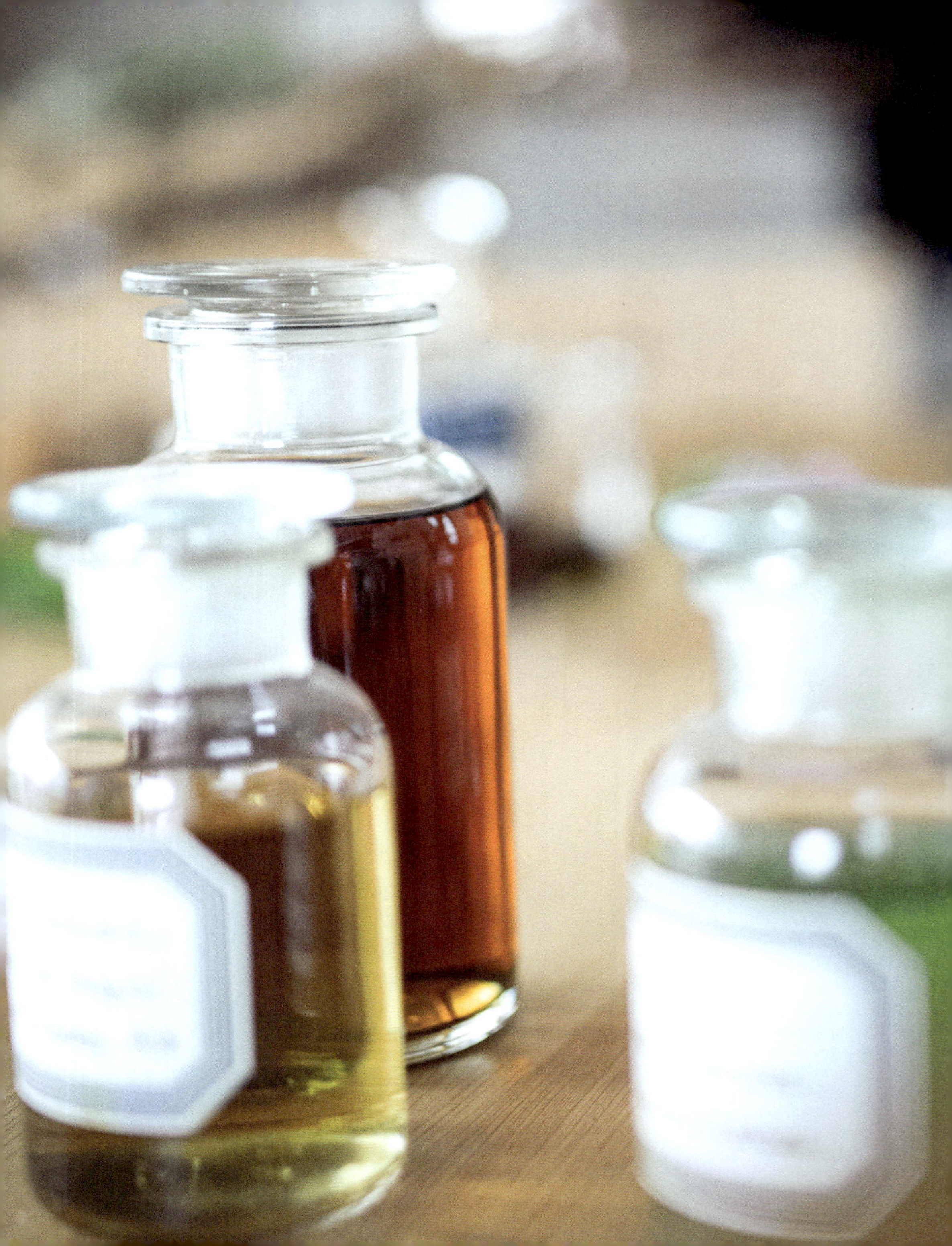

Phenole/Polyphenole (Kohlenhydratstoffwechsel)

Chemie: Phenole sind aromatische Verbindungen, die mindestens eine Hydroxylgruppe (OH) gebunden haben. „Aromatisch“ deutet dabei nicht auf ein besonderes Aroma, sondern auf eine zyklische Verbindung hin. Die Bezeichnung „aromatische Verbindung“ stammt vom aromatischen Geruch der zuerst entdeckten Verbindungen dieser Stoffklasse.

Vorkommen: Phenole stellen die größte Gruppe der sekundären Pflanzenstoffe dar. Man findet sie in fast allen Pflanzenarten.

Funktion in der Pflanze: Sie schützen die Pflanze, dienen ihr aber auch als Farb-, Geruchs- und Geschmacksstoffe.

Wirkung beim Menschen: Sie haben u. a. ein starkes antioxidatives Wirkungspotenzial. Forscher bezeichnen sie auch als Vitamine des 21. Jahrhunderts.

Einteilung: Einfache Phenole haben nur einen aromatischen Ring, Polyphenole mehr als einen.

Zu den einfachen Phenolen gehören z. B. **Arbutin** und **Salicylsäure**, zu den Polyphenolen u. a. **Flavonoide** und **Tannine**.

Phenolcarbonsäuren

Diese werden auch als organische Säuren bezeichnet. Man unterscheidet zwischen:

- Hydroxyzimtsäuren
- Hydroxybenzoesäuren

Ihre Ester wie z. B. Rosmarinsäure oder Cichoriumsäure werden in der Chemie als Depside bezeichnet.
Der Begriff Depside stammt vom griechischen „depsein“, was so viel wie „kneten“, „gerben“ bedeutet. Es handelt sich um eine Verbindung von zwei oder mehreren Phenolsäuremolekülen, die mit Alkohol verbunden sind.

Phenolglykoside

Phenolcarbonsäuren, kurz Phenolsäuren, können glykosidisch gebunden sein, dann spricht man von Phenolglykosiden. Dazu gehören:

- Verbascosid (auch Acteosid genannt): Eisenkraut, Königskerze, Taubnessel, Wegerich
- Rhodiolosid (auch Salidrosid genannt): Rosenwurz
- Echinacosid: Sonnenhut
- Leiocarposid: Echte Goldrute
- Virgaureosid: Echte Goldrute

Hydroxyzimtsäuren

Der Ausgangsstoff für viele Phenole ist die Zimtsäure, sie ist die einfachste aromatische Mono-Carbonsäure ($C_9H_8O_2$). Als Phenolsäuren gehören dazu **Cumarsäure**, **Kaffeesäure** und **Chinasäure**. Davon leiten sich wiederum ab:

- Chlorogensäure
- Rosmarinsäure
- Cichoriensäure
- Ferulasäure
- Sinapinsäure

Cumarsäure
Sie ist im Pflanzenreich weit verbreitet und kommt v. a. in Gewürzpflanzen wie Basilikum, Majoran, Origano, Anis und Paprikagewürz (Chili) vor. Aber auch in Äpfeln, Ananas und in den Kernen von Sonnenblumen ist sie zu finden.

Kaffeesäure
Wie schon der Name sagt, kommt Kaffeesäure im Kaffee vor (starke Kaffeetrinker nehmen bis zu 1 g pro Tag davon auf), aber auch Kartoffeln und Heidelbeeren sind reich an dieser Phenolsäure.

Chinasäure
Sie findet man in vielen Früchten, z. B. auch im Sternanis. Namensgeber ist die Chinarinde.

Chlorogensäure
Dabei handelt es sich um die Verbindung von Kaffeesäure und Chinasäure. Die Hauptverbindung dazu ist die Caffeoylchinasäure. Namensgebend für die Chlorogensäure ist ihre intensiv grüne Farbe.

Rosmarinsäure
Dabei handelt es sich um eine Verbindung von zwei Kaffeesäure-Molekülen. Sie ist gut alkohollöslich und bitter im Geschmack. Namensgeber ist der Rosmarin.

Cichoriensäure
Hier sind Kaffeesäure und Weinsäure miteinander verbunden. Sie kommt auch im Sonnenhut vor und hat neben einer antiviralen auch eine immunmodulierende Wirkung. Namensgeber ist die Wegwarte (*Cichorium*).

Ferulasäure
Sie ist v. a. im Getreide enthalten, aber auch in Hülsenfrüchten, Zitrusfrüchten und Bananen. Ferulasäure ist die dominierende Hydroxyzimtsäure im Vollkorn und macht ca. 1 g pro Kilogramm Trockenmasse aus. Sie ist für die Synthese von Lignin in den Zellwänden der Pflanzen wichtig. Diese Säure spielt eine große Rolle beim Bierbrauen, da das Aroma von der Freisetzung der Ferulasäure abhängig ist. Weiters ist sie der Ausgangsstoff bei der Herstellung von Vanillin. Ferulasäure gehört zu den Antioxidantien und bietet v. a. der Haut einen besonderen Schutz. Aus Reiskleie gewonnene Ferulasäure wird in Kosmetikprodukten eingesetzt. Sie gehört zu den am häufigsten vorkommenden sekundären Pflanzenstoffen. Namensgebend ist die *Ferula* (Riesenfenchel) aus der Familie der Doldenblütler.

Sinapinsäure
Diese kommt in der Natur v. a. in Rapssamen vor, ist aber auch in anderen Kreuzblütlern wie Kresse und Kohl zu finden. Sinapinsäure ist ein Antioxidans, schützt vor Hautalterung, UV-Strahlen und Pigmentierung. Im Unterschied zur Ferulasäure ist Sinapinsäure in der Kosmetik noch ziemlich unbekannt. Namensgeber ist die Senfpflanze (*Sinapis*).

In der Literatur werden diese Säuren meist als **organische Säuren** bezeichnet.

Von der Cumarsäure leitet sich das Hydrochinonglykosid **Arbutin** ab.

Von der Ferulasäure leitet sich auch das **Curcumin** der Gelbwurz ab – sie ist Ausgangsstoff für **Gingerole** und **Curcuminoide**.

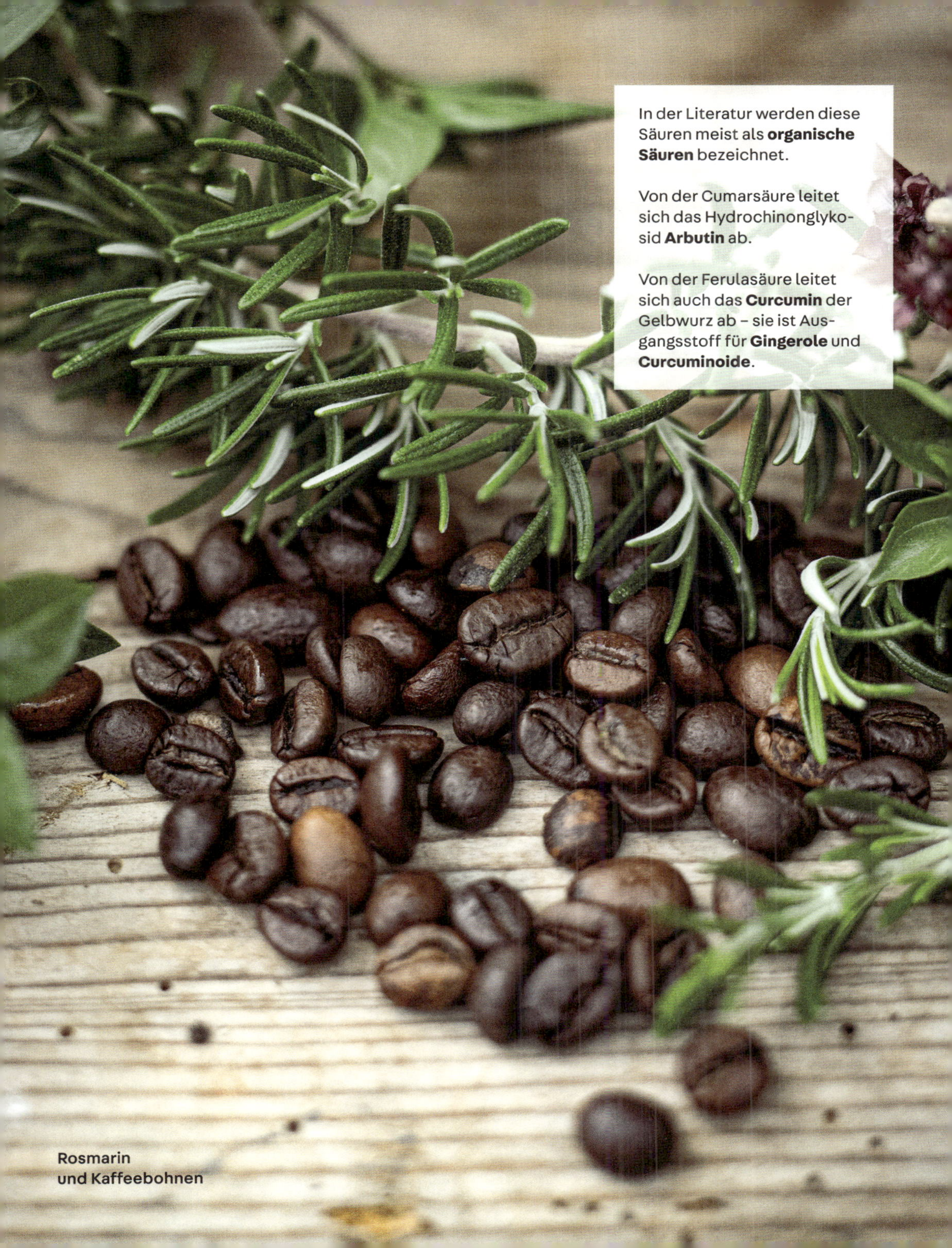

Rosmarin
und Kaffeebohnen

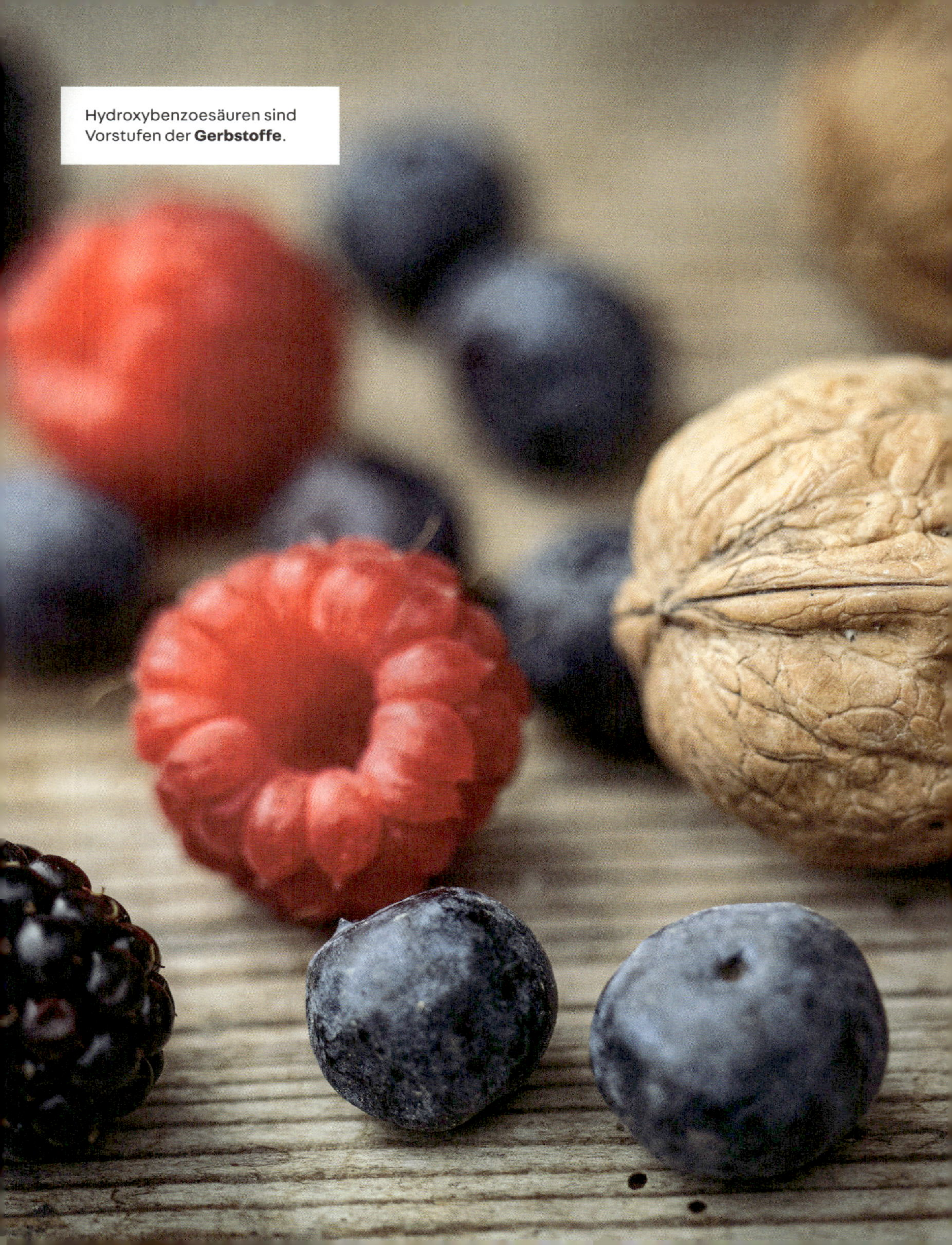

Hydroxybenzoesäuren sind Vorstufen der **Gerbstoffe**.

Hydroxybenzoesäuren

Der Ausgangsstoff ist die Benzoesäure, die ein Hauptbestandteil des Harzes Benzoe ist. Sie ist ebenfalls eine aromatische Carbonsäure ($C_7H_6O_2$). Neben Harzen findet sich Benzoesäure auch in Früchten, z. B. in Pflaumen oder Heidel- und Preiselbeeren. Hydroxybenzoesäuren nehmen wir mit Rot- und Weißwein auf, aber auch mit Nüssen und Früchten (Himbeeren und Brombeeren).

Dazu gehören:
- Salicylsäure
- Gallussäure
- Ellagsäure
- Syringasäure
- Vanillinsäure

Salicylsäure
Diese Säure ($C_7H_6O_3$) kann natürlich vorkommen (Mädesüßblüten, Kamillenblüten), gebunden in ätherischen Ölen (Veilchen, Stiefmütterchen, Wintergrün) oder glykosidisch gebunden (Weide, Pappel).

Gallussäure
Diese Säure ($C_7H_6O_5$) ist der Baustein der pflanzlichen Gerbstoffgruppe der Gallotannine und kommt z. B. sehr reich in Eichenrinde und Galläpfeln vor. Sie wird jedoch fast ausschließlich durch Weiß- und Rotwein aufgenommen.

Ellagsäure
Die Ellagsäure ($C_{14}H_6O_8$) ist der Baustein der Ellagtannine und kommt v. a. in Walnüssen, aber auch in Brombeeren und Himbeeren vor. Zwei Moleküle Gallussäure ergeben die Ellagsäure. Der Name ergibt sich aus der Umkehrung des Wortes Galle und bezieht sich auf die Gallussäure. Für verschiedene Ellagsäuren konnte eine krebsvorbeugende Wirkung nachgewiesen werden. So regt etwa das Ellagtannin Agrimoniin die Bildung von Interleukin an, dadurch wird das Immunsystem aktiviert und v. a. die Bildung von Brusttumoren gehemmt.

Syringasäure
Diese Säure ($C_9H_{10}O_5$) kommt in verschiedenen Pflanzen, v. a. aber in blauen Beeren wie der Heidelbeere oder der blauen Weintraube vor. Der Name kommt von der botanischen Bezeichnung des Flieders (*Syringa*), da sich die Säure vom Glucosid Syringin ableiten lässt, das erstmals in der Rinde des Flieders entdeckt wurde.

Vanillinsäure
Die Vanillinsäure ($C_8H_8O_4$) kommt in Spuren in verschiedenen Pflanzen vor, sie besitzt antimikrobielle Eigenschaften und wird als Aromastoff in Lebensmitteln verwendet.

Flavonoide

Name: Der Name kommt vom lateinischen Wort „flavus" (= gelb) und hängt damit zusammen, dass viele dieser Substanzen in ihrer reinen Form eine gelbliche Farbe aufweisen. Die Namen der einzelnen Flavonoide leiten sich oft von Pflanzen ab, in denen das jeweilige Flavonoid zunächst gefunden wurde: Apigenin (*Apium*), Hyperosid (*Hypericum*), Malvidin (*Malva*), Quercetin (*Quercus*), Rutin (*Ruta*).

Chemie: Flavonoide sind Polyphenole, ihre Grundstruktur besteht aus 15 Kohlenstoffatomen, die zu drei Ringen verknüpft sind. Viele Flavonoide sind glykosidisch gebunden und somit gut wasserlöslich. Mehr als 80 verschiedene Zucker sind mittlerweile schon nachgewiesen. Nur Flavanole und Proanthocyanidine (oligomere Flavanole) sind nicht an Zuckermoleküle gebunden.

Einteilung:

- **Flavonole:** Kämpferol, Quercetin
- **Flavone:** Apigenin, Luteolin
- **Isoflavonoide:** Daidzein, Genistein, Prunetin, Biochanin A, Santal
- **Flavanone:** Hesperidin, Naringin, Pinocembrin
- **Flavanonole:** Taxifolin, Silybin
- **Chalkone:** Xanthohumol
- **Flavanole (Flavane):** Catechin, Gallochatechin, Epicatechin, Epigallocatechin
- **Proanthocyanidine:** oligomere Proanthocyanidine (OPC)
- **Anthocyanidine** (Anthocyane): Cyanidin, Delphinidin, Malvidin, Pelargonidin, Peonidin, Petunidin

Eigenschaften: Erntezeitpunkt, Lagerung und Verarbeitung haben einen großen Einfluss auf den Flavonoidgehalt. Flavonoide sind hitzestabil, sie gehen beim Kochen nur geringfügig verloren. Bei einer Teezubereitung ist eine lange Ziehdauer von Vorteil.

Vorkommen: Sie kommen in allen höheren Pflanzen vor, und zwar hauptsächlich in den oberirdischen Pflanzenteilen. Besonders häufig sind sie in Blüten und Früchten zu finden. Als Flavonoiddrogen werden diejenigen Heilmittel bezeichnet, die 0,5–3 % Flavonoide enthalten und in ihrer Anwendung auf diesen Inhaltsstoffen basieren. Im Wurzelbereich fehlen sie meist, Brennnessel und Karotte bilden jedoch auch unterirdische Flavonoide aus. Gebirgspflanzen haben im Allgemeinen aufgrund der stärkeren UV-Strahlung einen höheren Gehalt an Flavonoiden.

Funktion in der Pflanze: Flavonoide bieten der Pflanze Schutz vor äußeren Einflüssen, daher finden sich die höchsten Konzentrationen in den äußeren Blättern oder Schalen. Flavonoide spielen eine wichtige Rolle bei der Photosynthese, wirken als UV-Schutz, hemmen das Wachstum von Bakterien, Viren und Pilzen und schützen als sog. Phytoalexine vor Schädlingen, Krankheiten und Pilzbefall. Flavonoide sind neben den Carotinoiden die Blüten- und Fruchtfarbstoffe und dienen somit auch zum Anlocken von Insekten und Samenverbreitern.

Flavonoide wurden in den 1930er Jahren entdeckt und zunächst als Vitamin P bezeichnet, da viele sich an grundlegenden Vorgängen des Zellstoffwechsels beteiligen, v. a. an der Blutgefäß-Permeabilität, daher Vitamin P. Da keine Vitamin-P-Mangelerscheinungen beobachtet wurden, wurde die Stoffgruppe durch den Begriff Flavonoide ersetzt.

Man kennt mittlerweile über 6.500 verschiedene Flavonoide, sie machen 60 % aller Polyphenole aus.

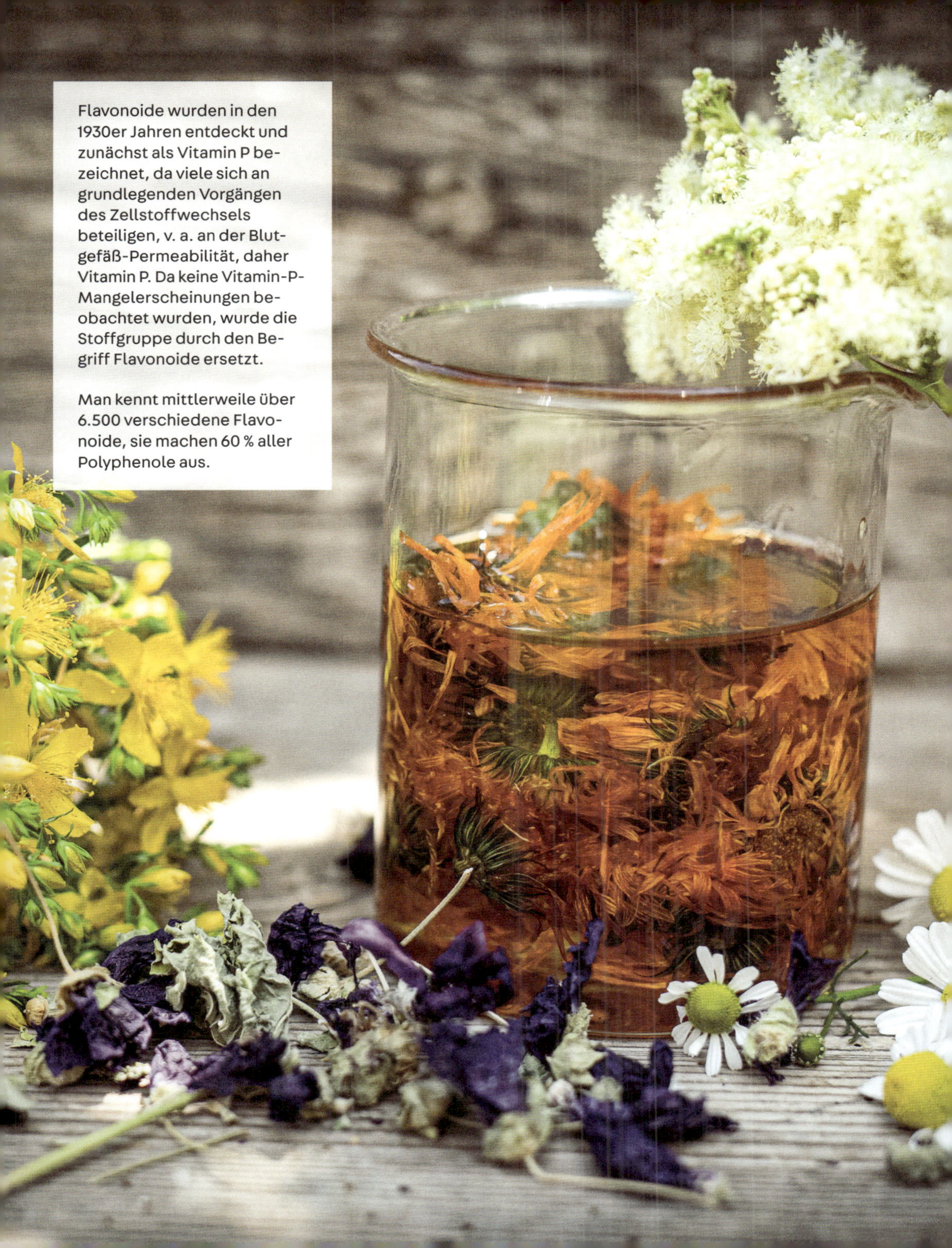

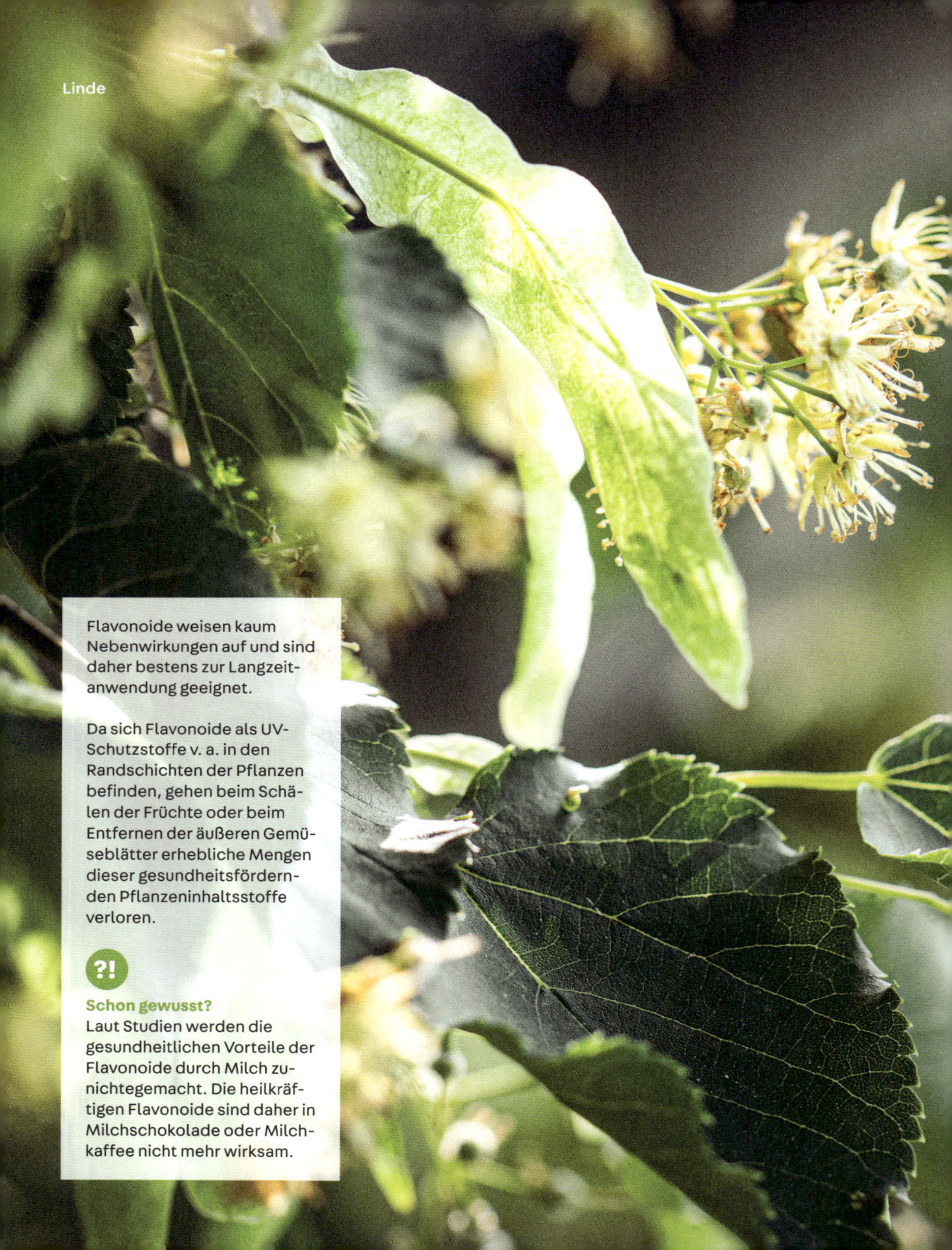

Flavonoide weisen kaum Nebenwirkungen auf und sind daher bestens zur Langzeitanwendung geeignet.

Da sich Flavonoide als UV-Schutzstoffe v. a. in den Randschichten der Pflanzen befinden, gehen beim Schälen der Früchte oder beim Entfernen der äußeren Gemüseblätter erhebliche Mengen dieser gesundheitsfördernden Pflanzeninhaltsstoffe verloren.

?!

Schon gewusst?
Laut Studien werden die gesundheitlichen Vorteile der Flavonoide durch Milch zunichtegemacht. Die heilkräftigen Flavonoide sind daher in Milchschokolade oder Milchkaffee nicht mehr wirksam.

Wirkung beim Menschen:

- antioxidativ: grüner Tee, Brokkoli, Heidelbeeren
- herz- und kreislaufstärkend: Weißdorn, Arnika
- harntreibend, entgiftend: Birke, Goldrute, Schachtelhalm
- schweißtreibend: Linden-, Holunder-, Mädesüßblüten
- entzündungshemmend, wundheilend: Arnika, Kamille, Ringelblume
- stimmungsaufhellend: Johanniskraut
- leberentgiftend, cholesterinsenkend: Mariendistel, Artischocke
- östrogenregulierend: Kleearten, Soja
- venenstärkend, ödemhemmend: Buchweizen, Rotes Weinlaub
- beruhigend, angstlösend, krampflösend: Passionsblume
- verbessert kapillare Zirkulation, konzentrationsfördernd: Ginkgo

Als Antioxidantien spielen Flavonoide für die Gesundheit eine wichtige Rolle, indem sie die Schädigung der Zellen durch freie Radikale verhindern. Viele Flavonoide haben eine synergistische Funktion mit Vitamin C, indem sie dessen Aktivität unterstützen.

Löslichkeit:

Dabei unterscheidet man grundsätzlich zwischen glykosidisch gebundenen Flavonoiden und nicht glykosidisch gebundenen Flavonoiden.

Flavonoidglykoside:

- gut löslich in Wasser
- löslich in Alkohol (bis 50 %)
- unlöslich in Öl

Flavonoidaglyka:

- schlecht löslich in Wasser
- gut löslich in Alkohol
- teils löslich in Öl

Ausnahme: Silymarin-Komplex:

- unlöslich in Wasser
- gut löslich in Alkohol

Flavonole

Diese sind oft für die gelbe Blütenfarbe verantwortlich, etwa von Schlüsselblume, Johanniskraut sowie von vielen Korbblütlern. Flavonole können fluoreszieren, dadurch werden bestimmte Insektenarten angelockt, die Fluoreszenz wahrnehmen können. Bekannte Flavonole sind Quercetin und Kämpferol.

Quercetin

Quercetin ist das am häufigsten vorkommende Flavonoid. Unter diesem Begriff versteht man das Aglykon, in der Natur kommt Quercetin jedoch meist als Glykosid vor. Mittlerweile sind über 170 verschiedene Glykoside bekannt, die als Aglykon Quercetin haben. Beispiele sind **Rutin**, **Quercetrin**, **Isorhamnetin**, **Hyperosid** oder **Isoquercitrin**.

Namensgeber ist *Quercus* (Eiche).

Vorkommen: Kapern, Zwiebeln, Äpfel, Liebstöckel, Grünkohl, Brokkoli, Ringelblume, Gelber Steinklee, Linde

Wirkung: Quercetin hat ein hohes antioxidatives Potenzial und wirkt krebshemmend. Es hemmt auch das Enzym, das für die Vermehrung von SARS-CoV-2 in unserem Körper verantwortlich ist.

Rutin

Rutin wird auch Rutosid genannt und ist das bekannteste Glykosid von Quercetin.

Namensgeber ist *Ruta* (Weinraute).

Vorkommen: Weinraute, Buchweizenblüten, Olivenblätter und Stiefmütterchen

Wirkung: Die Heilkraft von Rutin besteht v. a. im Gefäß- und Gewebeschutz. Es hält Gefäße (Venen und Arterien) elastisch und sorgt für eine gute Durchblutung bis in die kleinsten Äderchen. Somit leistet es gute Dienste bei Bluthochdruck und Ödemen. Rutin wirkt außerdem antioxidativ und antientzündlich.

Kämpferol

Kämpferol ist so wie Quercetin ein Aglykon, Glykoside von Kämpferol sind **Kämpferitrin (Linde)**, **Tilirosid (Linde)** und **Astragalin (Tragant)**.

Namensgeber ist Engelbert Kämpfer, deutscher Arzt und Forscher des 17. Jahrhunderts.

Vorkommen: rote Weintrauben, Ginkgo, Grapefruit, Linde

Wirkung: antioxidativ, antikarminativ, entzündungshemmend, antimikrobiell, angstlösend, blutdrucksenkend, schmerzstillend

Kämpferol gehört zu den Phytoöstrogenen und hat somit Einfluss auf den Hormonhaushalt. Untersuchungen ergaben, dass es sich positiv auf die durch Wechseljahre bedingte Osteoporose auswirkt.

Sowohl Quercetin als auch Kämpferol haben eine positive Wirkung bei neurologischen Erkrankungen. Sie hemmen schädliche Proteine, die für Alzheimer-Demenz verantwortlich sind; durch ihre antioxidative Kraft wird auch die Gefahr für Parkinson vermindert.

Nicht zu verwechseln ist Kämpferol mit Kampferöl, einem ätherischen Öl, dessen Namensgeber der Kampferbaum ist.

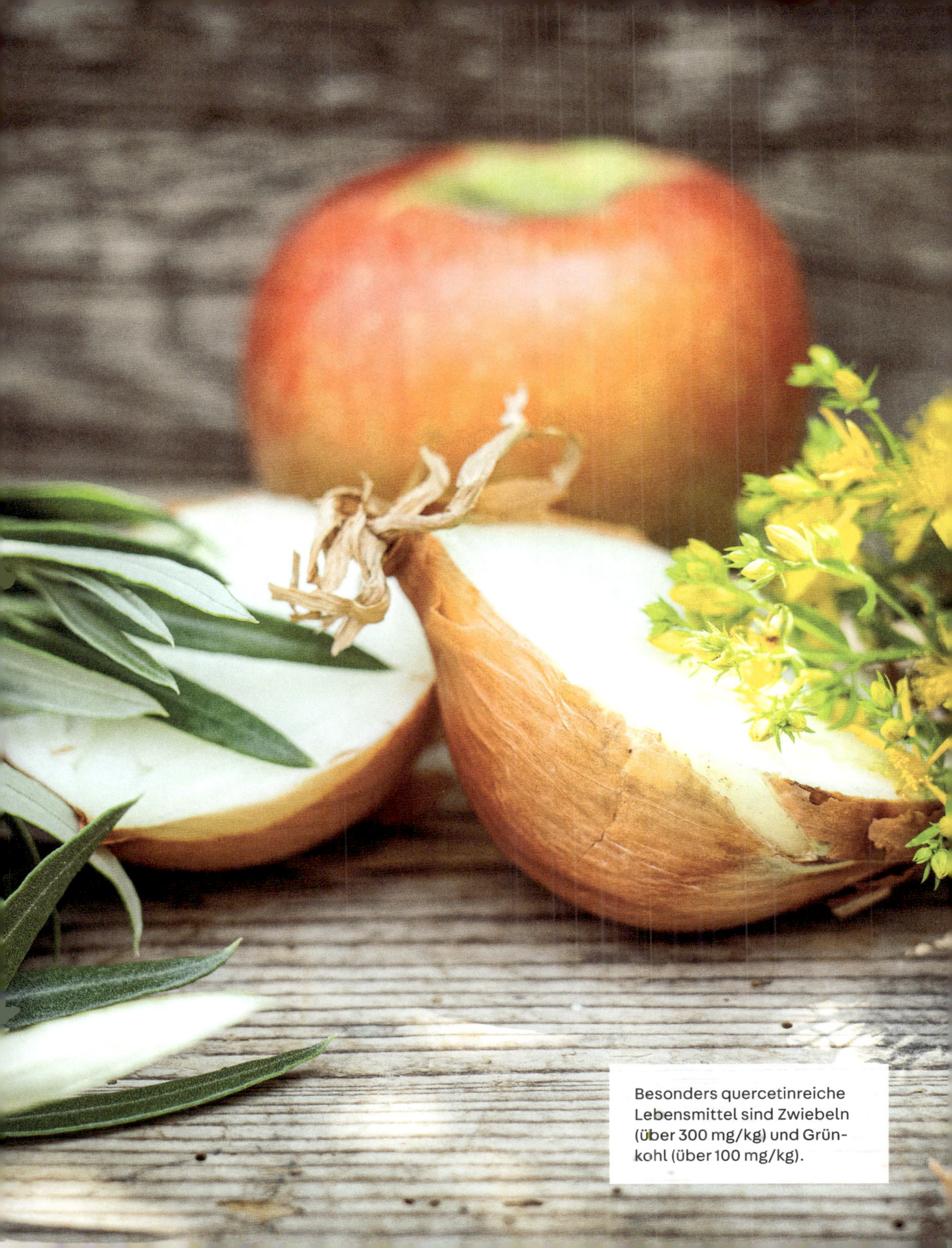

Besonders quercetinreiche Lebensmittel sind Zwiebeln (über 300 mg/kg) und Grünkohl (über 100 mg/kg).

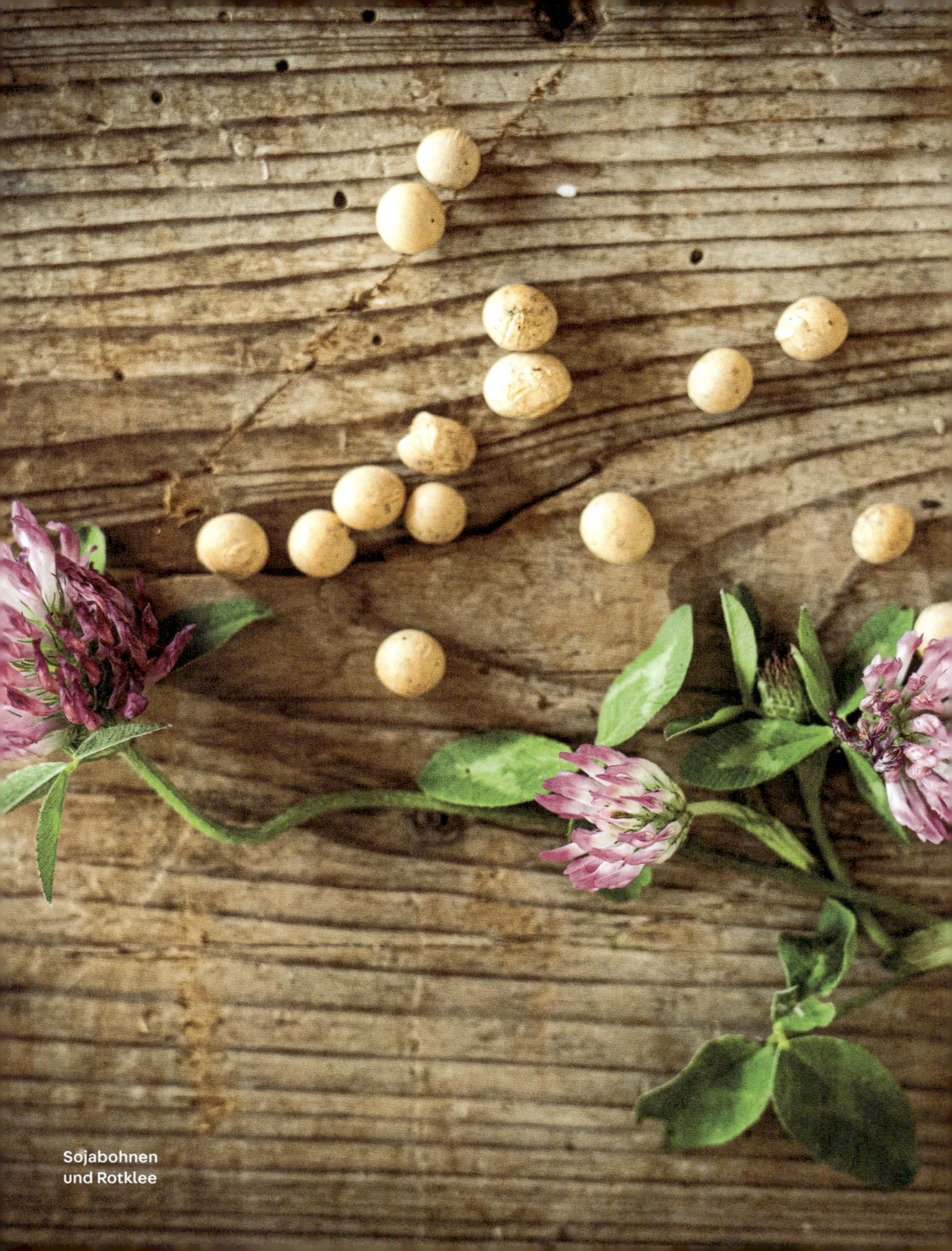

Sojabohnen
und Rotklee

Flavone

Flavone sind oft für die weiße Farbe in Blüten (Weißdorn, Edelweiß) verantwortlich, erscheinen jedoch auch in hellgelber Farbe (Färber-Wau).

Sowohl Flavone als auch Flavonole sind für die Pflanze v. a. ein UV-Schutz.

Apigenin

Apigenin ist eines der am weitesten verbreiteten Flavone im Pflanzenreich und eines der am besten untersuchten Phenole. Es handelt sich um einen hellgelben Pflanzenfarbstoff, der als Aglykon oder Glykosid vorkommen kann.

Namensgeber ist *Apium* (Sellerie).

Vorkommen: Sellerie, Petersilie, Origano, Basilikum, Thymian, Schafgarbe, Kamille, Zwiebel

Wirkung: beruhigend, angstlösend, antioxidativ, hemmende Wirkung gegenüber Krebs, Diabetes, Alzheimer und Demenz

Vitexin

Namensgebend ist der *Vitex agnus-castus* (Mönchspfeffer). Es handelt sich um ein Glykosid von Apigenin und kommt z. B. im Weißdorn und in der Passionsblume vor. Es wirkt in erster Linie beruhigend und angstlösend.

Luteolin

Luteolin kann als Aglykon oder Glykosid vorkommen.

Namensgeber ist *Reseda luteola* (Färber-Wau).

Vorkommen: Färber-Wau, Färberginster, Petersilie, Artischockenblätter, Karotten, Sellerie, Oliven

Sellerie enthält ca. 75 mg Apigenin und 14 mg Luteolin pro Kilogramm Frischmasse.

Wirkung: antioxidativ, entzündungshemmend, hautberuhigend, immunmodulierend, schlaffördernd, kardioprotektiv, krebshemmend

Der ähnlich klingende Wirkstoff Lutein ist dagegen ein Carotinoid.

Isoflavonoide

In den Pflanzen liegen sie v. a. als Glykoside vor. Der Zucker wird von den Darmbakterien abgespalten und das Aglykon wird aufgenommen.

Vorkommen: Sie kommen im Rotklee und insbesondere in Sojabohnen und anderen tropischen Hülsenfrüchten vor.

Wirkung: In der Pflanze wirken sie als Phytoalexine und dienen somit zur Abwehr mikrobieller Schädlinge.
Für uns Menschen sind sie v. a. aufgrund ihrer hormonähnlichen Wirkung von Interesse und werden bei Wechseljahrbeschwerden und Osteoporose eingesetzt. Man zählt sie daher zu den Phytoöstrogenen. Positive Wirkung haben Isoflavonoide auch auf das Herz-Kreislauf-System, v. a. auf den Cholesterinspiegel.

Glykosidische Isoflavone sind nicht so leicht verfügbar wie ihre Aglykone, da sie erst durch die Darmbakterien gespalten werden müssen. Zu den Isoflavonoiden gehören u. a. **Daidzin** und **Genistin** (Glykoside) sowie **Daidzein** und **Genistein** (Aglykone).

Flavanone

Diese sind in der Pflanzenwelt nicht stark verbreitet. Es handelt sich dabei um die bitteren und löslichen Verbindungen der Zitrusfrüchte. Flavanone schützen Pflanzen vor Pilz- und Virusinfektionen. Zu ihnen gehören:

Naringin

Vorkommen: Grapefruit, Vogelbeere
Laut Forschungen könnte es den Krankheitsverlauf von Alzheimer verlangsamen. Medikamente sollten grundsätzlich nicht mit Grapefruitsaft eingenommen werden, da Naringin verschiedene Enzyme entweder blockiert oder aktiviert, die für die Verstoffwechselung von Medikamenten verantwortlich sind.

Hesperidin

Vorkommen: Orange, Zitrone, Limette, Mandarine
Es senkt Blutfette, hilft bei Veneninsuffizienz und Krampfadern.

Pinocembrin

Vorkommen: Zirbe (*Pinus cembra*)
Es handelt sich um ein wichtiges Antioxidans und kommt auch in Honig und Propolis vor.

Flavanonole

Dazu zählen zwei vielversprechende Substanzen: Taxifolin und Silybin.

Taxifolin

Es kommt in Zwiebeln, Apfelschalen und Zitrusfrüchten sowie auch im Holz verschiedener Nadelbäume vor, v. a. in der Lärche. Taxifolin wurde als potenzielles Virostatikum identifiziert, auch gegen SARS-CoV-2. Positive Effekte hat es auch bei entzündlichen Hauterkrankungen wie z. B. Neurodermitis.

Silybin

Diese Substanz ist ein Bestandteil des Flavonoidkomplexes Silymarin, der für die leberzellschützende Wirkung von Mariendistelsamen verantwortlich ist.

Chalkone

Chalkone werden auch offene Flavonoide genannt, da der mittlere Ring nicht geschlossen ist.

Vorkommen: Häufig zu finden sind Chalkone beispielsweise im Hopfen, und zwar als Xanthohumol. Aber auch Färberdistel und Süßholzwurzel enthalten Chalkone.

Wirkung: Trotz des bislang geringen Forschungswissens versprechen Chalkone ein großes medizinisches Einsatzpotenzial, z. B. bei der Behandlung von Herz-Kreislauf-Erkrankungen, Krebserkrankungen (u. a. Lungen- und Hautkrebs), Malaria oder HIV. Stoffe innerhalb dieser chemischen Gruppen haben antibakterielle, antivirale, fungizide, krebs- und entzündungshemmende sowie antioxidative Wirkung.

Xanthohumol

In China konnte in Laborversuchen festgestellt werden, dass Xanthohumol die Nervenzellen des Gehirns schützt und dadurch möglicherweise helfen könnte, bei Erkrankungen wie Alzheimer oder Parkinson den Krankheitsverlauf zu verlangsamen.

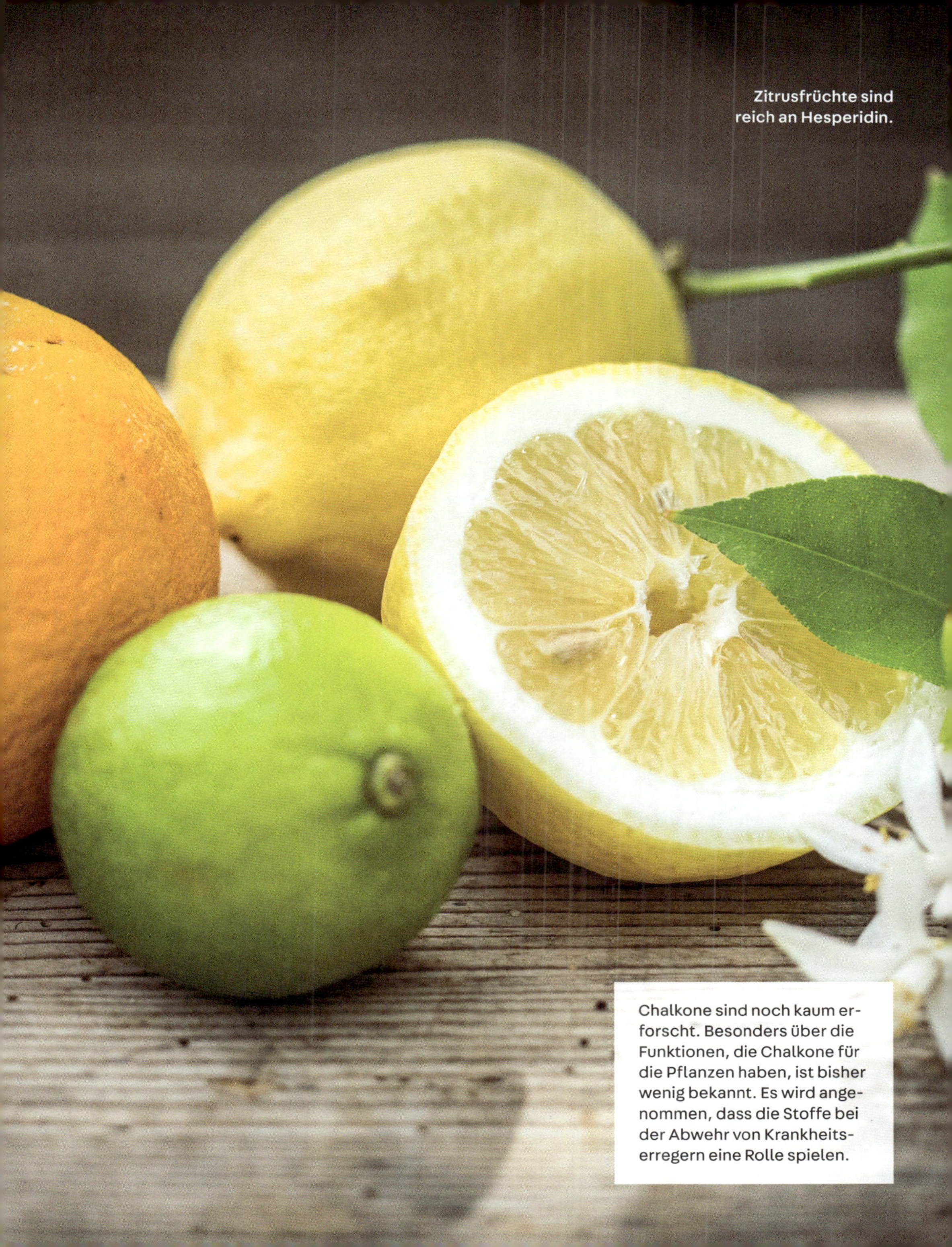

Zitrusfrüchte sind reich an Hesperidin.

Chalkone sind noch kaum erforscht. Besonders über die Funktionen, die Chalkone für die Pflanzen haben, ist bisher wenig bekannt. Es wird angenommen, dass die Stoffe bei der Abwehr von Krankheitserregern eine Rolle spielen.

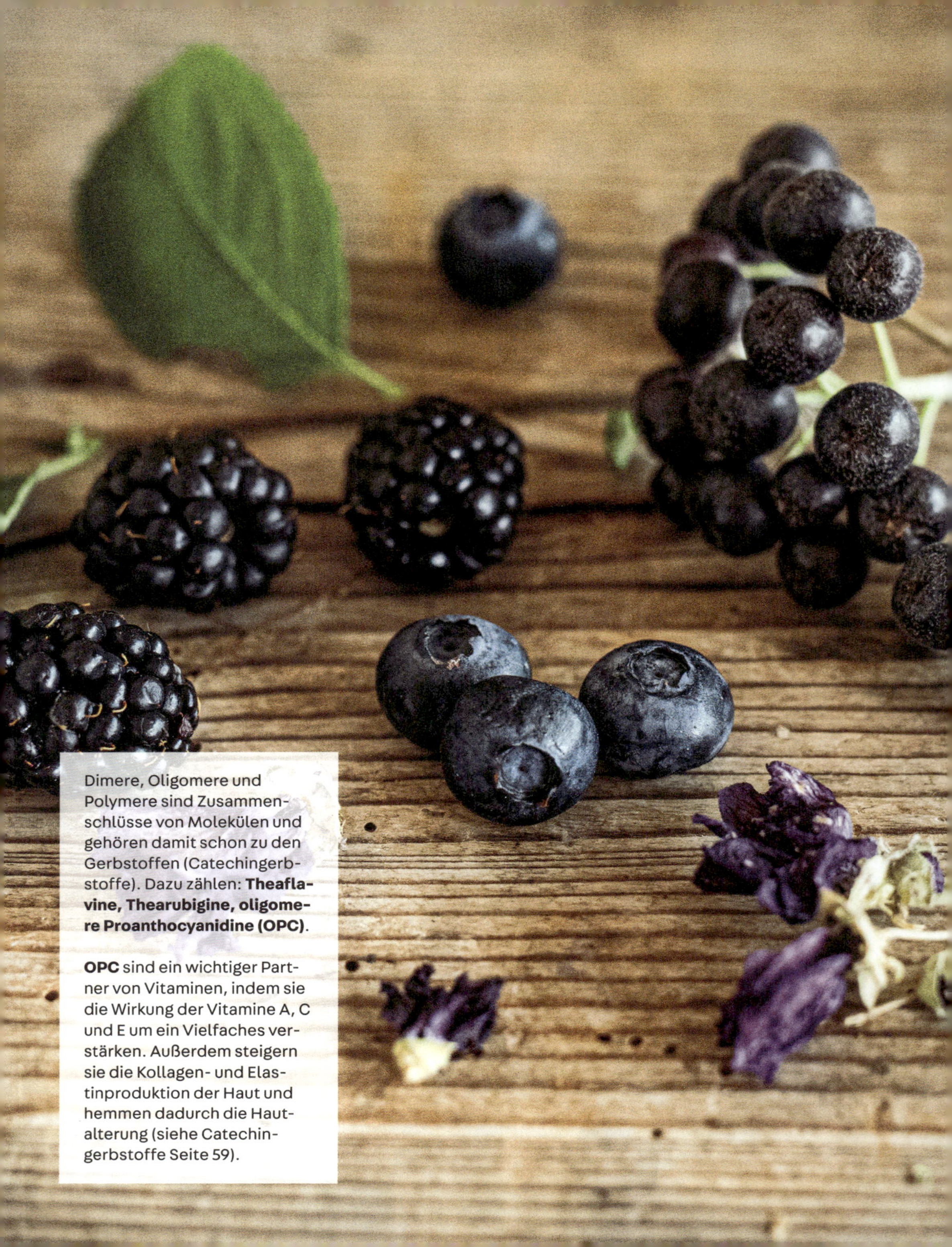

Dimere, Oligomere und Polymere sind Zusammenschlüsse von Molekülen und gehören damit schon zu den Gerbstoffen (Catechingerbstoffe). Dazu zählen: **Theaflavine, Thearubigine, oligomere Proanthocyanidine (OPC)**.

OPC sind ein wichtiger Partner von Vitaminen, indem sie die Wirkung der Vitamine A, C und E um ein Vielfaches verstärken. Außerdem steigern sie die Kollagen- und Elastinproduktion der Haut und hemmen dadurch die Hautalterung (siehe Catechingerbstoffe Seite 59).

Flavanole

Flavanole werden auch als Flavane bezeichnet und kommen immer als Aglykone vor. Sie können je nach Molekülgröße in sog. Monomere, Dimere, Oligomere oder Polymere eingeteilt werden. Unter 7 Einheiten spricht man von Oligomeren, über 7 Einheiten von Polymeren. Zu den Monomeren gehören: **Catechin, Gallocatechin, Epicatechin, Epigallocatechin, Epicatechingallat, Epigallocatechingallat.**

Name: Catechin kommt von *Acacia catechu* (Gerber-Akazie).

Vorkommen: Tee, Kaffee, Kakao, Äpfel, Trauben, Bananen

Wirkung: Flavanole verbessern die Elastizität der Blutgefäße, wirken blutdruck- sowie cholesterinsenkend.
Flavanole sind in Pflanzen wachstumsregulierend und dienen als Fraßschutz.

Proanthocyanidine

Diese entstehen durch den Zusammenschluss vieler Einheiten des Moleküls Catechin. Sie sind farblose Vorstufen der blauroten Anthocyanidine. Werden sie erhitzt oder mit Säuren in Verbindung gebracht, so entstehen farbige Anthocyanidine.

Vorkommen: Weißdorn, Preiselbeeren

Wirkung: Der Weißdorn wirkt stärkend auf das Herz-Kreislauf-System, erweitert die Gefäße und stärkt die Kontraktionskraft des Herzmuskels. Preiselbeeren lindern Harnwegsinfekte, indem sie den Erreger Escherichia coli in der Harnblase hemmen.
Für die Pflanze dienen sie als Abwehr von Krankheitserregern und Schädlingen.

Anthocyanidine, Anthocyane

Anthocyanidine kommen als Aglykone vor, sind sie glykosidisch gebunden, so spricht man von **Anthocyanen**. Es handelt sich dabei um Pflanzenfarbstoffe von dunkelroter, violetter, blauer oder blauschwarzer Farbe, die in den Epidermiszellen von Blüten und Früchten fast aller höheren Pflanzen in relativ großer Menge vorkommen. Sie absorbieren Licht und schützen Pflanzen vor UV-Schäden. Die Färbung ist pH-abhängig, im sauren Milieu erscheinen sie rosa, im basischen mehr blau. Dies ist gut beim Lungenkraut zu erkennen, bei dem der Zellsaft anfangs sauer (rosa Blüten) und durch die Bestäubung basisch (blaue Blüten) wird.

Name: Der Name setzt sich aus den griechischen Wörtern „anthos“ (= Blüte) und „cyanos“ (= blau) zusammen.

Vorkommen: Holunderbeeren, Schwarze Johannisbeeren, Heidelbeeren, blaue Trauben, Brombeeren, Rotkohl, Auberginen, Malvenblüten

Wirkung: antioxidativ, lipidsenkend, entzündungshemmend, gefäßstabilisierend

Die sechs Hauptgruppen von Anthocyanen sind:
- **Cyanidin:** Holunderbeere, Aronia, Brombeere
- **Delphinidin:** Schwarze Johannisbeere, Günsel
- **Malvidin:** Malven, dunkle Trauben, Rotwein
- **Pelargonidin:** Pelargonien, Himbeere, Erdbeere
- **Peonidin:** Pfingstrose, violette Süßkartoffeln
- **Petunidin:** Petunie

Gerbstoffe

Name: Gerben ist eine Form der Konservierung, mit der Tierhäute zu haltbarem Leder verarbeitet werden. Dazu braucht es Pflanzen mit speziellen Inhaltsstoffen, die austrocknend wirken. Diese Wirkstoffe erhielten aufgrund ihres Einsatzgebietes den Namen Gerbstoffe.

Chemie: Gerbstoffe sind Polyphenole mit einem hohen Molekulargewicht. Sie bilden mit Eiweißen, Schwermetallen und Alkaloiden schwer lösliche Verbindungen. Man zählt sie zu den Anti-Nährstoffen, da sie nicht in den Blutkreislauf gelangen. Sie wirken nur auf Haut, Schleimhäute der oberen Atemwege und auf die Magen-Darm-Schleimhaut.

Einteilung: Man unterscheidet vier Gruppen:

- Tannine
- Catechingerbstoffe
- Komplexe Gerbstoffe
- Lippenblütler-Gerbstoffe

Eigenschaften: Gerbstoffe verbinden sich mit den Proteinen der Haut und Schleimhaut und vernetzen sich. Dadurch entsteht eine undurchlässige Eiweißverbindung, die sog. Koagulationsschicht, die das Eindringen und den Austritt von Substanzen erschwert. Der Verzehr von gerbstoffreichen Früchten oder Rotwein hinterlässt ein trockenes Gefühl im Mund und fühlt sich pelzig an. Der Geschmack ist herb. Durch Gerbstoffe verlieren die obersten Haut- bzw. Schleimhautzellen Wasser, Gerbstoffe wirken somit in erster Linie austrocknend und adstringierend.

Vorkommen: Gerbstoffe kommen v. a. in Wurzeln und Rinden sowie in unreifen Früchten vor. Gerbstoffreiche Pflanzenfamilien: Rosengewächse, Heidekrautgewächse, Storchschnabelgewächse, Lippenblütler, Buchengewächse, Walnussgewächse
Gerbstoffarme Pflanzenfamilien: Kreuzblütler, Mohngewächse, Doldenblüter

Funktion in der Pflanze: Gerbstoffe haben für die Pflanze eine abgrenzende Funktion. Nach innen fungieren sie als Fäulnisschutz und verhindern das Eindringen von übermäßiger Nässe, Bakterien und anderen Schädlingen. Nach außen dienen sie als Schutz vor Feuchtigkeitsverlust. Weiters schützen sie durch den herben Geschmack vor Fraßfeinden.

Wirkung beim Menschen:

- **austrocknend:** Durch den Gerbprozess wird Wasser verdrängt.
- **adstringierend** (zusammenziehend): Durch den Wasserverlust zieht sich das Gewebe zusammen.
- **blutstillend:** Durch die adstringierte Haut nimmt die Durchblutung ab.
- **entzündungshemmend:** Schleimhäute schwellen ab, die Heilung kann schneller erfolgen.
- **reizmindernd:** Die oberflächlichen Hautnerven sind in ihrer Funktion beeinträchtigt.
- **keimhemmend:** Durch die Schleimhautabdichtung wird das Eindringen von Keimen erschwert, der Feuchtigkeitsverlust bietet den Erregern ein schlechtes Milieu und die Vernetzung der Gerbstoffe mit den Membran-Proteinen der Erreger macht diese unschädlich.
- **stopfend:** Durch die verdichtete Darmschleimhaut gelangen kaum Erreger ins Blut und weniger Flüssigkeit aus dem Körper in den Darm.
- **schwermetallausleitend:** Gerbstoffe binden im Darm Schwermetalle.

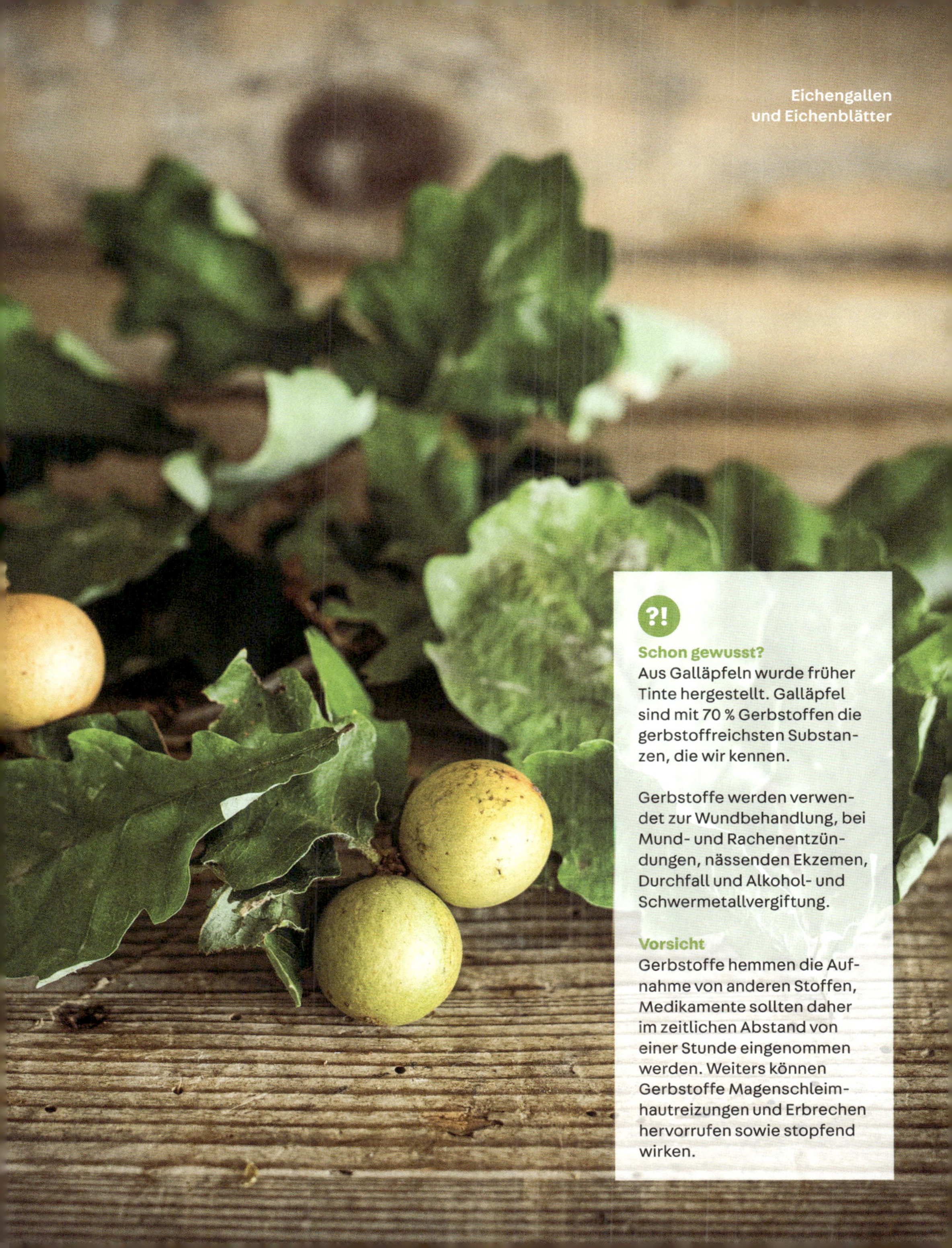

Eichengallen
und Eichenblätter

?!

Schon gewusst?

Aus Galläpfeln wurde früher Tinte hergestellt. Galläpfel sind mit 70 % Gerbstoffen die gerbstoffreichsten Substanzen, die wir kennen.

Gerbstoffe werden verwendet zur Wundbehandlung, bei Mund- und Rachenentzündungen, nässenden Ekzemen, Durchfall und Alkohol- und Schwermetallvergiftung.

Vorsicht

Gerbstoffe hemmen die Aufnahme von anderen Stoffen, Medikamente sollten daher im zeitlichen Abstand von einer Stunde eingenommen werden. Weiters können Gerbstoffe Magenschleimhautreizungen und Erbrechen hervorrufen sowie stopfend wirken.

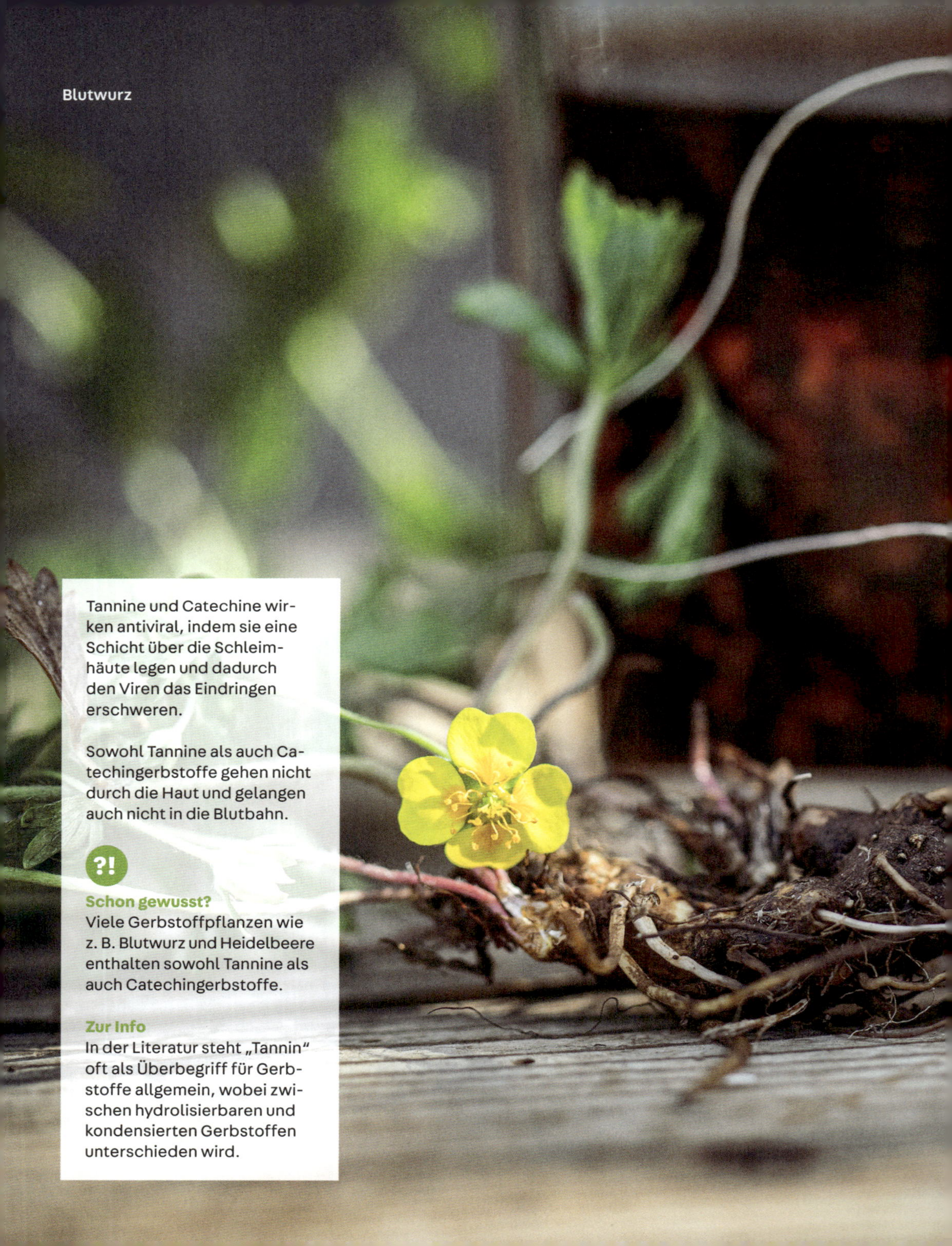

Tannine und Catechine wirken antiviral, indem sie eine Schicht über die Schleimhäute legen und dadurch den Viren das Eindringen erschweren.

Sowohl Tannine als auch Catechingerbstoffe gehen nicht durch die Haut und gelangen auch nicht in die Blutbahn.

?!

Schon gewusst?
Viele Gerbstoffpflanzen wie z. B. Blutwurz und Heidelbeere enthalten sowohl Tannine als auch Catechingerbstoffe.

Zur Info
In der Literatur steht „Tannin" oft als Überbegriff für Gerbstoffe allgemein, wobei zwischen hydrolisierbaren und kondensierten Gerbstoffen unterschieden wird.

Tannine

Der Baustein der Tannine ist die Gallussäure. Zwei Moleküle Gallussäure ergeben die Ellagsäure. Demnach unterscheidet man zwischen Gallotanninen und Ellagtanninen.
Tannine werden auch hydrolisierbare Gerbstoffe genannt, da sie durch Wasser spaltbar sind. Bei den Tanninen handelt es sich um eine Verbindung von einem Zucker oder Zuckeralkohol mit einer Säure (Gallus- oder Ellagsäure). Beim Zucker handelt es sich vorwiegend um Glukose. In Wasser gelöst verbinden sich Gallotannine mit Sauerstoff, Farbe und Geschmack ändern sich. Tanninreiche Kräuter sollten daher als Tee immer frisch zubereitet werden. Als Dekokt sollten sie nicht länger als 5 Minuten gekocht werden, da sonst die Gerbstoffe zerfallen.

Vorkommen:
- Gallotannine: Galläpfel, Bärentraube, Blutwurz, Heidelbeeren
- Ellagtannine: Rosengewächse, Buchengewächse, Walnuss

Löslichkeit:
- gut löslich in Wasser
- löslich in Alkohol (bis 50 %)
- unlöslich in Öl

Catechingerbstoffe

Name: Wasserlösliches Catechin verbindet sich zu großen wasserunlöslichen Komplexen, den Catechingerbstoffen.

Chemie: Es handelt sich um kondensierte Gerbstoffe, die aus Catechinen bestehen. Catechine gehören chemisch gesehen zu den Flavonoiden, und zwar zu den Flavanolen.

Eigenschaften: Sie bleiben beim Kochen stabil, sind also nicht hydrolisierbar. Bei der Trocknung und Lagerung nimmt die Wirkung jedoch ab, dadurch sind sie meist weniger adstringierend als Tannine.

Vorkommen: Eichenrinde, Blutwurz, Heidelbeere, Goldrute

Löslichkeit:
- löslich in Wasser
- gut löslich in Alkohol
- unlöslich in Öl

Die Wasserlöslichkeit ist bis zu einem Polymerisationsgrad von 15 Einheiten gegeben, die höher kondensierten, wasserunlöslichen Verbindungen werden als Phlobaphene bezeichnet. Diese wirken nicht mehr adstringierend und verlieren somit ihren Gerbstoffcharakter. Durch Lagerung entstehen rötlich braune Verbindungen.

Oligomere Proanthocyanidine (OPC):
Darunter versteht man oligomere Flavanole (Catechingerbstoffe). Entdeckt wurden sie in den roten Erdnusshäutchen, sie kommen jedoch v. a. in Traubenkernen, in den Schalen und im roten Laub von Trauben vor. Durch die antioxidative und entzündungshemmende Wirkung ist OPC in vielerlei Hinsicht gesundheitsfördernd (siehe Proanthocyanidine bei den Flavonoiden auf Seite 55).

Wirkung beim Menschen: antioxidativ, krebshemmend, entzündungshemmend, antiviral

Komplexe Gerbstoffe

Diese entstehen durch eine glykosidische Bindung von Tanninen mit Catechinen.

Lippenblütler-Gerbstoffe (Lamiaceen-Gerbstoffe)

Name: Diese Wirkstoffe werden als Lippenblütler-Gerbstoffe, Labiaten-Gerbstoffe oder Lamiaceen-Gerbstoffe bezeichnet, da sie vorwiegend in der Familie der Lippenblütler (*Labiatae, Lamiaceae*) vorkommen.

Chemie: Dazu gehören Phenolcarbonsäuren wie z. B. die Chlorogensäure und die Rosmarinsäure. Ausgangsstoff ist die Zimtsäure (siehe Beschreibung Seite 40).

Eigenschaften: Sie unterscheiden sich von den anderen Gerbstoffen durch die schwach gerbende Wirkung und ihr Eindringen in den Blutkreislauf.

Vorkommen: In der Familie der Lippenblütler kommen sie in Rosmarin, Salbei, Melisse und Gundermann vor. Außerhalb der Familie der Lippenblütler findet man sie in Arnikablüten, Birkenblättern und Holunderblüten.

Wirkung beim Menschen: Die positiven Eigenschaften liegen v. a. in ihrer antiviralen Kraft, diese beruht vorwiegend auf der Hemmung der Adsorption der Viren auf der Zelloberfläche. Eine gute Wirkung zeigen sie u. a. bei Lippenherpes, Gürtelrose und Coronaviren.

Löslichkeit:

- schlecht löslich in Wasser
- gut löslich in Alkohol
- unlöslich in Öl

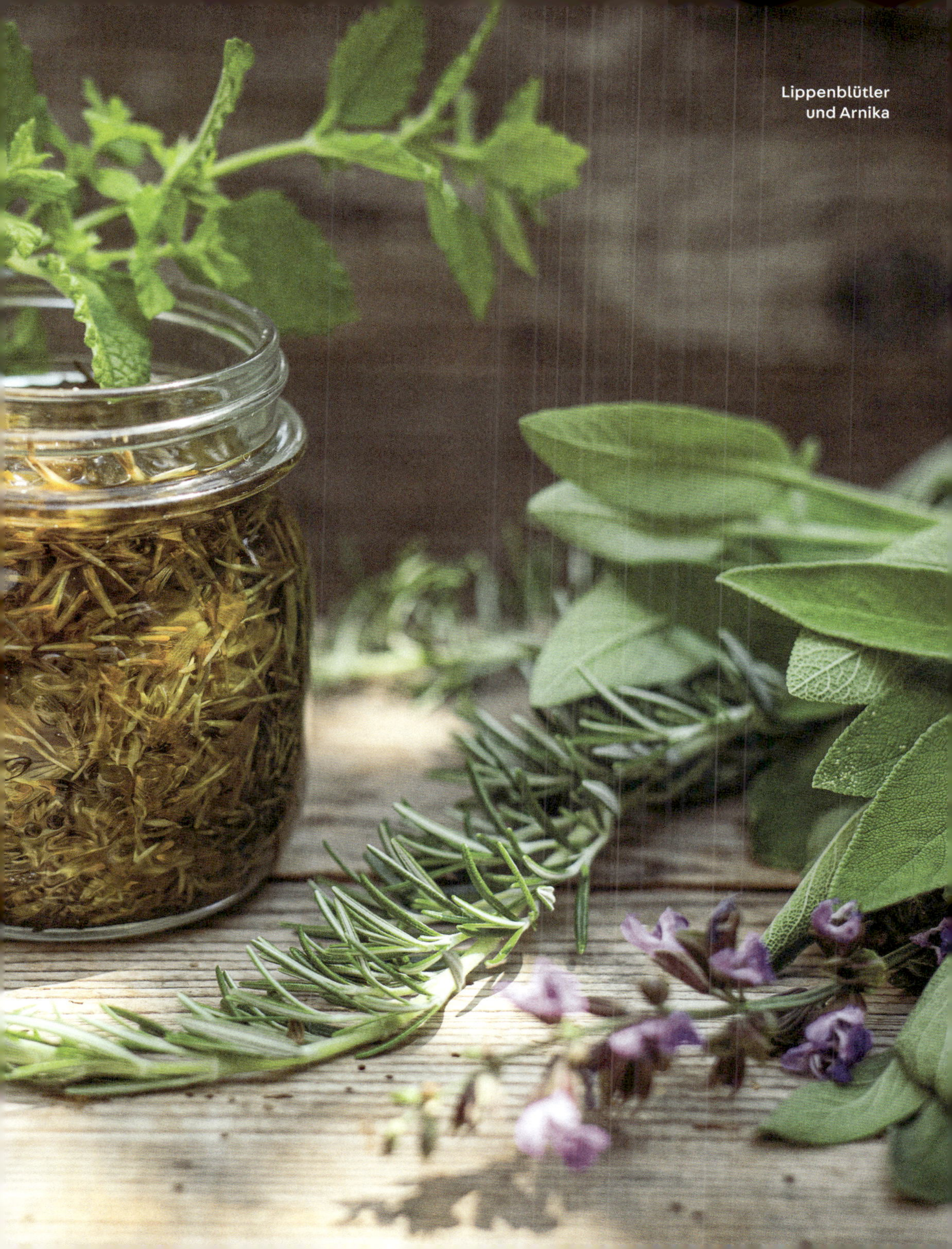

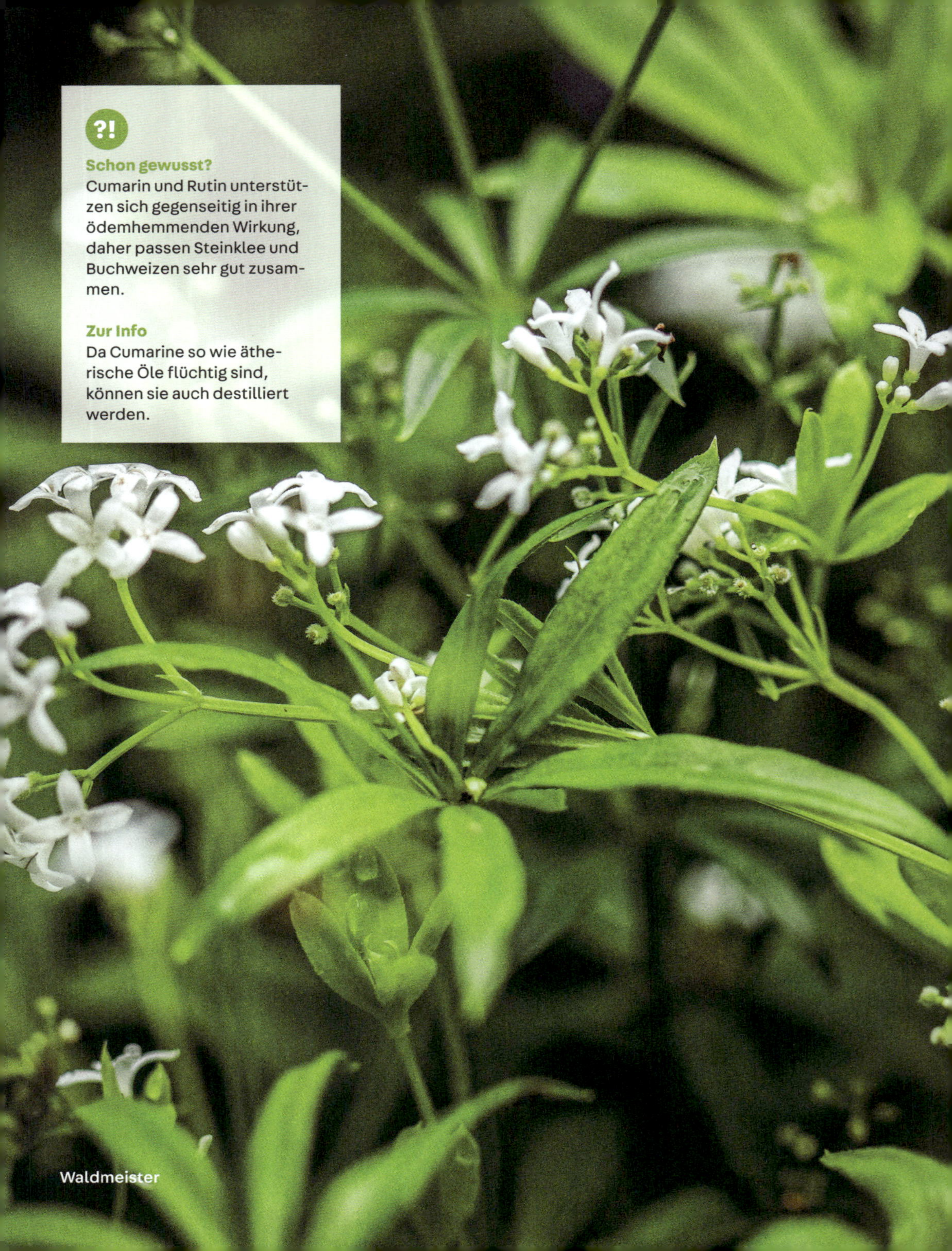

?!

Schon gewusst?
Cumarin und Rutin unterstützen sich gegenseitig in ihrer ödemhemmenden Wirkung, daher passen Steinklee und Buchweizen sehr gut zusammen.

Zur Info
Da Cumarine so wie ätherische Öle flüchtig sind, können sie auch destilliert werden.

Waldmeister

Cumarine

Name: Der Name stammt vom Tonkabohnenbaum (*Dypterix odorata*), der früher noch Coumarouna hieß. Vor ca. 200 Jahren wurde aus Tonkabohnen das erste Cumarin isoliert.

Chemie: Ausgangsstoff für Cumarin ist die Zimtsäure. Cumarin liegt meist als geruchloses Glykosid vor, erst durch den Welkvorgang kommt es zur enzymatischen Abspaltung von Zucker und somit zur Wirkung des duftenden Aglykons.
Ist das Cumarin in der Pflanze nicht glykosidisch gebunden, so duftet bereits die frische Pflanze. Das häufigste Cumarin ist das Umbelliferon, davon leiten sich die meisten der ca. 500 bekannten Cumarin-Derivate ab.

Einteilung:

- Cumaringlykoside: Beim Trocknen oder Welken kommt es zur enzymatischen Abspaltung des Zuckers und dadurch zum typischen Duft des Cumarins; Beispiele: Gräser, Steinklee, Waldmeister.
- Nicht glykosidische Cumarine: Sie gelangen beim Destillieren in das ätherische Öl und sind somit ein essenzieller Bestandteil; Beispiel: Zitrusöle.

Eigenschaften: Cumarine haben einen intensiven Duft, diesen kennt man von Gewürzen wie Vanille oder Zimt, aber auch von Heu.

Vorkommen: Gräser, Steinklee, Waldmeister, Labkräuter, Liebstöckel, Engelwurz, Mariengras, Zimt, Vanille, Tonkabohne

Funktion in der Pflanze: Cumarine dienen als Fraßschutz und hemmen den Befall durch Mikroorganismen.

Wirkung beim Menschen:

- gefäßerweiternd
- durchblutungsfördernd
- entzündungshemmend
- krampflösend
- ödemhemmend
- lymphflussfördernd
- schmerzlindernd
- beruhigend
- antimikrobiell

Cumarinpflanzen dienen zur inneren wie äußeren Anwendung, da die Wirkstoffe die Haut passieren: Innerlich und äußerlich wirken sie unterstützend bei venösen Erkrankungen und Lymphstau, äußerlich helfen sie bei stumpfen Verletzungen und Verspannungen. Innerlich eingenommen haben viele Cumarine eine Wirkung auf das Nervensystem und den Blutkreislauf.
Cumarine selbst wirken nicht blutverdünnend, wie oft angenommen, es kann jedoch zu Wechselwirkungen mit blutverdünnenden Medikamenten kommen und deren Wirkung verstärken.
Cumarine dienen auch als Duftstoff in der Parfümerie sowie in der Küche zum Aromatisieren von Speisen (Vanille, Zimt).

Löslichkeit:

- schlecht löslich in Wasser
- gut löslich in Alkohol
- gut löslich in Öl

Vorsicht: Bei Überdosierung können Kopfschmerzen, Schwindel und Erbrechen auftreten.

Dicumarol

Durch Fäulnis und Gärung können sich Cumarinderivate (Melilotsäure) in Dicumarol verwandeln, z. B. beim Heu in Verbindung mit Schimmelpilzen. Dicumarol ist für Mensch und Tier giftig, da es die Blutgerinnung hemmt und sogar innere Blutungen verursachen kann. Als Vitamin-K-Antagonist setzt Dicumarol die Fähigkeit zur Blutgerinnung herab, da die Leber für die Produktion von Gerinnungsfaktoren Vitamin K benötigt. Als vor etwa 100 Jahren beim Weidevieh vermehrt Todesfälle durch inneres Verbluten festgestellt wurden, begann man mit der Erforschung der Cumarine und der blutgerinnungshemmenden Eigenschaften von Dicumarol. Pharmazeutisch war Dicumarol Modell für Medikamente wie Marcumar, Tromexan, Coumadin u. a., die zur Prophylaxe von Thrombosen, Embolien und als Schutz vor Schlaganfall und Herzinfarkt genutzt werden.

Furanocumarine

Furanocumarine, auch Furocumarine genannt, sind eng mit den Cumarinen verwandt. Sie wirken phototoxisch, können also in Verbindung mit Sonnenlicht starke Entzündungen der Haut und Sonnenbrand hervorrufen (Wiesendermatitis). Vorsicht geboten ist nicht nur bei äußerer Anwendung, sondern auch bei innerlicher Einnahme, da Furocumarine in der Haut gespeichert werden. Viele Doldenblütler und Rautengewächse enthalten diese Stoffe, am intensivsten sind sie im Riesen-Bärenklau, wo es bei Berührung zu starker Bläschenbildung kommen kann.

Furanocumarinverbindungen werden häufig nach den Pflanzen benannt, in denen sie vorkommen: Angelicin (Engelwurz, *Angelica*), Peucedanin (Meisterwurz, *Peucedanum*), Pimpinellin (Bibernelle, *Pimpinella*). Pflanzen, v. a. Doldenblütler, enthalten jedoch meist eine Mischung aus verschiedenen Furanocumarinen.

Vorkommen: Bärenklau, Engelwurz, Liebstöckel, Weinraute, Diptam, Bergamotte

Zitrusfrucht,
Engelwurz, Liebstöckel

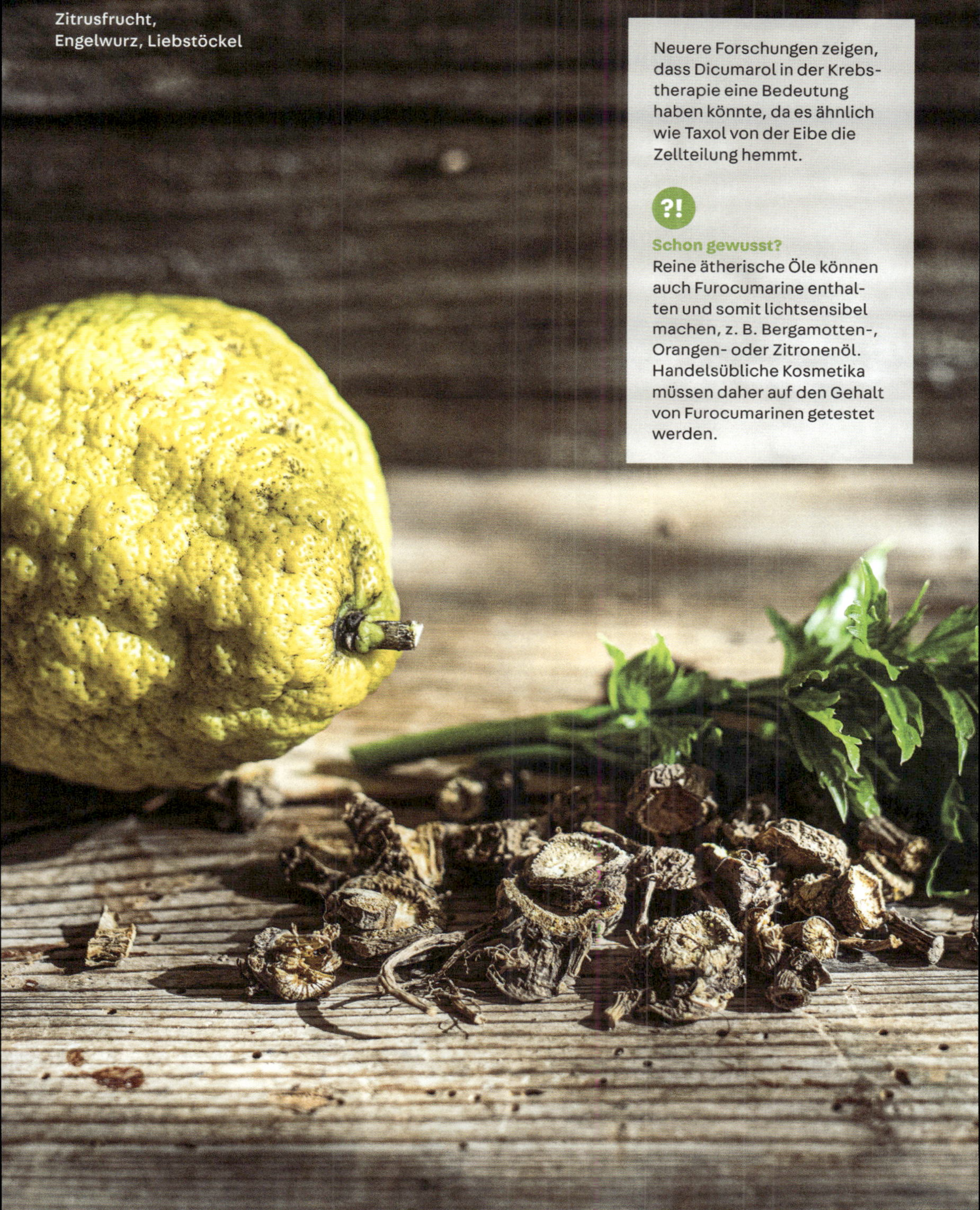

Neuere Forschungen zeigen, dass Dicumarol in der Krebstherapie eine Bedeutung haben könnte, da es ähnlich wie Taxol von der Eibe die Zellteilung hemmt.

?!

Schon gewusst?
Reine ätherische Öle können auch Furocumarine enthalten und somit lichtsensibel machen, z. B. Bergamotten-, Orangen- oder Zitronenöl. Handelsübliche Kosmetika müssen daher auf den Gehalt von Furocumarinen getestet werden.

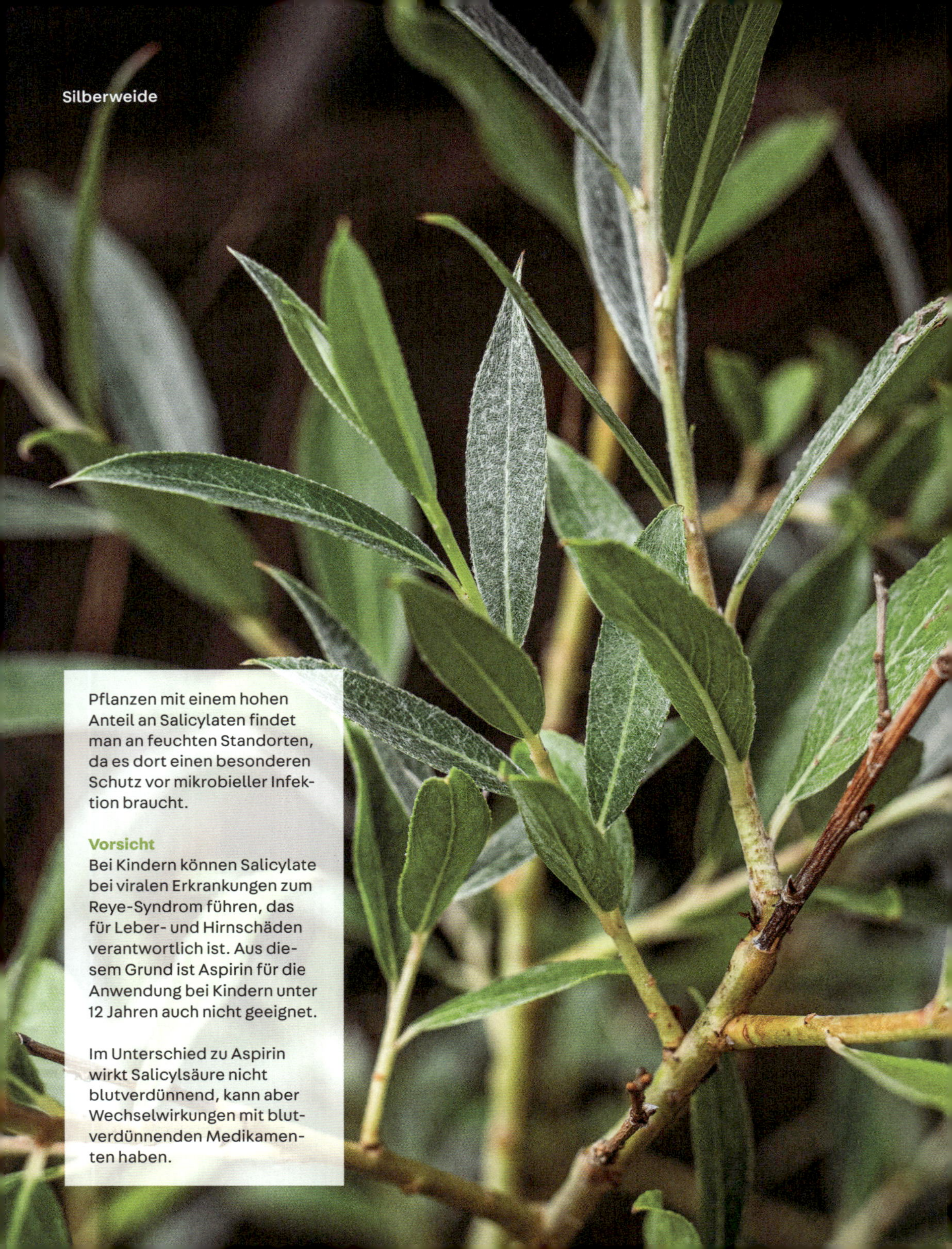

Silberweide

Pflanzen mit einem hohen Anteil an Salicylaten findet man an feuchten Standorten, da es dort einen besonderen Schutz vor mikrobieller Infektion braucht.

Vorsicht

Bei Kindern können Salicylate bei viralen Erkrankungen zum Reye-Syndrom führen, das für Leber- und Hirnschäden verantwortlich ist. Aus diesem Grund ist Aspirin für die Anwendung bei Kindern unter 12 Jahren auch nicht geeignet.

Im Unterschied zu Aspirin wirkt Salicylsäure nicht blutverdünnend, kann aber Wechselwirkungen mit blutverdünnenden Medikamenten haben.

Salicylate

Name: Namensgeber ist die Weide (*Salix*). Salicylsäure ist auch unter dem Namen Spirsäure bekannt, da sie aus dem Saft der Spirstaude (Mädesüß, *Filipendula ulmaria*, früher *Spirea ulmaria*) gewonnen werden kann. Von der Bezeichnung Spirsäure leitet sich auch der Markenname Aspirin ab: A(cetyl)-spir(säure)-in.

Chemie: Salicylate gehören zu den Hydroxybenzoesäuren, können glykosidisch gebunden oder in ätherischen Ölen enthalten sein.

Einteilung: Salicin, Salicylaldehyd, Methylsalicylat

Salicin

Das Glykosid Salicin wird erst im menschlichen Körper zu Salicylsäure umgewandelt. Durch das Mikrobiom wird im Darm der Zucker abgespalten, der entstandene Salicylalkohol (Saligenin) gelangt zur Leber, wo daraus Salicylsäure gebildet wird. Salicin ist somit kein Sofortmittel, da diese Umwandlung einige Stunden dauert. Positiv daran ist, dass die Wirkung relativ lange (ca. 12 Stunden) anhält.

Salicylaldehyd und Methylsalicylat

Salicylaldehyd und Methylsalicylat sind nicht glykosidisch gebunden, sie sind oft in ätherischen Ölen enthalten. Sie können über die Haut aufgenommen und direkt in wirksame Salicylsäure umgewandelt werden. Die Wirksamkeit erfolgt im Unterschied zu Salicin schnell, vergleichbar mit Aspirin, die Wirkung ist jedoch deutlich schwächer als bei Aspirin und Salicin.

Vorkommen:
- Salicin: Weiden-, Pappel- und Eschenrinde
- Salicylaldehyd: Mädesüßblüten
- Methylsalicylat: Wintergrün (*Gaultheria procumbens*), Zucker-Birke (*Betula lenta*), Stiefmütterchen, Rotklee

Funktion in der Pflanze: Salicylate können Pflanzen in Stresssituationen wie Trockenheit, Hitze oder Kälte schützen. Dabei wirken sie regulatorisch auf bestimmte Enzyme und Gene. Sie sind ein wichtiges Steuerelement des pflanzlichen Immunsystems. Außerdem verdunsten Pflanzen, die durch Fraßfeinde verletzt wurden, Salicylsäureester und warnen so benachbarte Pflanzen. Die gewarnten Pflanzen aktivieren daraufhin ihr Abwehrsystem.

Wirkung beim Menschen:
- schmerzstillend
- entzündungshemmend
- fiebersenkend

Auch beim Menschen haben Salicylsäuren eine heilsame Wirkung bei durch Feuchte und Nässe hervorgerufene Erkrankungen wie Erkältungen, Fieber oder rheumatische Entzündungen. Salicylsäure wirkt beim Menschen, indem es schmerzauslösende Hormone (Prostaglandine) abfängt.

Löslichkeit von Salicin:
- gut löslich in Wasser
- löslich in Alkohol (30–40 %)
- unlöslich in Öl

Löslichkeit von Salicylaldehyd und Methylsalicylat:
- schwer löslich in Wasser
- sehr gut löslich in Alkohol
- sehr gut löslich in Öl

Arbutin

Chemie: Arbutin ist ein Glykosid, man bezeichnet es auch als Hydrochinonglykosid, da sein Aglykon ein Hydrochinon ist. Der Zuckerteil ist ein Glukosemolekül. Vorstufe des Arbutins ist die Cumarsäure, aus dieser entsteht als Zwischenprodukt eine Hydroxybenzoesäure, woraus sich das Hydrochinonglykosid Arbutin bildet.

Eigenschaften: Arbutin wird im Dünndarm durch das Mikrobiom in Hydrochinon und Zucker gespalten. Das Hydrochinon gelangt über den Blutkreislauf zur Leber. Dort wird das Molekül in eine wasserlösliche Verbindung umgewandelt. Mit dem Blutkreislauf gelangt diese Verbindung zur Niere und wird über die Harnwege ausgeschieden. Befinden sich im Urin Bakterien, so wird durch diese die Verbindung wieder aufgespalten, Hydrochinon wird dadurch aktiv und wirkt antibiotisch.

Vorkommen: Blätter von Bärentraube, Preiselbeere und Birnbaum

Funktion in der Pflanze: Fraßschutz

Wirkung beim Menschen:
- antibakteriell bei Harnwegsinfekten
- hautaufhellend

Arbutinhaltige Drogen werden v. a. bei Blasen- oder Harnwegsentzündung eingesetzt. Eine Teezubereitung eignet sich hierfür besonders gut.

Vorsicht: Bei längerer und häufiger Einnahme zeigt Arbutin eine leberschädigende Wirkung, daher sollte dieser Wirkstoff maximal eine Woche und nicht öfter als fünfmal pro Jahr eingenommen werden.

Nicht verwendet werden sollte Arbutin in der Schwangerschaft und Stillzeit, von Kindern unter 12 Jahren und bei Nierenerkrankungen.

Löslichkeit:
- gut löslich in Wasser
- löslich in Alkohol (30–60 %)
- unlöslich in Öl

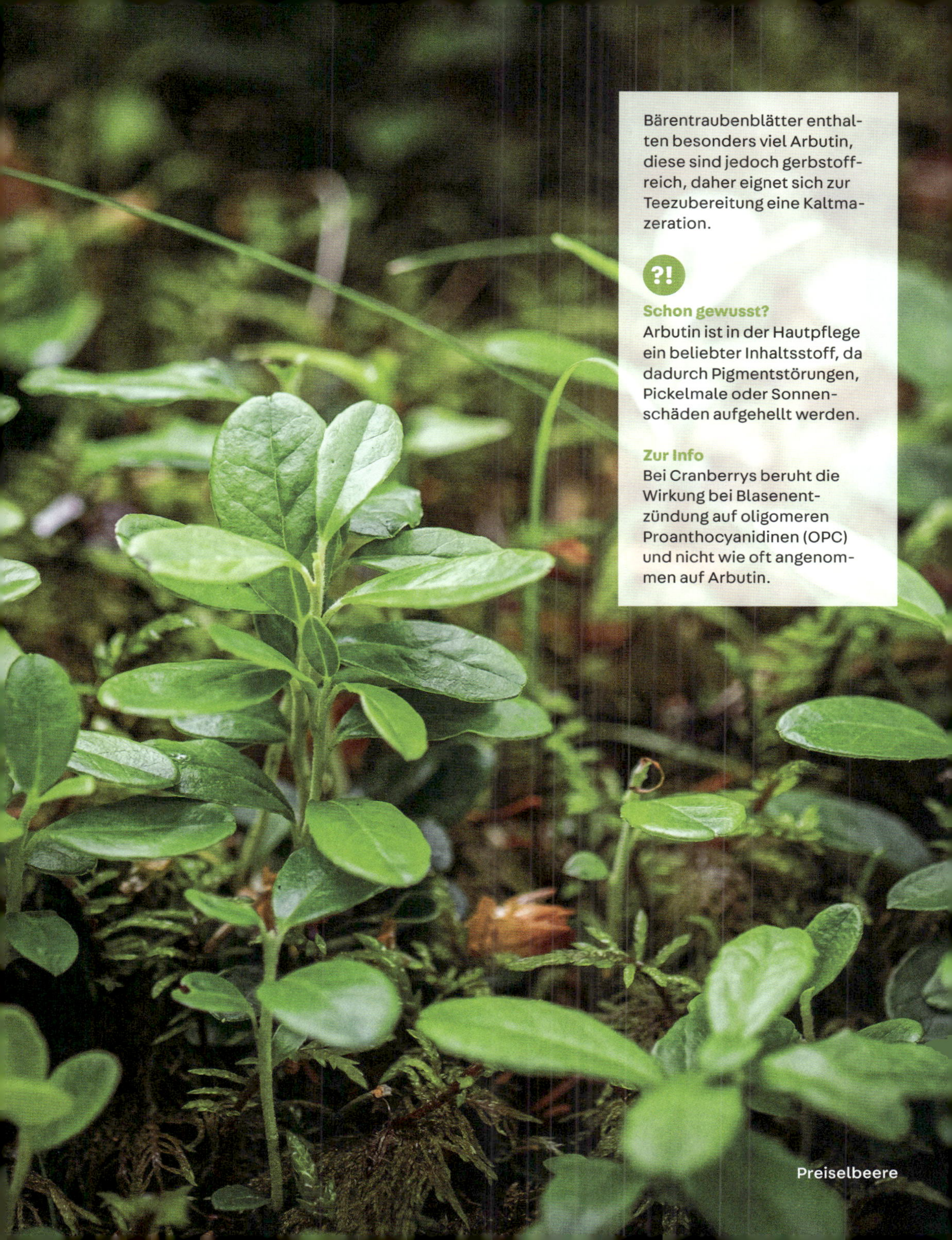

Bärentraubenblätter enthalten besonders viel Arbutin, diese sind jedoch gerbstoffreich, daher eignet sich zur Teezubereitung eine Kaltmazeration.

?!

Schon gewusst?
Arbutin ist in der Hautpflege ein beliebter Inhaltsstoff, da dadurch Pigmentstörungen, Pickelmale oder Sonnenschäden aufgehellt werden.

Zur Info
Bei Cranberrys beruht die Wirkung bei Blasenentzündung auf oligomeren Proanthocyanidinen (OPC) und nicht wie oft angenommen auf Arbutin.

Preiselbeere

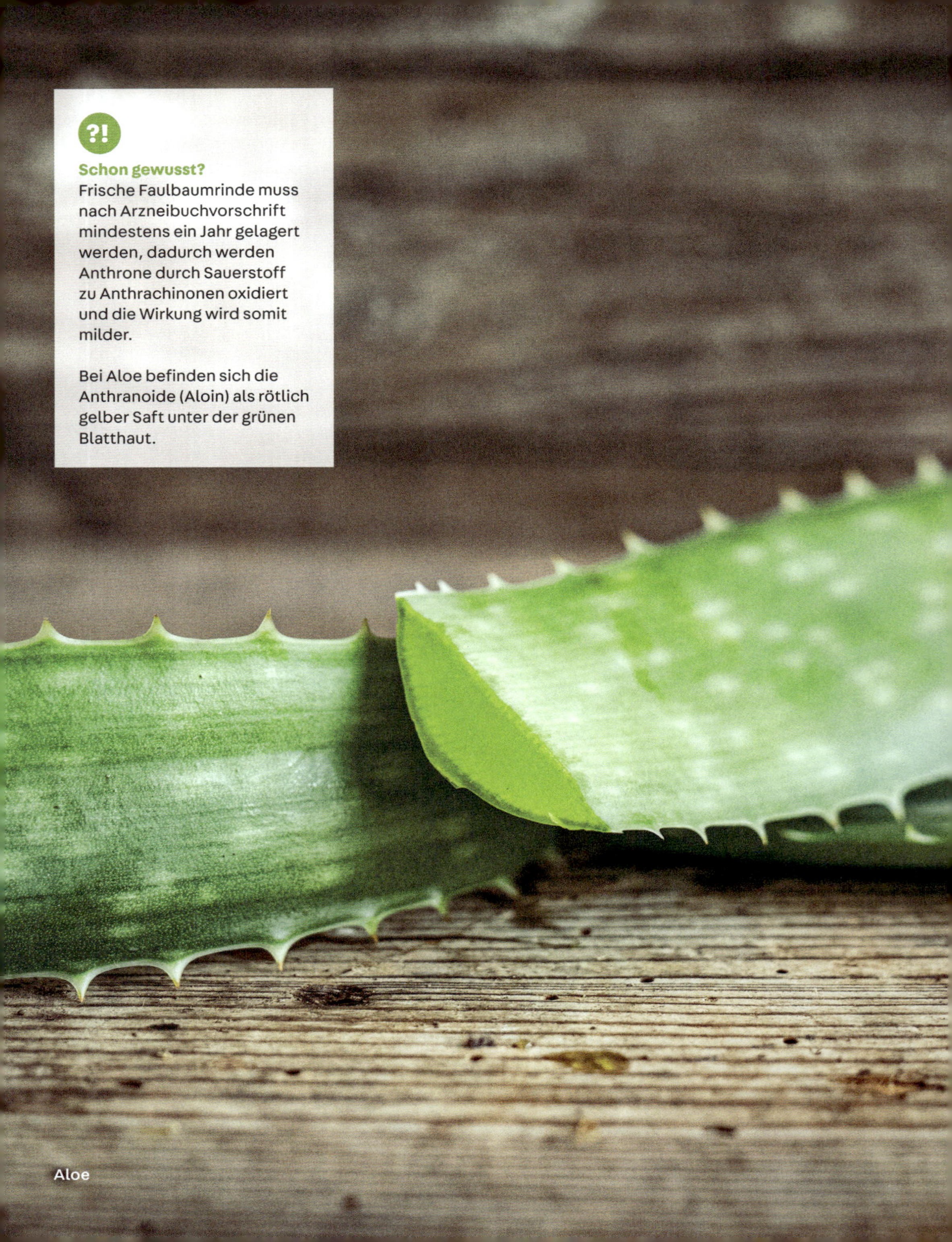

Schon gewusst?
Frische Faulbaumrinde muss nach Arzneibuchvorschrift mindestens ein Jahr gelagert werden, dadurch werden Anthrone durch Sauerstoff zu Anthrachinonen oxidiert und die Wirkung wird somit milder.

Bei Aloe befinden sich die Anthranoide (Aloin) als rötlich gelber Saft unter der grünen Blatthaut.

Anthranoide

Name: Die Bezeichnung stammt vom griechischen „anthrax“ (= Kohle), da das Grundgerüst der Anthranoide (Anthracen) vor ca. 200 Jahren erstmals aus Teer isoliert wurde.

Chemie: Anthranoide werden auch als Emodine bezeichnet; sie sind glykosidisch gebunden, daher spricht man von Anthranoidglykosiden.

Einteilung: Man unterscheidet Anthrone und Anthrachinone.

Die meisten Anthranoiddrogen enthalten sowohl Anthrone als auch Anthrachinone. Anthrone wirken bis zu zehnmal stärker abführend als Anthrachinone. Während der Lagerung werden Anthrone durch Sauerstoff zu Anthrachinon oxidiert, dadurch nimmt die Wirkung ab, die Verträglichkeit jedoch verbessert sich.

Eigenschaften: Anthranoidglykoside werden erst im Dickdarm durch das Mikrobiom gespalten und dadurch wirksam. Es kommt zu einer Steigerung des Wasser- und Elektrolyteinstroms in den Darm, gleichzeitig wird die Rückresorption gehemmt. Durch die Volumenzunahme wird die Darmperistaltik angeregt, weiters kommt es zu einer vermehrten Schleimsekretion und somit wird der Stuhl weicher.

Vorkommen: Aloe (Pflanzensaft), Kreuzdorn (Beeren), Sennes (Blätter), Faulbaum (Rinde), Medizinal-Rhabarber (Wurzel)

Funktion in der Pflanze: Fraßschutz

Wirkung beim Menschen:
- abführend nach 8–10 Stunden

Anthranoiddrogen werden bei akuter, kurzzeitiger Verstopfung nicht länger als 8 bis 10 Tage eingesetzt.

Vorsicht: Bei Überdosierung kommt es zu kolikartigen Darmkrämpfen. Häufiger Gebrauch führt zu Darmträgheit und dadurch zu häufiger Verstopfung. Eine zu lange Anwendung kann eine Störung des Elektrolyt- und Wasserhaushalts, eine Reizung der Darmschleimhaut, verstärkte Menstruationsblutung, Muskelschwäche und eine Störung der Herzfunktion zur Folge haben.
Nicht verwendet werden sollten Anthranoide in der Schwangerschaft (Abortgefahr) und Stillzeit, von Kindern unter 12 Jahren und bei entzündlichen Darmerkrankungen.

Löslichkeit:
- sehr gut löslich in Wasser
- löslich in niedrigprozentigem Alkohol (30–40 %)
- unlöslich in reinem Alkohol (96 %)
- unlöslich in Öl

Lignane

Name: Lignane sowie Lignin kommt vom lateinischen Begriff für Holz („lignum").

Chemie: In Pflanzen kommen Lignane in der Regel frei oder glykosidisch gebunden vor. Durch Polymerisation der Monolignole entsteht das sog. Lignin, das in der pflanzlichen Zellwand vorkommt und für die Verholzung der Pflanzenzellen sorgt.

Die am häufigsten vorkommenden Lignane sind:

- Matairesinol
- Secoisolariciresinol
- Sesamin
- Sesaminol

Vorkommen: Lignane gibt es in über 55 Pflanzenfamilien, sie sind im Pflanzenreich damit weit verbreitete phenolische Verbindungen. Lignane finden sich v. a. in Getreide (Roggen), Leinsamen und Sojaprodukten. Aber auch Baldrianwurzel und Taigawurzel verdanken ihre Heilkraft zum Teil den Lignanen.

Funktion in der Pflanze: In den Pflanzen übernehmen Lignane vielfältige Aufgaben, wobei es hauptsächlich um die Bekämpfung von Krankheitserregern und Fraßfeinden geht. Weiters übernehmen sie strukturelle Funktionen und kontrollieren das Pflanzenwachstum.

Wirkung beim Menschen:

- östrogenregulierend
- beruhigend
- Herz und Kreislauf schützend
- antioxidativ

Lignane wirken östrogenausgleichend – sie können als Östrogene oder als Antiöstrogene wirken, je nachdem wie hoch die Konzentration der eigenen Östrogene ist. Lignane sind potente Antioxidantien, sie wirken sich günstig auf den Cholesterolmetabolismus aus und sind für die Vorbeugung gegen Herz-Kreislauf-Erkrankungen und andere chronische Erkrankungen von Bedeutung. Auch werden ihnen positive Effekte für die Prostatagesundheit zugesprochen. Des Weiteren werden Lignane als pflanzliche Sedativa eingesetzt.

Die beruhigende Wirkung von Baldrian beruht u. a. auf verschiedenen Verbindungen aus der Gruppe der Lignane.

Der Mensch nimmt Lignane v. a. mit einer ballaststoffreichen Ernährung auf. Im Darm werden Lignane durch das Mikrobiom umgewandelt, dadurch gelangen sie in den Blutkreislauf, sind in allen Körperflüssigkeiten nachweisbar und können über den Urin ausgeschieden werden.

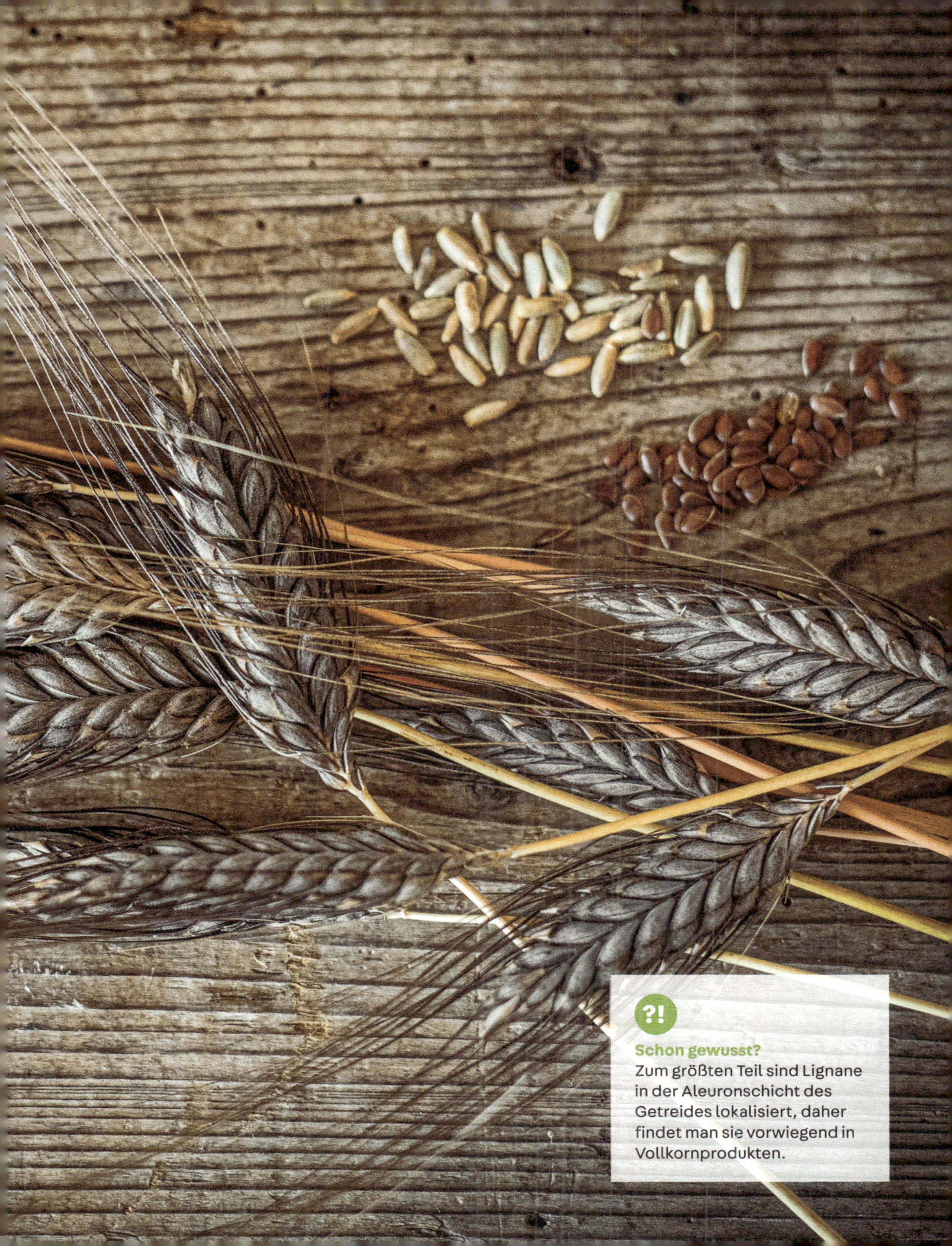

?!

Schon gewusst?
Zum größten Teil sind Lignane in der Aleuronschicht des Getreides lokalisiert, daher findet man sie vorwiegend in Vollkornprodukten.

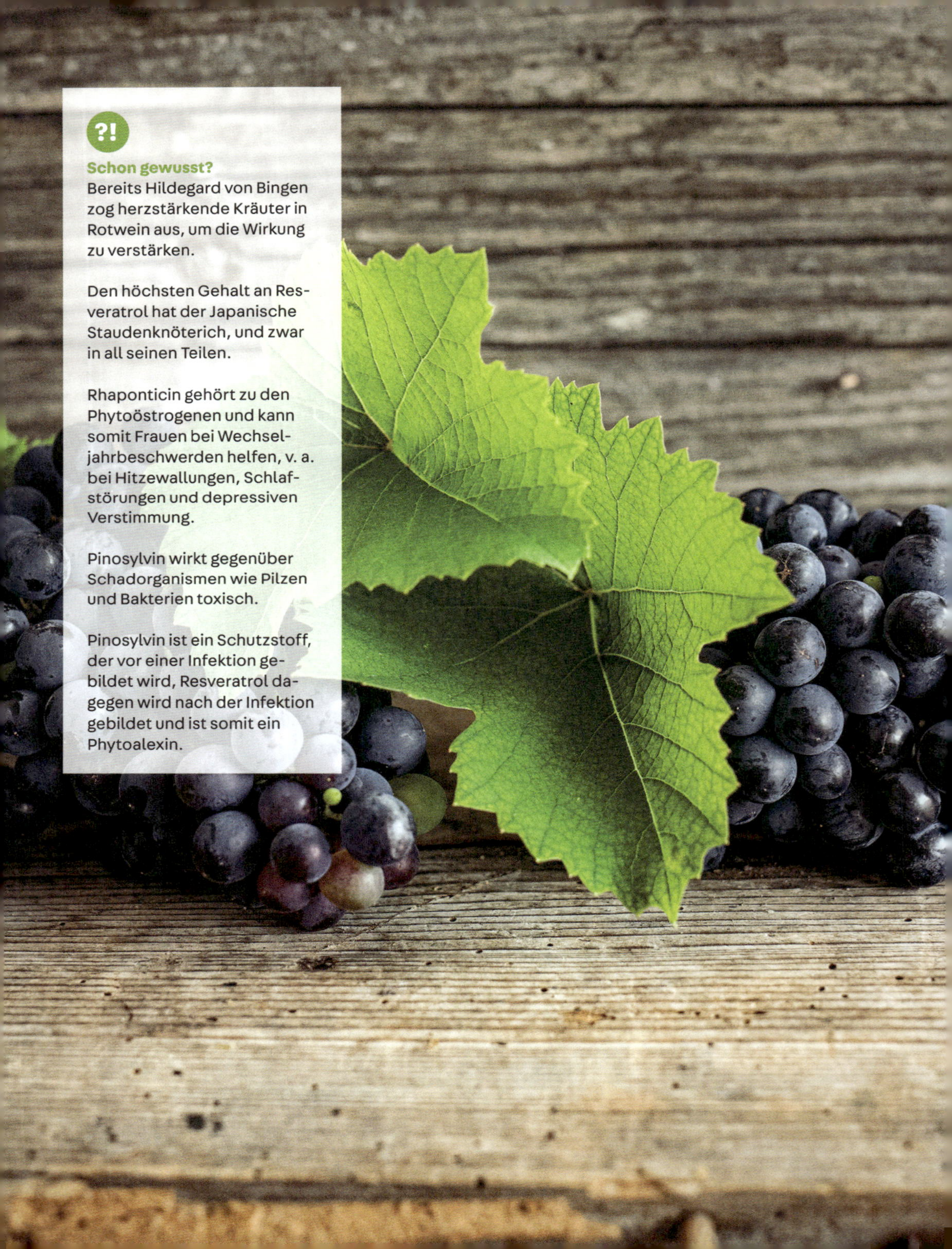

?!

Schon gewusst?

Bereits Hildegard von Bingen zog herzstärkende Kräuter in Rotwein aus, um die Wirkung zu verstärken.

Den höchsten Gehalt an Resveratrol hat der Japanische Staudenknöterich, und zwar in all seinen Teilen.

Rhaponticin gehört zu den Phytoöstrogenen und kann somit Frauen bei Wechseljahrbeschwerden helfen, v. a. bei Hitzewallungen, Schlafstörungen und depressiven Verstimmung.

Pinosylvin wirkt gegenüber Schadorganismen wie Pilzen und Bakterien toxisch.

Pinosylvin ist ein Schutzstoff, der vor einer Infektion gebildet wird, Resveratrol dagegen wird nach der Infektion gebildet und ist somit ein Phytoalexin.

Stilbene

Name: Der Name Stilben wurde 1845 vom französischen Chemiker August Laurent ins Leben gerufen und bezieht sich auf das griechische Wort „stilbein“ (= glänzend, perlmutt-glänzend).

Chemie: Stilbene gehören zu den Phenolen, genauer gesagt sind es Diphenylethylene. Stilbenderivate (Stilbenoide) werden häufig als optische Aufheller eingesetzt, da sie im Unterschied zu anderen Phenolen fluoreszierende Eigenschaften haben.

Stilbenderivate sind: **Resveratrol** (rote Trauben), **Rhaponticin** (Rhabarber) und **Pinosylvin** (Kiefern).

Resveratrol

Name: Er bezieht sich auf *Veratrum* (Germer), da Resveratrol 1940 erstmals aus den Wurzeln dieser Pflanze isoliert wurde. Erst 1976 wies man es in roten Trauben nach.

Vorkommen: Japanischer Staudenknöterich, rote Trauben, Erdnüsse, Pflaumen, Tomaten, Pinienkerne, Mandarinen

Wirkung beim Menschen:
- positive Wirkung auf Herz- und Gefäßsystem
- krebshemmend
- antioxidativ

Löslichkeit:
- schlecht löslich in Wasser
- gut löslich in Alkohol
- gut löslich in Öl

Resveratrol ist extrem lichtempfindlich und oxidationsfreudig. Dies ist der Grund dafür, weshalb Rosinen trotz ihres hohen Gehalts an Polyphenolen kein Resveratrol enthalten. Durch den Kontakt mit Luft und Licht zerfällt es. Resveratrol in frischen Trauben kann ebenfalls schlecht vom Körper aufgenommen werden, da es in Schalen und Kernen eingelagert ist.
Den höchsten Gehalt an Resveratrol liefert uns Rotwein. Dies beruht auf der guten Löslichkeit in Alkohol und auf dem Gärungsvorgang: Im Unterschied zu Weißwein werden bei Rotwein Schalen und Kerne mitvergoren, zudem benötigen rote Trauben mehr UV-Schutz als helle, sodass sie mehr Resveratrol bilden.

Rhaponticin

Name: *Rheum rhaponticum* (Rhapontik-Rhabarber); dieser Rhabarber kommt ursprünglich aus Gebieten um das Schwarze Meer (Pontus).

Chemie: Dieses Stilben ist glykosidisch gebunden, sein Aglykon ist Rhapontigenin.

Vorkommen: Es kommt in der Wurzel des Rhapontik-Rhabarbers (Sibirischer Rhabarber) vor, der im Unterschied zu anderen Rhabarber-Arten keine abführenden Anthrachinone enthält.

Wirkung beim Menschen:
- antioxidativ
- krebshemmend
- antibakteriell

Pinosylvin

Name: Er kommt von *Pinus* (Kiefer), da dieser Inhaltsstoff v. a. im Kernholz der Kieferngewächse vorkommt.

Wirkung beim Menschen:
- antioxidativ
- krebshemmend
- antimikrobiell

Terpenoide (Fettstoffwechsel)

Name: Namensgeber sind Terpentine (Harze der Nadelhölzer).

Chemie: Terpene bestehen in ihrem grundlegenden Aufbau aus Isopren-Einheiten. Das sind C_5-Körper (also mit fünf Kohlenstoffatomen) mit je einer Doppelbindung. Die Anzahl und Anordnung der Isopren-Einheiten variiert je nach Terpentyp. Demnach unterscheidet man zwischen folgenden Gruppen:

- Hemiterpene (C_5)
- Monoterpene (C_{10})
- Sesquiterpene (C_{15})
- Diterpene (C_{20})
- Triterpene (C_{30})
- Tetraterpene (C_{40})
- Polyterpene

Terpene können kettenförmig (azyklisch) oder ringförmig (zyklisch) sein. Triterpene sind immer ringförmig, bei Tetraterpenen gibt es kaum zyklische Verbindungen und bei den Polyterpenen keine mehr.

Der Begriff Terpen bezieht sich auf Moleküle, die aus Isopren-Einheiten aufgebaut sind. Terpenoide sind Wirkstoffe, die Terpene in ihrem chemischen Aufbau beinhalten, jedoch zusätzlich funktionelle Gruppen enthalten.

Funktion in der Pflanze: Terpene wirken v. a. als Fraßschutz. Die klebrigen und giftigen Harze versiegeln zudem Pflanzenwunden und beugen Infektionen vor.

Terpene haben eine große Bedeutung als Aromastoffe. Durch ihre Variabilität gibt es eine Fülle an verschiedenen Riechstoffen.

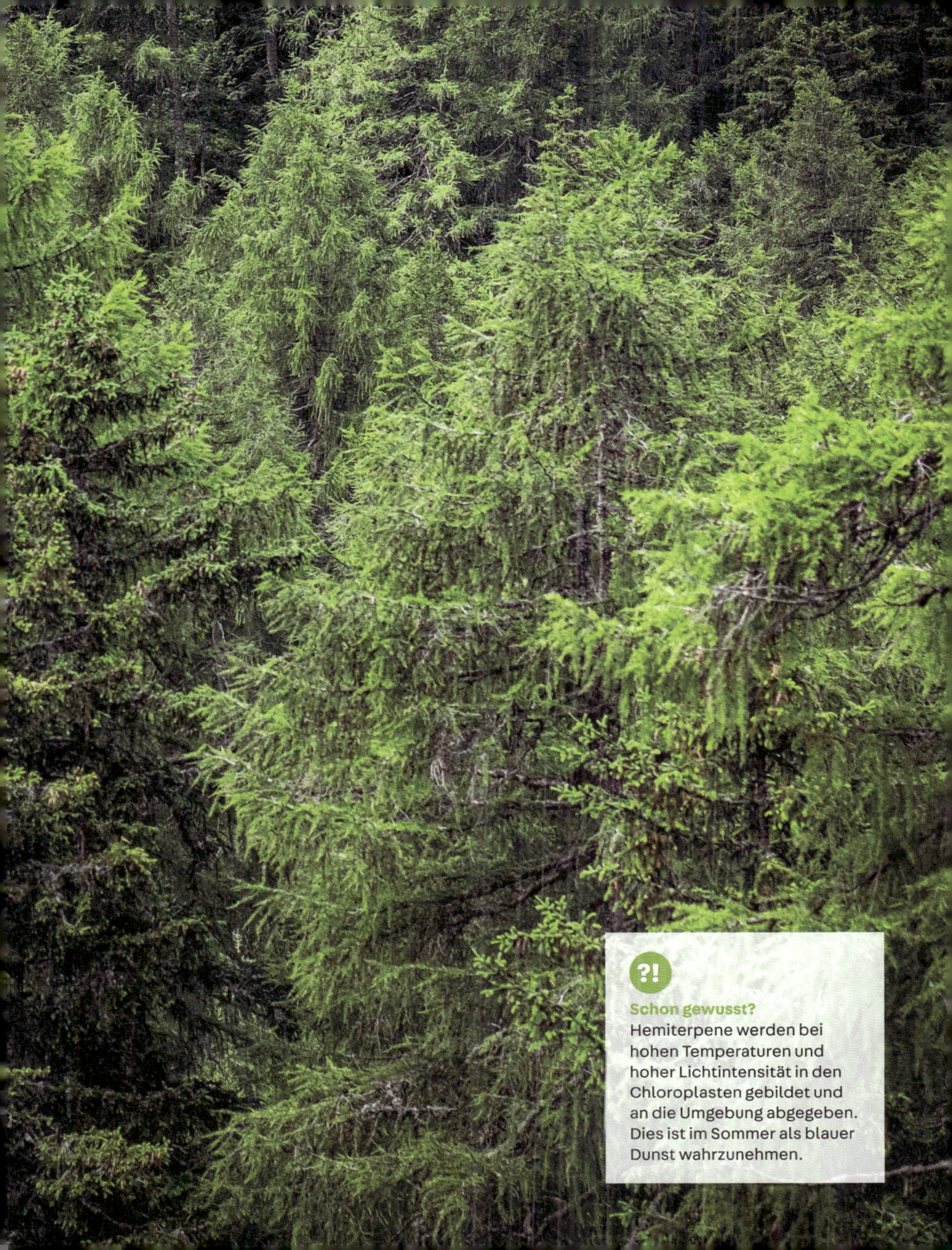

?!

Schon gewusst?
Hemiterpene werden bei hohen Temperaturen und hoher Lichtintensität in den Chloroplasten gebildet und an die Umgebung abgegeben. Dies ist im Sommer als blauer Dunst wahrzunehmen.

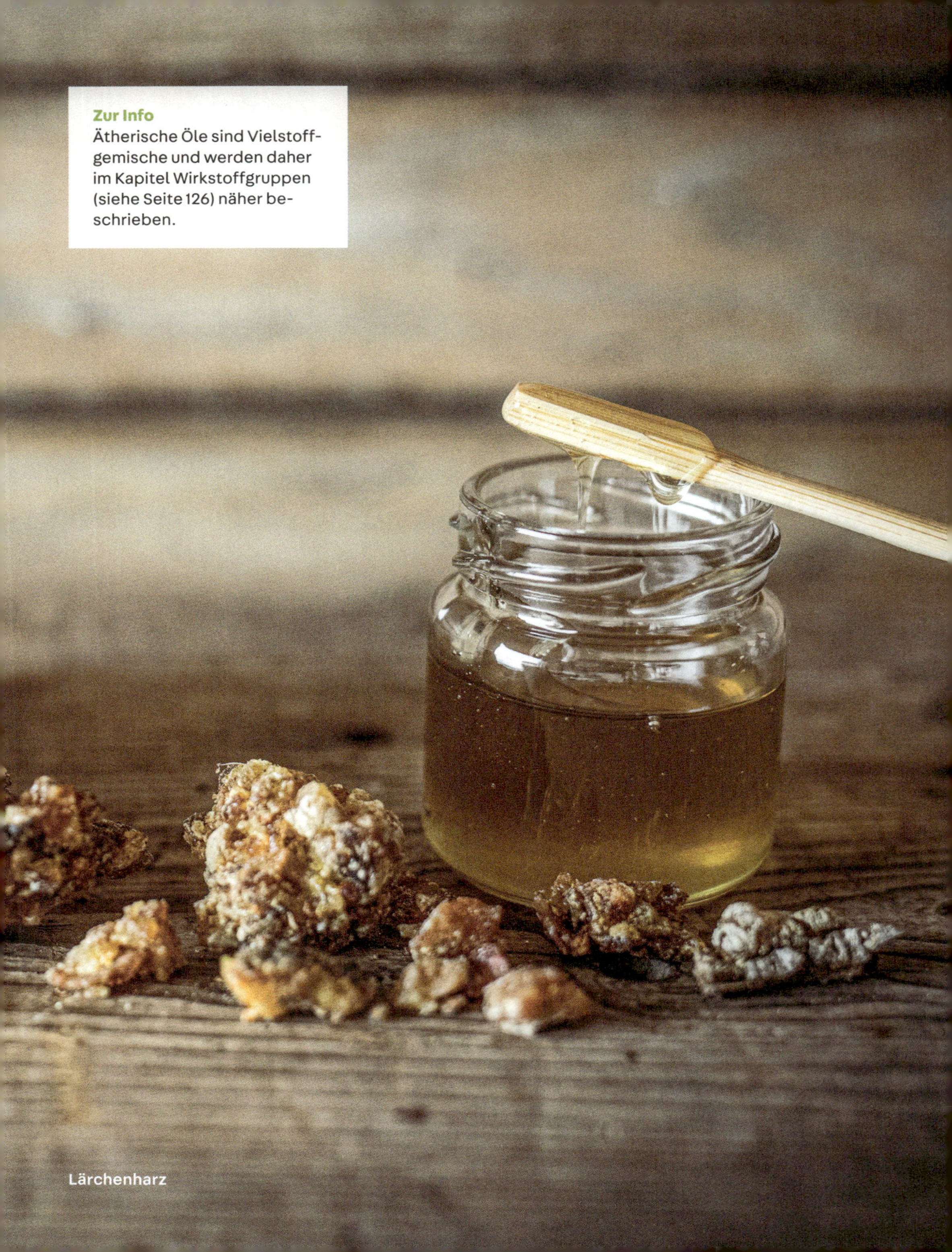

Zur Info
Ätherische Öle sind Vielstoffgemische und werden daher im Kapitel Wirkstoffgruppen (siehe Seite 126) näher beschrieben.

Lärchenharz

Monoterpene

Chemie: Monoterpene bestehen aus zwei Isopren-Einheiten und besitzen demnach ein C_{10}-Grundgerüst.
Sie können einen linearen oder zyklischen Aufbau haben. Es sind mittlerweile an die 1.000 verschiedene Monoterpene bekannt. Sehr oft hängen an Monoterpenen funktionelle Gruppen – solche Moleküle werden als Monoterpenoide bezeichnet.
Zu den Monoterpenderivaten gehören Iridoide. Diese sind im Unterschied zu den echten Monoterpenen meist glykosidisch gebunden und somit im Zellsaft gelöst, während Monoterpene in eigenen Exkretbehältern gelagert werden.

Eigenschaften: Monoterpene sind stark lipophil und leicht flüchtig. Es handelt sich um kleine Moleküle, die besonders schnell in die Haut eindringen. Unter Einwirkung von Licht, Wärme und Sauerstoff oxidieren sie schnell.

Vorkommen: Ihre Verbreitung ist hauptsächlich auf das Pflanzenreich beschränkt. Sie stellen den Hauptanteil der ätherischen Öle dar und sind Bestandteil der Nadelbaumharze.

Löslichkeit:
- schwer löslich in Wasser
- sehr gut löslich in Alkohol
- sehr gut löslich in Öl

Iridoide

Name: Iridoide wurden nach der Ameisengattung *Iridomyrmex* benannt, aus deren Abwehrsekret sie erstmals isoliert wurden. Es sind über 2.500 verschiedene Iridoide bekannt.

Chemie: Iridoide sind zyklische Monoterpene, bestehen also aus zwei Isopren-Einheiten. In den Pflanzen sind Iridoide meist glykosidisch gebunden. Zu den Iridoiden gehören auch die Secoiridoide („secare“ = schneiden) mit einem geöffneten Iridoidring.

Eigenschaften: Aufgrund des bitteren Geschmacks zählt man sie zu den Bitterstoffen. Sie sind wenig stabil, bei schlechter Trocknung des Pflanzenmaterials bilden sie dunkle Farbstoffe.

Funktion in der Pflanze: Der Pflanze dienen sie als Fraßschutz, sie haben aber auch antimikrobielle Wirkung.

Wirkung beim Menschen:
- appetitanregend
- verdauungsfördernd
- antimikrobiell
- entzündungshemmend
- schmerzlindernd
- Immunsystem anregend
- tonisierend

Löslichkeit von Iridoiden:
- sehr gut löslich in Wasser
- gut löslich in Alkohol
- unlöslich in Öl

Löslichkeit von Secoiridoiden:
- mäßig löslich in Wasser
- löslich in niedrigprozentigem Alkohol
- unlöslich in Öl

Löslichkeit von nicht glykosidisch gebundenen Iridoiden:
- schwer löslich in Wasser
- löslich in Alkohol
- löslich in Öl

Iridoide	Vorkommen
Agnusid	Mönchspfeffer
Ajugol	Herzgespann, Günsel
Amarogentin	Enzian
Asperulosid	Waldmeister, Labkraut
Aucubin	Augentrost, Ehrenpreis, Königskerze, Spitzwegerich
Catalpol	Augentrost, Ehrenpreis, Königskerze, Spitzwegerich
Euphrosid	Augentrost
Gentiopikrosid	Enzian, Tausendgüldenkraut
Harpagosid	Günsel, Teufelskralle
Lamalbid	Taubnessel
Leonurid	Herzgespann
Oleuropein	Ölbaum
Valepotriate	Baldrian
Verbenalin	Eisenkraut

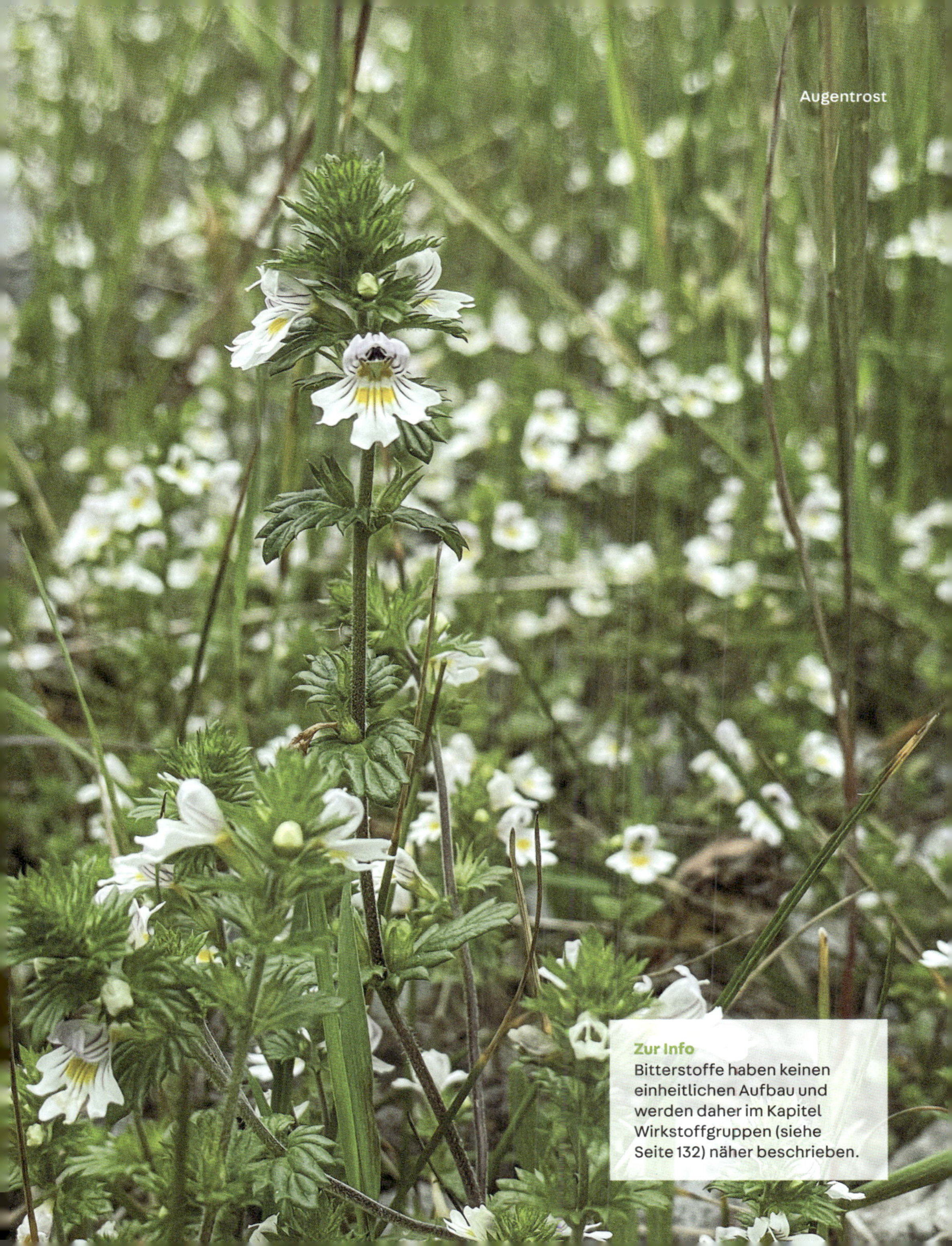

Zur Info

Bitterstoffe haben keinen einheitlichen Aufbau und werden daher im Kapitel Wirkstoffgruppen (siehe Seite 132) näher beschrieben.

?!

Schon gewusst?

Für die berauschende und halluzinogene Wirkung in der Wermutspirituose Absinth ist nicht der Inhaltsstoff Absinthin, sondern Thujon verantwortlich.

In der Krebsforschung konzentrieren sich mittlerweile viele Studien auf Sesquiterpenlactone wie z. B. Parthenolid, Tomentosid, Artemisinin. Grund dafür ist ihre zytotoxische Wirkung auf entartete Zellen.

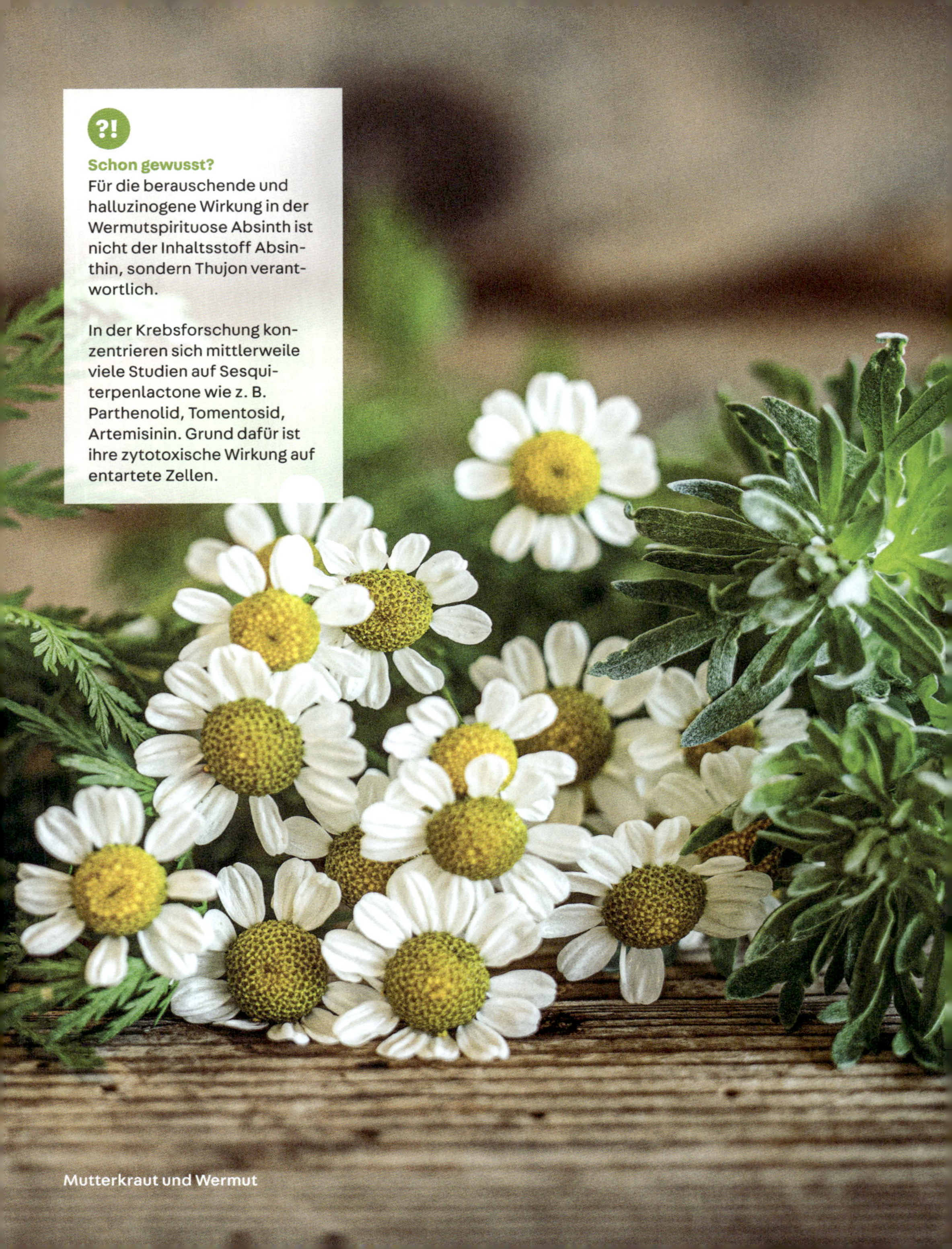

Mutterkraut und Wermut

Sesquiterpene

Name: Das Wort „sesqui“ kommt aus dem Lateinischen und bedeutet „eineinhalb“; in diesem Fall wird damit auf eineinhalb Monoterpene verwiesen.

Chemie: Sesquiterpene bestehen aus drei Isopren-Einheiten und besitzen demnach ein C_{15}-Grundgerüst. Sie sind vielfach Bestandteil von ätherischen Ölen (Bisabolol, Caryophyllen). Das Pflanzenhormon Abscisinsäure ist ebenfalls ein Sesquiterpen. Zu den Sesquiterpenderivaten gehören die Sesquiterpenlactone, welche zusätzlich einen Lactonring besitzen.

Eigenschaften: Sesquiterpenlactone sind kristallin, nicht flüchtig und meist bitter schmeckend.

Vorkommen: Sesquiterpenlactone kommen in erster Linie in Korbblütlern vor, aber auch in Doldenblütlern und Zypressengewächsen. Inzwischen kennt man über 4.000 Verbindungen, 90 % davon kommen bei Korbblütlern vor, daher werden sie als **Korbblütlerbitterstoffe** bezeichnet.

Funktion in der Pflanze: Sesquiterpene spielen für Pflanzen v. a. eine ökologische Rolle. Sie hemmen die Samenreifung benachbarter Pflanzen, wodurch sie sich ihren Platz in der Natur sichern und die um Wasser und Nährstoffe konkurrierenden Pflanzen auf Abstand halten. Außerdem dienen sie den Pflanzen als Abwehrstoffe gegen Pflanzenfresser und Mikroorganismen.

Wirkung beim Menschen:
- antibakteriell
- antimykotisch
- krebshemmend
- entzündungshemmend

Vorsicht: Es kann zu Kontaktdermatitis kommen, die als Korbblütlerallergie bekannt ist. Je nachdem um welches Sesquiterpen es sich handelt, gibt es noch weitere toxische Wirkungen.

Löslichkeit:
- wenig löslich in Wasser
- gut löslich in Alkohol
- kaum löslich in Öl

Sesquiterpen	Vorkommen	Wirkung
Absinthin	Wermut	verdauungsfördernd, tonisierend
Achillicin	Schafgarbe	entzündungshemmend
Alantolacton (= Helenin)	Alant	schleimhautreizend, entzündungshemmend, antimikrobiell
Artemisinin	Einjähriger Beifuß	antiviral, gegen Malaria
Bilobalid	Ginkgo	ähnlich wie Ginkgolide, neuroregulatorisch
Cnicin	Benediktenkraut	tonisierend, verdauungsfördernd, antimikrobiell
Helenalin	Arnika	giftig, entzündungshemmend, schmerzlindernd
Lactucin	Wegwarte	verdauungsfördernd
Parthenolid	Mutterkraut	hemmend bei Leukämie
Taraxacin	Löwenzahn	harntreibend, gallensaftfördernd

Diterpene

Chemie: Diterpene bestehen aus vier Isopren-Einheiten und besitzen demnach ein C_{20}-Grundgerüst. Es gibt offenkettige und zyklische Verbindungen, die man in verschiedene Gruppen einteilt. Bei den zyklischen Verbindungen gibt es mono- bis tetrazyklische Vertreter. Man kennt mittlerweile an die 3.000 verschiedene Diterpene. Im Unterschied zu vielen anderen Terpenen kommen bei den Diterpenen kaum glykosidische Verbindungen vor. Eine Ausnahme ist der Süßstoff Steviosid.

Diterpene sind Grundbausteine von unterschiedlichen Wirkstoffen:
- Alkaloide: Aconitin, Taxin
- Bitterstoffe: Carnosol, Marrubin
- Harzsäuren: Abietinsäure
- Hormone: Gibberelline
- Süßstoffe: Steviosid

Einteilung: Vom chemischen Aufbau her werden u. a. folgende Gruppen unterschieden:
- Labdane
- Abietane
- Ginkgolide
- Taxane

In der Phytotherapie hat v. a. die Labdangruppe Bedeutung. Zu dieser Gruppe gehören Diterpenlactone, die vermehrt in Lippenblütlern vorkommen, daher werden sie auch als Lamiaceen-Bitterstoffe bzw. **Lippenblütlerbitterstoffe** bezeichnet.

Zur Info
Vitamin A ist ebenfalls ein Diterpen, in Pflanzen gibt es jedoch nur Provitamin A, das zu den Carotinoiden gehört.

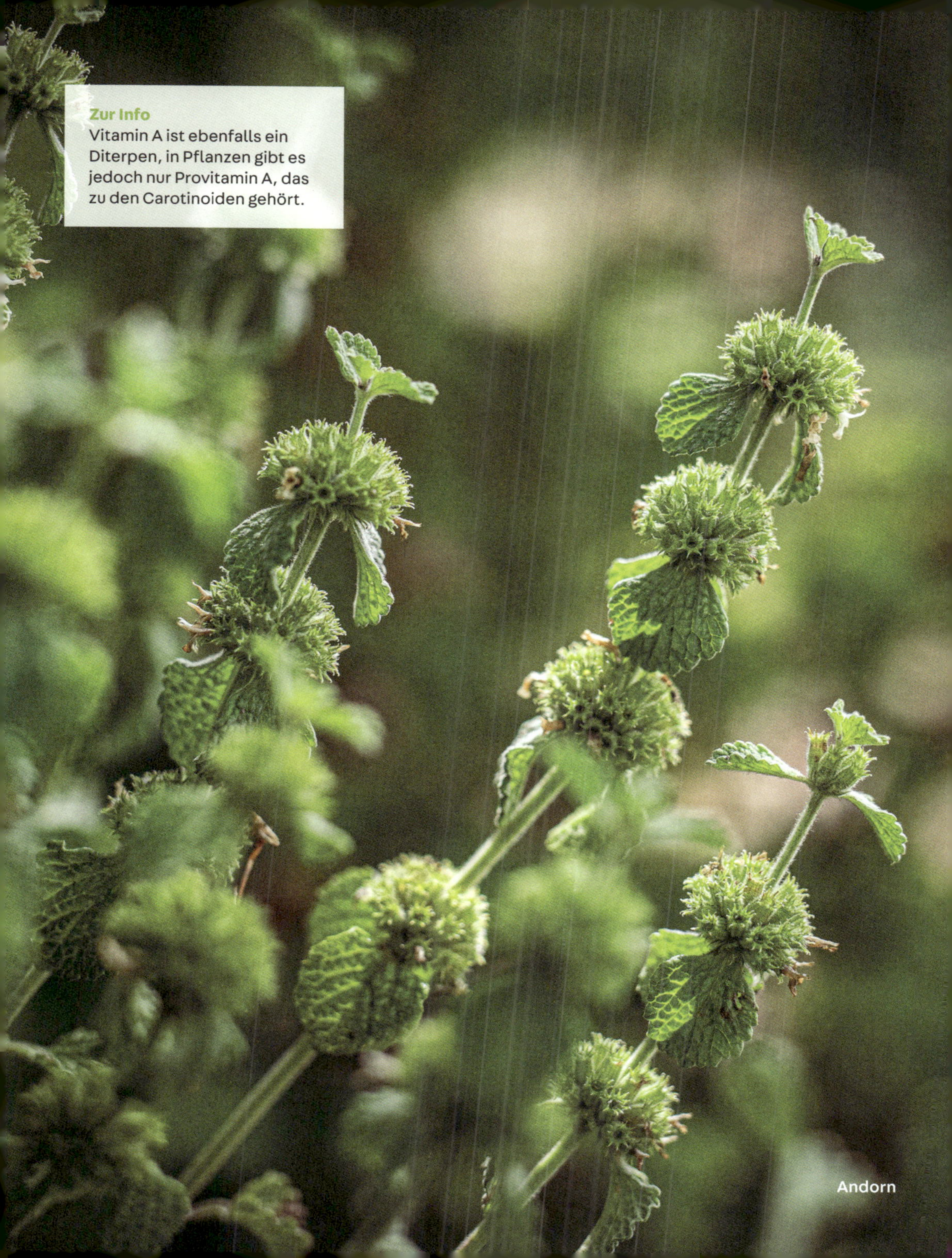

Andorn

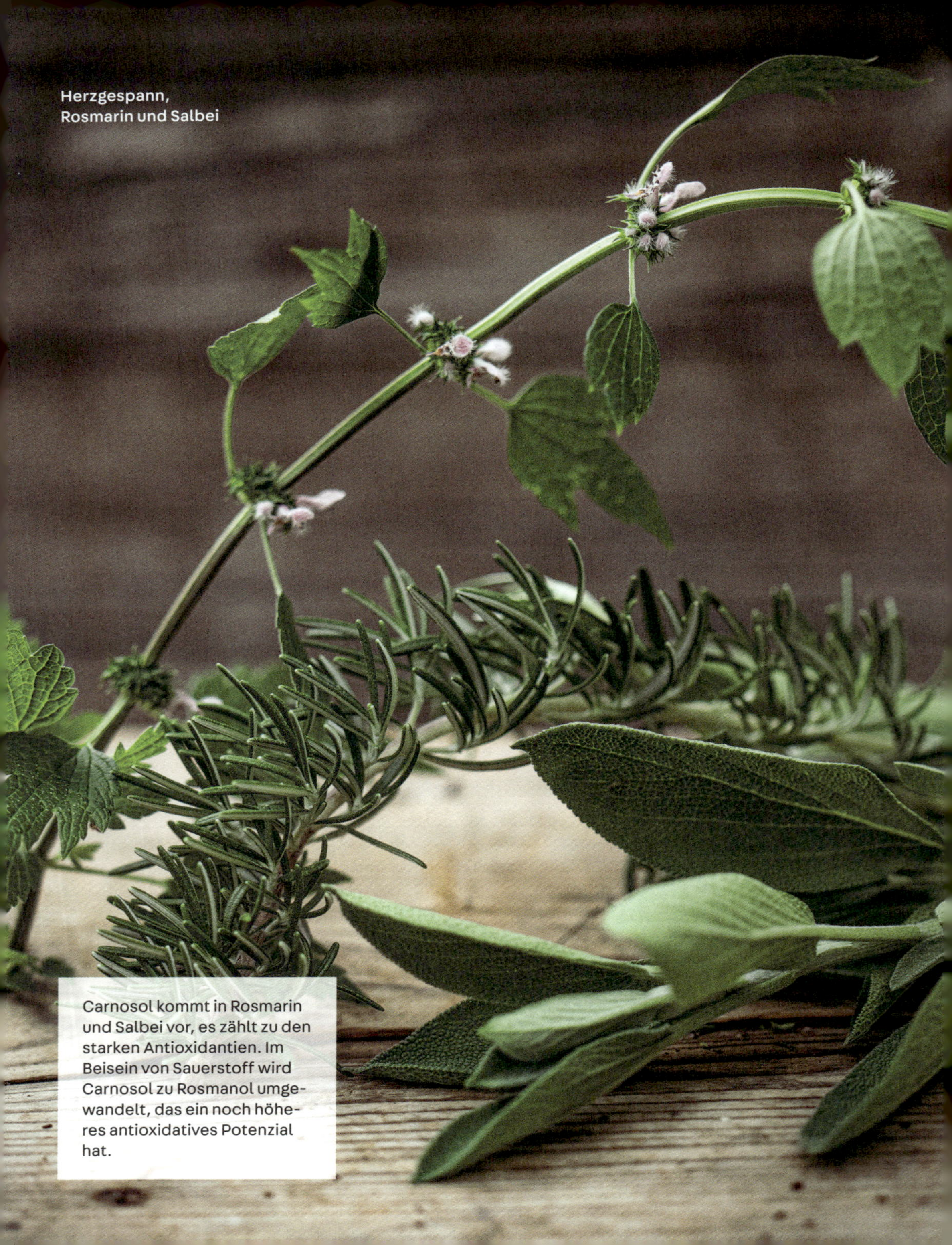

Herzgespann,
Rosmarin und Salbei

Carnosol kommt in Rosmarin und Salbei vor, es zählt zu den starken Antioxidantien. Im Beisein von Sauerstoff wird Carnosol zu Rosmanol umgewandelt, das ein noch höheres antioxidatives Potenzial hat.

Labdane

Der Name kommt von Labdanum, dem Harz der Lack-Zistrose. Labdane sind oft Duftstoffe und kommen vermehrt in Lippenblütlern wie z. B. in Rosmarin, Salbei, Andorn und Herzgespann vor.

Wirkung beim Menschen:

- entzündungshemmend
- antimikrobiell
- antioxidativ

Löslichkeit:

- gut löslich in Wasser
- gut löslich in Alkohol
- unlöslich in Öl

Abietane

Der Name kommt von *Abies* (Tanne). Der wichtigste Vertreter ist die Abietinsäure, die aus dem Holz von Bäumen, insbesondere Nadelbäumen, ausgeschieden wird. Harzsäuren schützen Bäume vor Infektionen und Insektenbefall.

Löslichkeit:

- unlöslich in Wasser
- gut löslich in Alkohol
- sehr gut löslich in Öl

Ginkgolide

Ginkgolide hemmen nachweislich thrombozytenaktivierende Faktoren. Sie eignen sich gut bei Durchblutungsstörungen. Da diese Wirkstoffe weder in Wasser, Alkohol noch Öl gelöst werden können, ist es sinnvoll, Fertigarzneimittel zu verwenden.

Löslichkeit:

- unlöslich in Wasser
- kaum löslich in Alkohol
- unlöslich in Öl

Taxane

Seit Anfang der 1990er Jahre werden Taxane in der Krebstherapie eingesetzt. Zu den Taxanen gehört Taxol, das aus der Rinde der Pazifischen Eibe gewonnen wird. Dieses Diterpen wird zur Behandlung von verschiedenen Krebserkrankungen eingesetzt.

Vorsicht: Taxane sind nicht für die Eigenmedikation geeignet, da sie giftig sind.

Labdane	Vorkommen
Carnosol	Rosmarin, Salbei
Glechomin	Gundermann
Leocardin	Herzgespann
Marrubiin	Andorn
Rosmanol	Rosmarin, Salbei
Sclareol	Muskatellersalbei

Triterpene

Chemie: Triterpene bestehen aus sechs Isopren-Einheiten und besitzen demnach ein C_{30}-Grundgerüst. Triterpene sind immer ringförmig.

Dazu gehören:
- Steroide
- Saponine

Steroide

Name: Der Name leitet sich vom ersten bekannten Steroid, Cholesterin, ab. Dieses stellt im menschlichen und tierischen Organismus auch das wichtigste Steroid dar. Cholesterin kommt vom griechischen „chole" (= Galle) und „stereos" (= fest), da der Stoff als Erstes in Gallensteinen entdeckt wurde.

Vorkommen: Steroide kommen somit sowohl im pflanzlichen als auch im tierischen Organismus vor. Die in Pflanzen vorkommenden Steroide können frei, als Ester oder als Glykosid (Herzglykoside, Steroidsaponine) auftreten.

Pflanzliche Steroide sind:
- herzwirksame Glykoside
- Steroidalkaloide
- Phytosterine
- Phytoecdysteroide
- Steroidsaponine

Herzwirksame Glykoside

Name: Diese Stoffgruppe wird als Herzglykoside bzw. Digitalisglykoside bezeichnet, da ihre Inhaltsstoffe eine starke Wirkung auf den Herzmuskel haben, und zwar v. a. jene des Fingerhuts (*Digitalis*).

Einteilung: Je nach Art des Lactonringes unterscheidet man:
- Cardenolide (Fünfring): Fingerhut, Maiglöckchen, Oleander, Adonisröschen, Strophanthus
- Bufadienolide (Sechsring): Christrose, Meerzwiebel

Eigenschaften: Herzglykoside sind geruchlos und schmecken bitter.

Vorkommen: Digitalisglykoside findet man nicht nur im Fingerhut (*Digitalis*), sondern auch in anderen Pflanzen wie z. B. Maiglöckchen, Oleander, Meerzwiebeln oder Adonisröschen. Man kennt mittlerweile mehr als 200 verschiedene Verbindungen.

Herzglykoside haben pharmakologisch eine große Bedeutung bei der Behandlung von Herzinsuffizienz. Dabei unterscheidet man zwischen synthetisch hergestellten Wirkstoffen und den Reinglykosiden aus Fingerhut und Strophanthus.

Steroidalkaloide

Dies sind stickstoffhaltige Steroide bzw. Alkaloide mit steroider Grundstruktur.

Dazu gehören:
- Solanum-Alkaloide: Solanin, Tomatin
- Veratrum-Alkaloide: Protoveratrin

Zur Info: Alkaloide werden im Kapitel zu den stickstoffhaltigen Verbindungen (siehe Seite 115) genauer beschrieben.

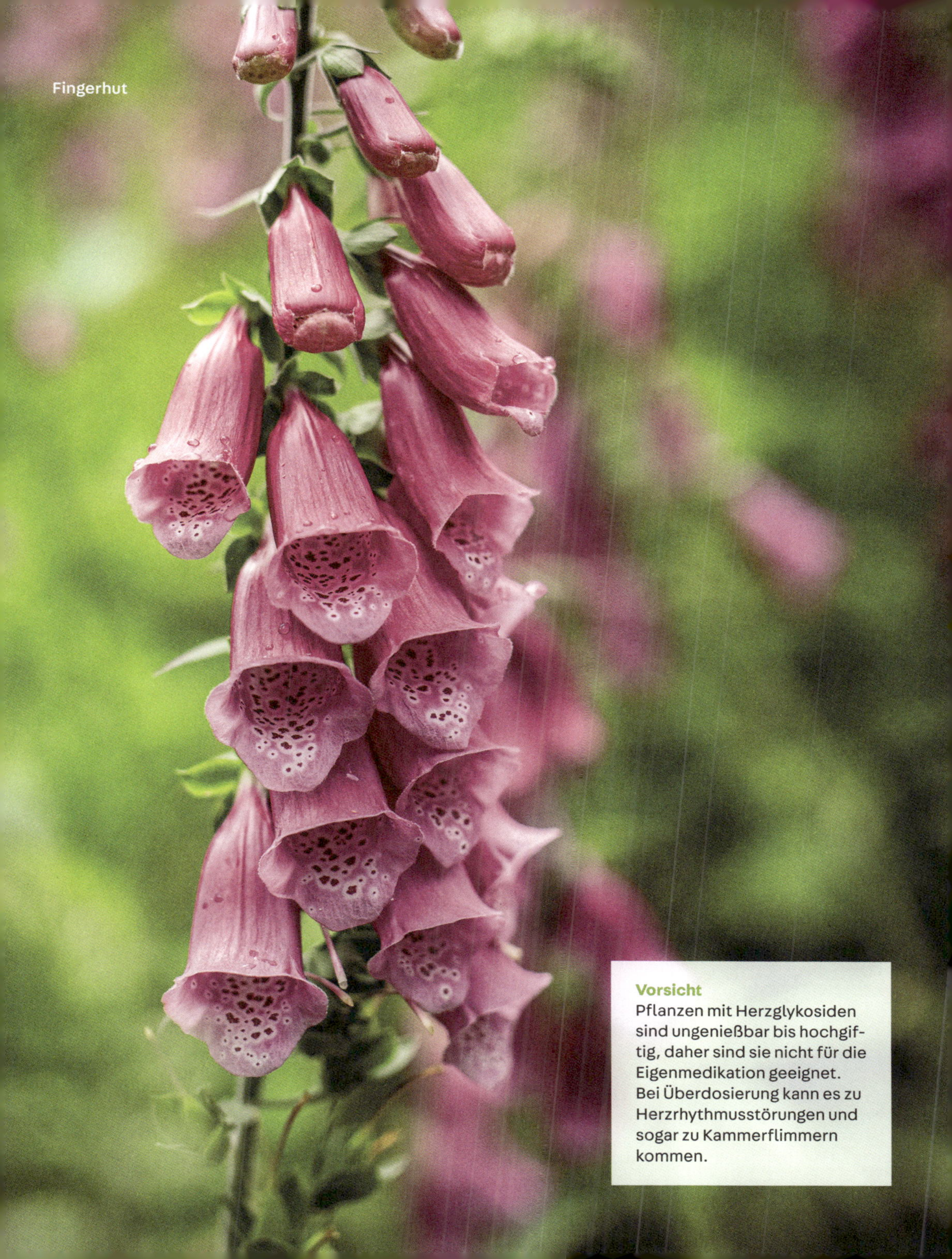

Fingerhut

Vorsicht
Pflanzen mit Herzglykosiden sind ungenießbar bis hochgiftig, daher sind sie nicht für die Eigenmedikation geeignet. Bei Überdosierung kann es zu Herzrhythmusstörungen und sogar zu Kammerflimmern kommen.

?!

Schon gewusst?
Phytosterine sind hitzeempfindlich, daher sind kalt gepresste Öle weitaus gesünder als warm gepresste. Stigmasterin und Campesterin spielen in der Qualitätskontrolle von Olivenöl eine Rolle. Der Gehalt von Stigmasterin im Olivenöl muss kleiner sein als der von Campesterin, ansonsten wurde das Olivenöl mit Sojaöl vermischt.

Zur Info
Neben den Phytosterinen gibt es auch Zoosterine (Cholesterin) und Mycosterine (Ergosterin).

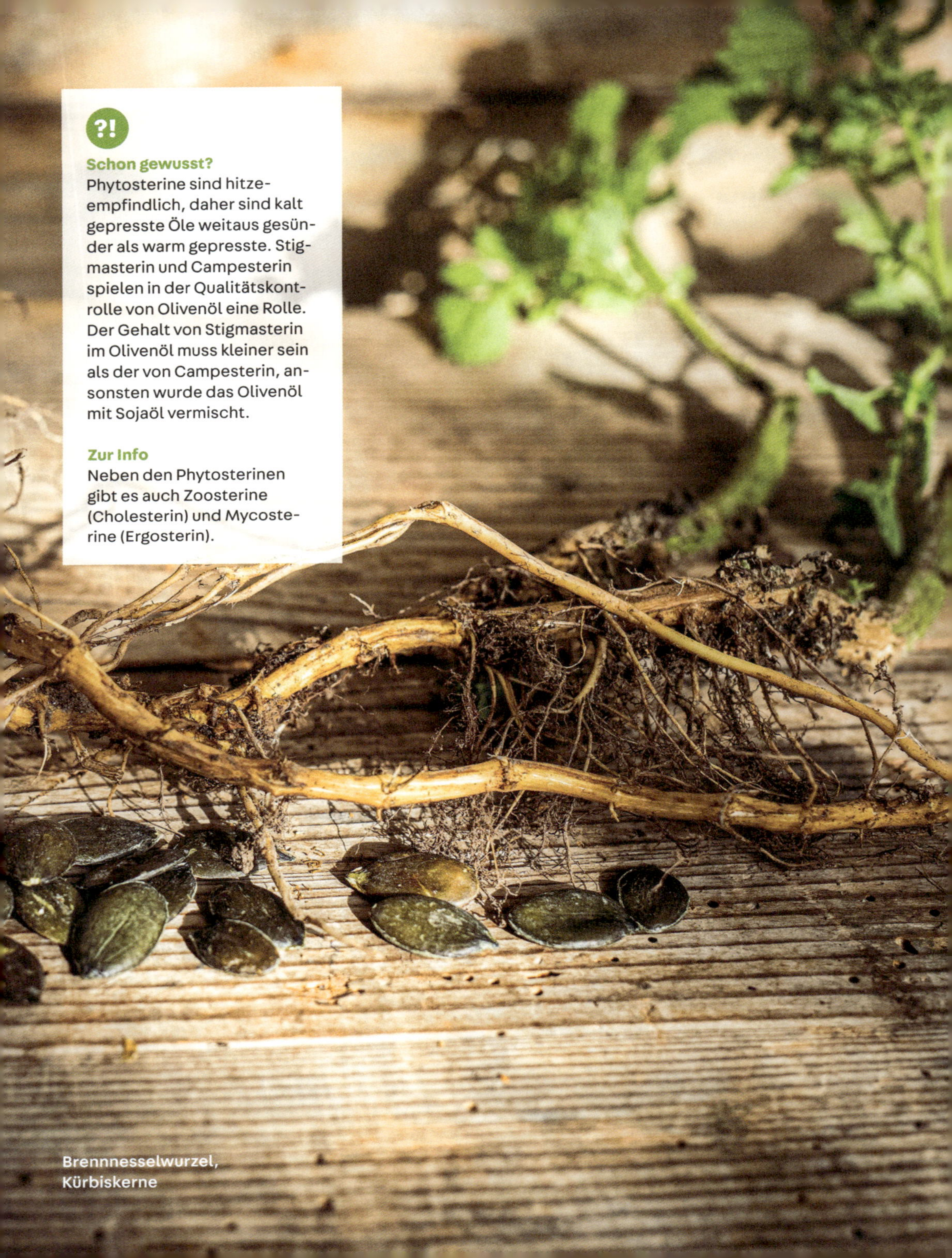

Brennnesselwurzel, Kürbiskerne

Phytosterine

Name: Sie werden auch Phytosterole genannt, haben ein steroides Grundgerüst und kommen, wie der Name schon sagt, nur in Pflanzen vor.

Vorkommen: Phytosterine kommen hauptsächlich in fettreichen Pflanzenteilen vor.

Einteilung:
- Beta-Sitosterin: Kürbiskerne, Brennnesselwurzel, Weidenröschen, Sägepalmenfrüchte
- Stigmasterin: Kakaobutter, Olivenöl, Sojaöl
- Campesterin: Olivenöl, Granatapfel, Hafer, Mais
- Brassicasterin: Rapsöl

Das häufigste Phytosterin ist das Beta-Sitosterin. Dieses hat einen maßgeblichen Einfluss auf die Gesundheit und Funktionsfähigkeit von Blase und Prostata. Aufgrund seiner Hormonwirkung verhindert es die altersbedingte Vergrößerung der Prostata und damit Schwierigkeiten beim Wasserlassen. Diese Wirkung ist inzwischen wissenschaftlich erwiesen.

Funktion in der Pflanze: Phytosterine dienen der Pflanze vorwiegend als Botenstoffe. Sie werden aber auch in Zellmembranen eingebaut und sind für deren Stabilität mitverantwortlich.

Wirkung beim Menschen:
- krebshemmend
- cholesterinsenkend
- antibakteriell
- entzündungshemmend
- hemmen Prostatawachstum
- verbessern Harnfluss

Phytosterine werden vom Körper nur in sehr kleinen Mengen (5–10 %) aufgenommen, die restlichen Sterine werden über den Darm wieder ausgeschieden. Sie werden therapeutisch zur symptomatischen Behandlung einer gutartigen Prostatavergrößerung eingesetzt. Auch zur Behandlung von Hautreizungen und Juckreiz werden sie genutzt, ebenso zur Cholesterinsenkung. Die cholesterinsenkende Wirkung beruht darauf, dass sie die Aufnahme von Cholesterin aus der Nahrung sowie die Rückresorption des Cholesterins aus dem Darm hemmen.

Löslichkeit:
- kaum löslich in Wasser
- löslich in Alkohol
- löslich in Öl

Sitosterine sind oft glykosidisch gebunden, wie z. B. bei Brennnessel und Weidenröschen, und somit auch wasserlöslich.

Saponine

Name: Saponine kommt vom lateinischen „sapo" (= Seife).

Chemie: Saponine werden in den Zellvakuolen gespeichert, sie sind glykosidisch gebunden, die Zahl der Zuckermoleküle schwankt von 1 bis 11. Es handelt sich also um relativ große Moleküle. Das Aglykon wird als Sapogenin bezeichnet. Je nach dessen Grundstruktur unterscheidet man:

- Triterpensaponine: 4 oder 5 Ringe plus Zuckerteil
- Steroidsaponine: Grundgerüst Cholesterol plus Zuckerteil

Eigenschaften: Saponine setzen die Oberflächenspannung des Wassers herab und bilden in wässriger Lösung einen seifenartigen Schaum. Sie haben reinigenden Charakter und schmecken meist bitter. Das Aglykon kann sich mit Öl verbinden und die Zuckerketten mit Wasser, dadurch haben Saponine emulgatorische Fähigkeiten. Sie verbessern die Wasser- bzw. Fettlöslichkeit anderer Stoffe.

Vorkommen: Triterpensaponine machen den überwiegenden Teil der Saponine aus, sie kommen vorwiegend bei Zweikeimblättrigen vor, z. B. bei Birke, Efeu, Gänseblümchen, Goldrute, Hauhechel, Königskerze, Rosskastanie, Schlüsselblume, Süßholz, Vogelmiere. Eine Ausnahme bildet Hafer als einkeimblättrige Pflanze. Steroidsaponine kommen vorwiegend bei Einkeimblättrigen vor, z. B. bei Christrose (Hellebrin), Mäusedorn (Ruscogenin) oder Spargel (Diosgenin); Ausnahmen sind Fingerhut und Bockshornklee als zweikeimblättrige Pflanzen.

Funktion in der Pflanze: Saponine dienen der Pflanze als Abwehrstoffe, insbesondere gegen Pilzbefall, und sind ein wirkungsvoller Fraßschutz. Befallen Mikroorganismen pflanzliches Gewebe, in denen Saponine enthalten sind, werden ihre Membranen geschädigt und sie können sich nicht mehr vermehren.

Wirkung beim Menschen:

- schleimlösend: Efeu, Schlüsselblume, Königskerze, Süßholz, Seifenkraut
- ausleitend und entzündungshemmend, v. a. bei Harnwegsinfekten und rheumatischen Beschwerden: Birke, Goldrute, Hauhechel, Gänseblümchen
- antimikrobiell: Efeu, Schlüsselblume, Süßholz
- venentonisierend: Rosskastanie, Mäusedorn
- entzündungshemmend bei Magengeschwüren: Süßholz
- fördern die Aufnahme von Mineralstoffen: Hafer, Spinat, Feldsalat
- allgemein stärkend: Ginseng, Taigawurzel

Löslichkeit:

- gut löslich in Wasser
- löslich in Alkohol (30 %)
- unlöslich in Öl

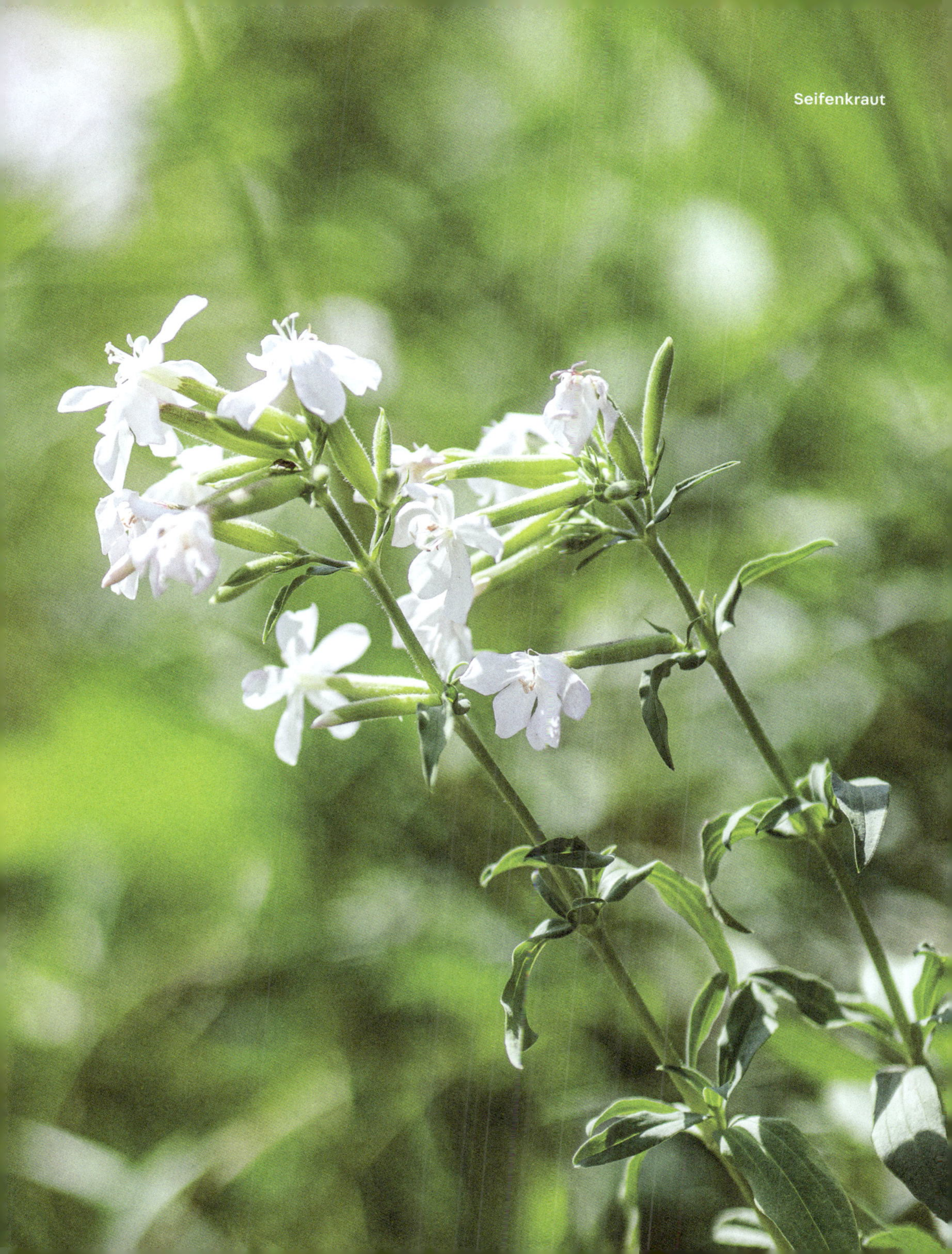

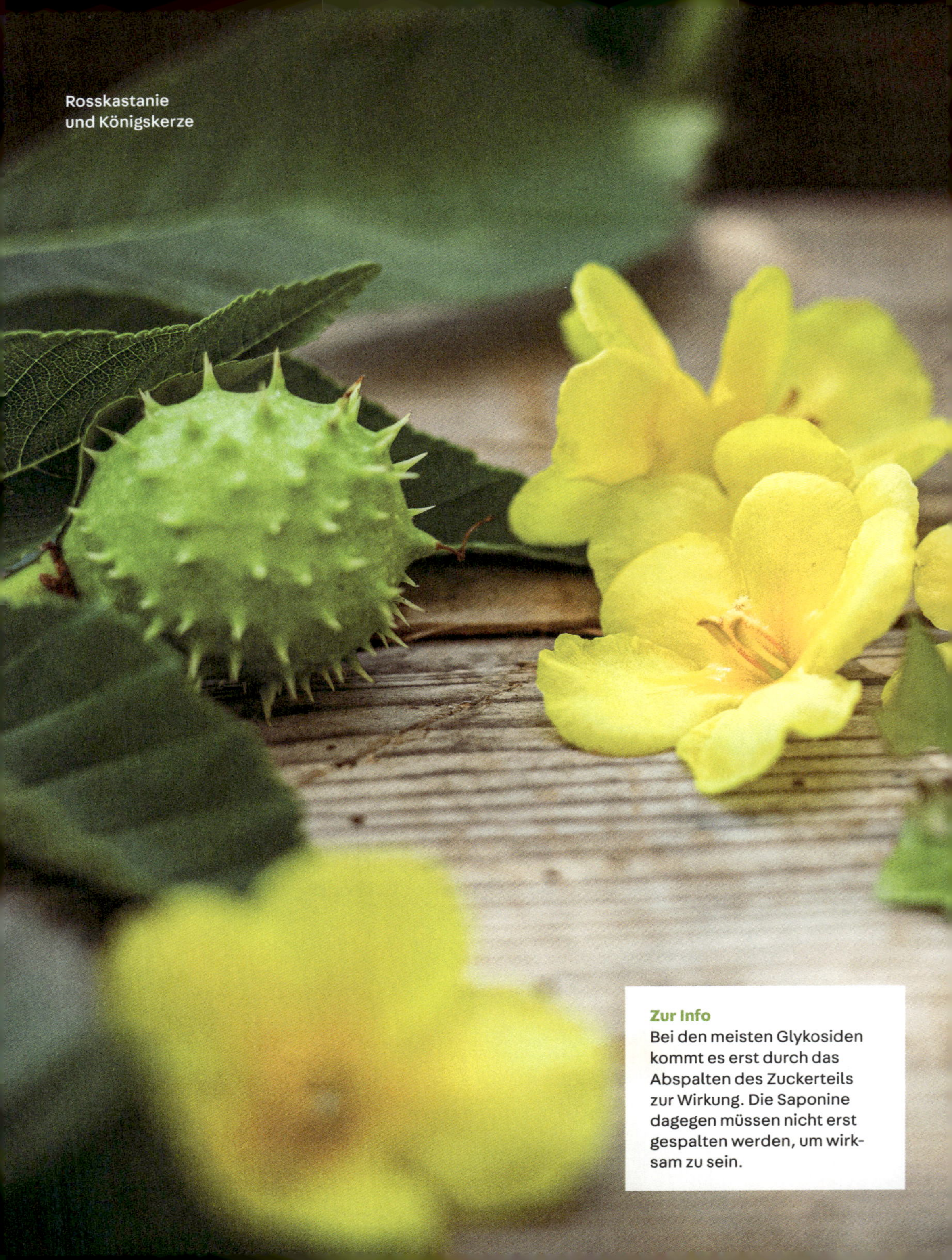

Rosskastanie
und Königskerze

Zur Info

Bei den meisten Glykosiden kommt es erst durch das Abspalten des Zuckerteils zur Wirkung. Die Saponine dagegen müssen nicht erst gespalten werden, um wirksam zu sein.

Wirkungsweise der Saponine:

- Saponine sind Expektoranzien, also **schleimlösende** und **auswurffördernde** Substanzen. Durch sie werden spezielle Nervenenden in der Magenschleimhaut und durch den gastropulmonalen Reflex in den Bronchien gereizt. Daraufhin sondern die Schleimhäute vermehrt Wasser ab, das Sekret im Magen und in den Bronchien verflüssigt sich. Die Aktivität des Flimmerepithels in den Atemwegen wird verstärkt. Dadurch kann der Körper zähen Schleim lösen, verflüssigen und abtransportieren.
- Durch Saponine werden **Schweißdrüsen stimuliert,** sie leisten somit bei grippalen Infekten und zur allgemeinen Entgiftung über die Haut gute Dienste.
- Da Saponine die Durchlässigkeit der Zellmembran für andere Stoffe beeinflussen, haben sie **einschleusende Eigenschaften.** Sie fördern die Aufnahme von Vitaminen und Mineralstoffen, verbessern aber auch die Aufnahme von schlecht resorbierbaren Arzneimitteln. Bei Giftstoffen hat dies jedoch negative Auswirkungen.
- Nur ein geringer Teil der Saponine gelangt in den Blutkreislauf, dieser wird an Cholesterin gebunden, um den hämolytischen Effekt zu vermeiden. Darauf beruht die **cholesterinsenkende Wirkung.**
- Saponine sind wasser- und harntreibend, wirken daher **blutreinigend** und **antirheumatisch.**
- Einige Saponindrogen haben eine **venenstärkende, ödemhemmende** und **membranstabilisierende** Wirkung.
- Letztendlich gibt es auch Saponine, die **stoffwechselanregend, konzentrationssteigernd, immunmodulierend** und **krebshemmend** sind.

Vorsicht: Saponine können die Magenschleimhaut reizen und Übelkeit und Brechreiz auslösen. Bei Übertritt in den Blutkreislauf kann es zu einem hämolytischen Effekt kommen. Dabei wird die Membran der roten Blutkörperchen durchlässig bis hin zur kompletten Auflösung, Hämoglobin tritt ins Blutplasma über. Bedenkliche Saponindrogen sind z. B. Alpenveilchen, Kornrade, Einbeere und Kermesbeere. Saponine sind für Tiere meist giftiger als für den Menschen.

Ursolsäure und Oleanolsäure

Chemie: Es handelt sich hierbei um Triterpenoide, genauer gesagt um Sapogenine, die in letzter Zeit aufgrund ihrer gesundheitsfördernden Eigenschaften vermehrt in den Mittelpunkt des Interesses gerückt sind.

Vorkommen von Ursolsäure: Sie kommen in Früchten wie Äpfeln und Preiselbeeren, aber v. a. in Gewürzkräutern wie Thymian, Salbei, Rosmarin, Bohnenkraut, Basilikum und Oregano vor.

Vorkommen von Oleanolsäure: Oliven, Salbei, Rosmarin, Efeu, Pistazien, Ginseng, Taigawurzel

Funktion in der Pflanze: antibiotische Wirksamkeit

Wirkung beim Menschen:

- **Ursolsäure** ist v. a. krebshemmend, entzündungshemmend, cholesterinsenkend, fettverbrennend.
- **Oleanolsäure** ist v. a. hautpflegend, indem sie die Hautelastizität verbessert und die Talgproduktion reguliert.

Phytoecdysteroide

Name: Er setzt sich aus drei Teilen zusammen: Mit „phyto“ sind pflanzliche Stoffe gemeint, „ecdy“ verweist auf den tierischen Häutungsprozess und „steroid“ auf den chemischen Aufbau des Moleküls. Phytoecdysteroide werden auch Phytoecdysone genannt.

Chemie: Bisher wurden schon über 250 dieser Verbindungen identifiziert. Man nimmt jedoch an, dass es weitaus mehr gibt.

Vorkommen: Ecdysone kommen in verschiedenen Pflanzen, v. a. aber in Pilzen vor. Bei den Pflanzen wurden im Günsel verschiedene heilkräftige Phytoecdysone gefunden.

Funktion in der Pflanze: Pflanzen synthetisieren Phytoecdysone zur Abwehr pflanzenfressender Insekten. Diese Verbindungen sind Nachahmer von Hormonen, die bei Gliederfüßern den Häutungsprozess (Ecdysis) einleiten, bei den Angreifern kommt es somit zu vorzeitiger Häutung oder zu anderen Stoffwechselstörungen. Viele Pflanzen haben die Fähigkeit, solche Stoffe erst dann zu bilden, wenn sie bestimmten Stresssituationen oder Tierangriffen ausgesetzt sind. Man zählt sie daher auch zu den Phytoalexinen (siehe Seite 139).

Wirkung beim Menschen: Neuere Studien belegen, dass diese Wirkstoffe verschiedene gesundheitsfördernde Eigenschaften haben. Phytoecdysone reduzieren Körperfett und Blutfettwerte und bauen parallel Muskelmasse auf. Man vermutet, dass sie auch Osteoporose hemmen und Hitzewallungen reduzieren können. Auch in diesem Bereich ist noch vieles offen.

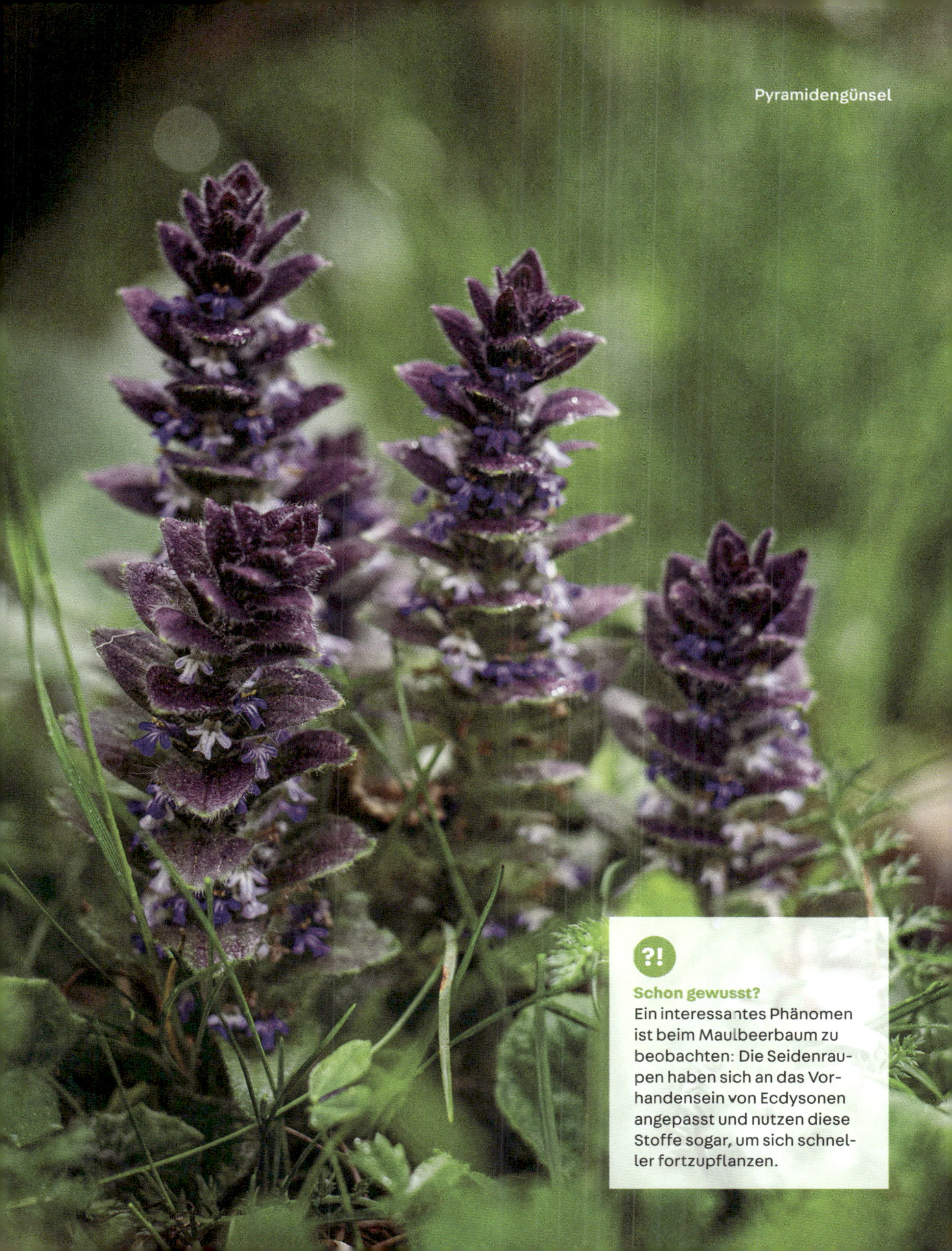

Pyramidengünsel

?!

Schon gewusst?

Ein interessantes Phänomen ist beim Maulbeerbaum zu beobachten: Die Seidenraupen haben sich an das Vorhandensein von Ecdysonen angepasst und nutzen diese Stoffe sogar, um sich schneller fortzupflanzen.

Zur Info

Die Xanthophylle gehen durch Oxidation aus den Carotinen hervor, daher enthalten sie im Unterschied zu den Carotinen Sauerstoffatome. Sie haben keine Provitamin-A-Eigenschaften.

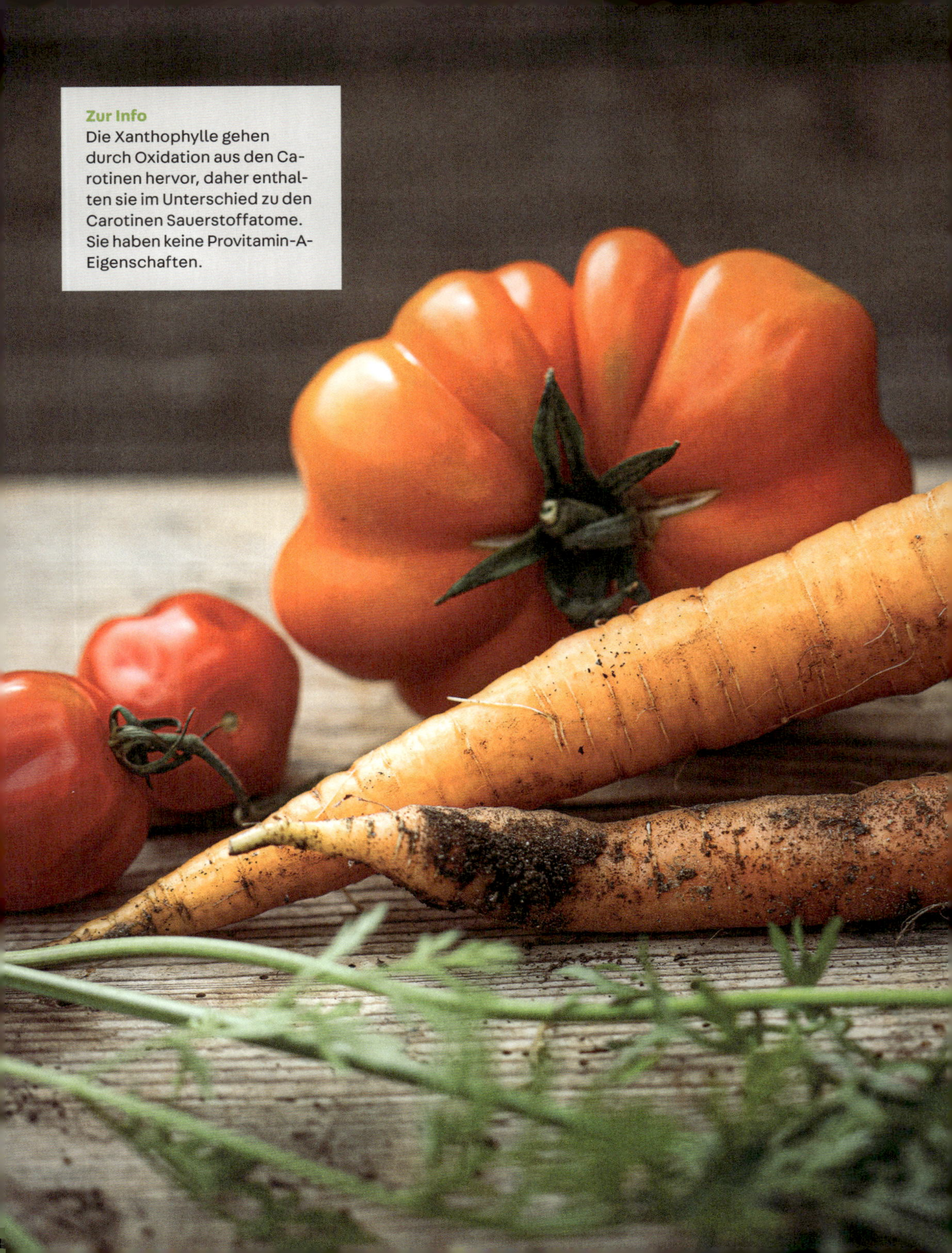

Tetraterpene

Chemie: Tetraterpene bestehen aus acht Isopren-Einheiten und besitzen demnach ein C_{40}-Grundgerüst. Tetraterpene sind maximal bizyklisch. Polyzyklische Verbindungen fehlen.

Die am besten untersuchte Gruppe von Tetraterpenen sind die Carotinoide.

Carotinoide

Name: Carotinoide ist die Sammelbezeichnung für Carotine und Xanthophylle. Namensgeber für die Carotine ist die Karotte, da die orange Farbe der Karottenrüben von dieser Stoffgruppe kommt. Der Name Xanthophyll kommt aus dem Griechischen („xanthos" = gelb, „phyllon" = Blatt) und deutet auf die Gelbfärbung der Blätter im Herbst hin.

Carotinoide sind für die Herbstfärbung verantwortlich. Die Pflanze bereitet sich auf den Winter vor, d. h., die Photosynthese wird verlangsamt, Chlorophyll abgebaut, wodurch Carotinoide sichtbar werden.

Es sind über 700 verschiedene Verbindungen bekannt. Sie befinden sich in eigenen Zellorganellen, und zwar in den Chromoplasten.

Einteilung: Carotinoide werden in zwei Gruppen unterteilt:

Carotine: orange, gelb und rot, sauerstofffrei
- Alpha-Carotin: Kürbis, Karotte
- Beta-Carotin: Karotte, Spinat, Kürbis
- Lycopin: Tomate

Xanthophylle: gelb und grün, sauerstoffhaltig
- Lutein: Spinat
- Zeaxanthin: Mais
- Beta-Cryptoxanthin: grünes Gemüse

Vorkommen: Gelbes und oranges Obst und Gemüse enthält v. a. Carotine, grünblättriges Gemüse dagegen 60–80 % Xanthophylle und nur 20–40 % Carotine (Beta-Carotine). In grünen Pflanzenteilen ist neben Chlorophyll und Xanthophyll besonders Beta-Carotin enthalten.

Funktion in der Pflanze: In oberirdischen Pflanzenteilen sind Carotinoide an der Photosynthese als Lichtfilter und Energieüberträger beteiligt. Sie schützen die Chlorophyllmoleküle vor UV-Strahlen.
In unterirdischen Pflanzenteilen haben sie die Aufgabe, den Organismus vor Infektionen zu schützen. In den Blütenblättern und Früchten fungieren die Carotinoide als Lockfarbe für pollen- oder samenverbreitende Tiere.

Wirkung beim Menschen:
- krebshemmend
- antioxidativ
- immunmodulierend
- positiv für Sehkraft
- cholesterinsenkend

Löslichkeit:
- unlöslich in Wasser
- wenig löslich bis löslich in Alkohol
- gut löslich in Öl

Carotinoide sind nicht stabile Moleküle, sie reagieren empfindlich auf Einwirkung von Sauerstoff, daher verlieren Carotinoiddrogen beim Lagern relativ schnell ihre Farbe.

Im menschlichen Körper spielen sechs Carotinoide eine wesentliche Rolle: Beta-Carotin, Alpha-Carotin, Lycopin, Beta-Cryptoxanthin, Lutein und Zeaxanthin. Die meisten von ihnen sind Antioxidantien. Dadurch können sie vielen Erkrankungen wie Krebs, Arteriosklerose, Rheuma, Alzheimer und Parkinson, Grauem Star oder auch Hautalterung vorbeugen.

Mehrere Faktoren sprechen für eine krebshemmende Wirkung:

- Carotinoide unterstützen das Immunsystem, dadurch können befallene Zellen besser besiegt werden.
- Sie hemmen die Zellteilung, auf diese Weise wirken sie dem unkontrollierten Wachstum der Tumorzellen entgegen.
- Durch Carotinoide kann es zur Apoptose (programmierter Zelltod) kommen, dabei zerstört sich die Tumorzelle nach entsprechender Stimulierung selbst.
- Die Bildung neuer Blutgefäße wird durch Carotinoide vermindert, somit wird das Tumorwachstum gehemmt.
- Carotinoide wirken hemmend auf Entzündungen, die oft die Basis für das Tumorwachstum bilden.
- Indem Carotinoide die Zellkommunikation verbessern, wird oft das Tumorwachstum vermieden.

Von allen Nahrungscarotinoiden hat Astaxanthin das größte antioxidative Potenzial. Lycopin hat krebshemmende Wirkung, v. a. bei Darm-, Magen-, Brust- und Prostatakrebs.

Carotinoide als Provitamin A

Nur ca. 10 % der bekannten Carotinoide sind Vorstufen von Vitamin A. Das wichtigste Carotinoid dabei ist Beta-Carotin. In der Darmschleimhaut erfolgt eine oxidative Spaltung, dabei entsteht vorerst Retinal (Aldehyd) und anschließend Retinol (Vitamin A). Auch Alpha-Carotin dient als Provitamin A, ist jedoch nur halb so wirksam. Vitamin A spielt für den Sehprozess eine wichtige Rolle, hemmt die Nachtblindheit und wird u. a. auch für die Knochenbildung gebraucht.

Polyterpene

Sie bestehen aus einer großen Anzahl von Isopren-Einheiten. Natürliche Polyterpene sind immer unverzweigte und azyklische Fadenmoleküle, die man in Milchröhren oder in Milchsaftzellen findet. Der bekannteste Vertreter ist Kautschuk mit über 10.000 Isopren-Einheiten.

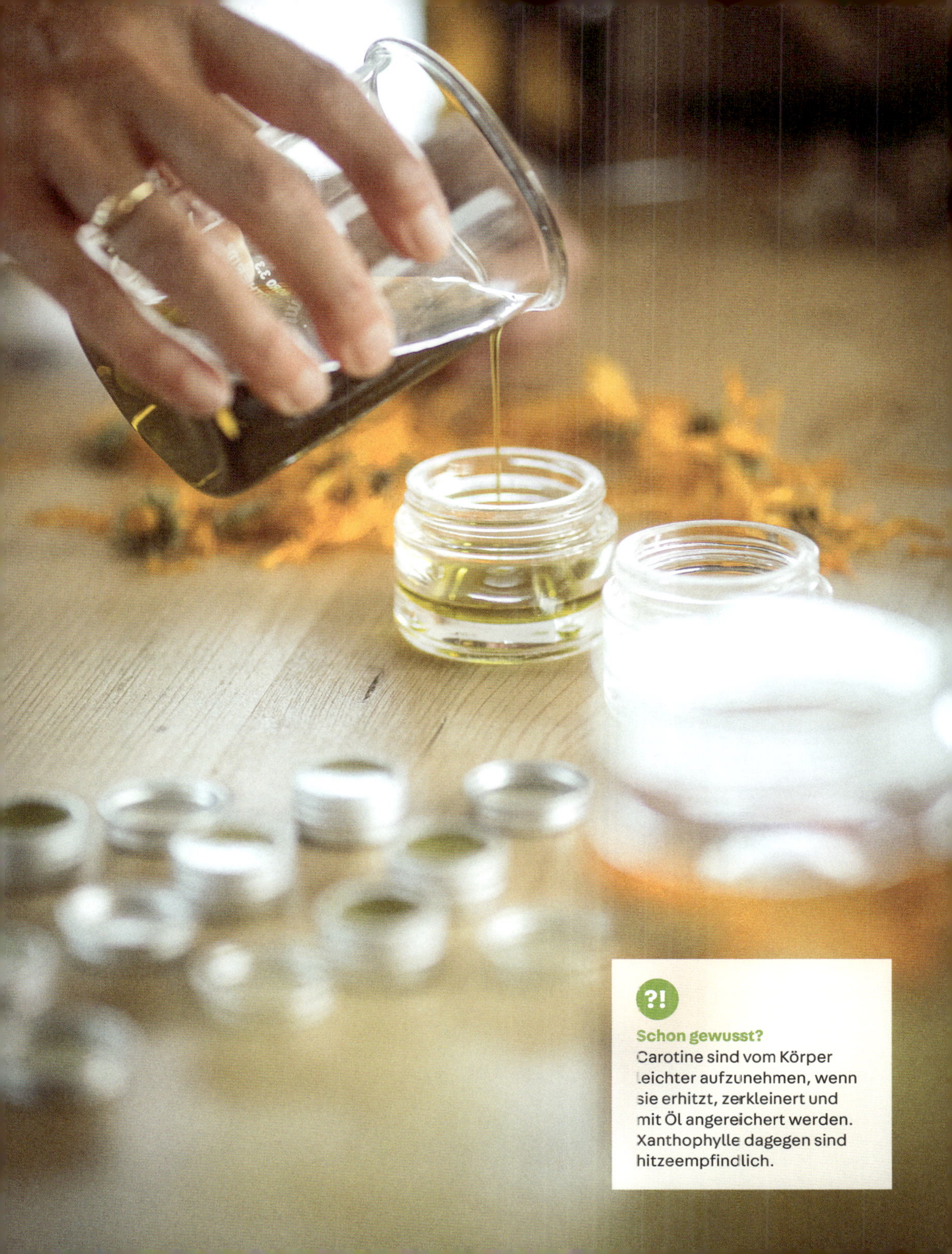

?!

Schon gewusst?
Carotine sind vom Körper leichter aufzunehmen, wenn sie erhitzt, zerkleinert und mit Öl angereichert werden. Xanthophylle dagegen sind hitzeempfindlich.

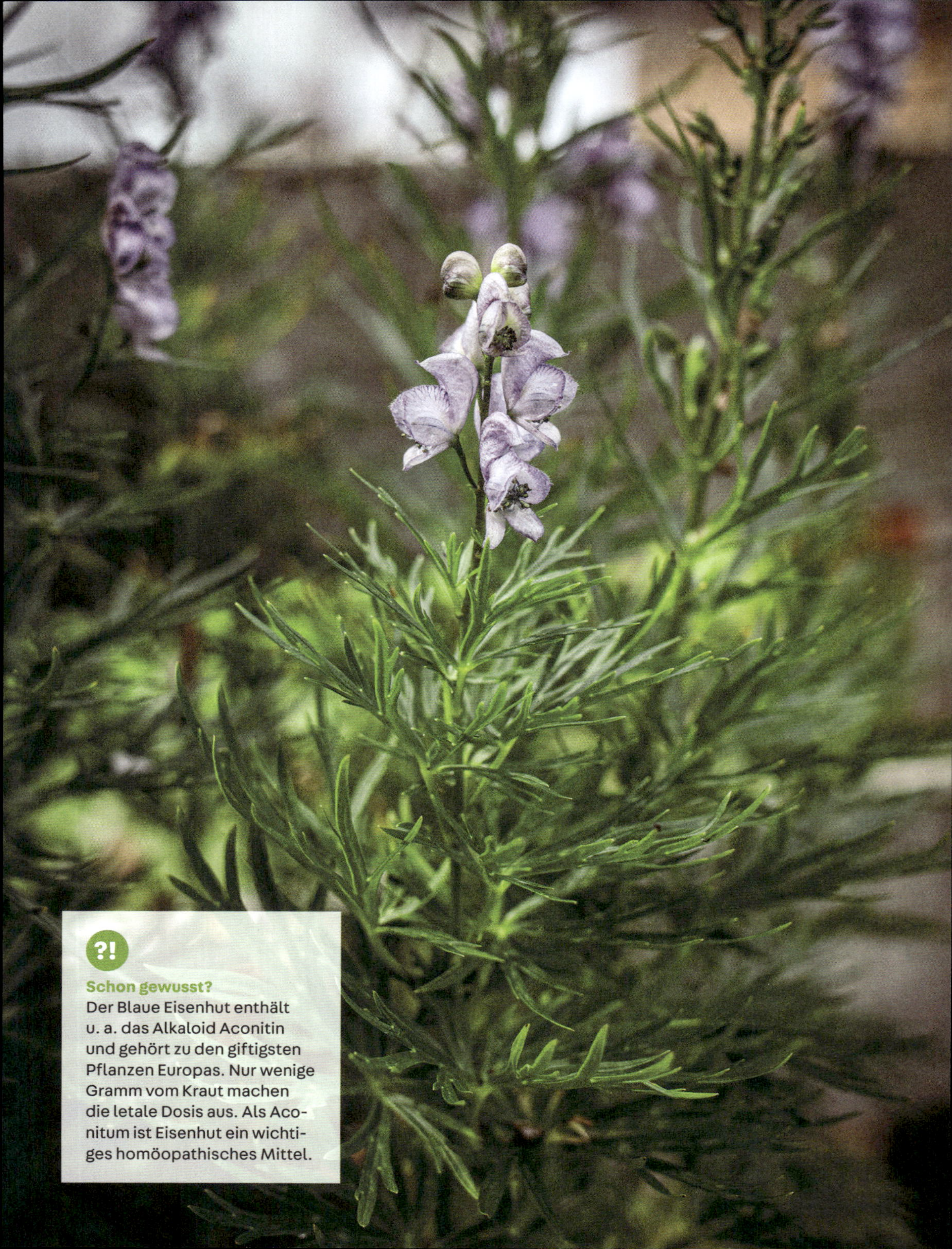

?!

Schon gewusst?
Der Blaue Eisenhut enthält u. a. das Alkaloid Aconitin und gehört zu den giftigsten Pflanzen Europas. Nur wenige Gramm vom Kraut machen die letale Dosis aus. Als Aconitum ist Eisenhut ein wichtiges homöopathisches Mittel.

Stickstoff- und schwefelhaltige Verbindungen (Proteinstoffwechsel)

Die Elemente Stickstoff und Schwefel sind im pflanzlichen Stoffwechsel oft eng miteinander verknüpft. Beide haben eine wichtige Funktion im Proteinstoffwechsel. Für die Pflanzen ist Stickstoff der wichtigste Nährstoff für die Bildung von Chlorophyll, vieler Enzyme und Aminosäuren. Zur Verarbeitung von Stickstoff braucht es Schwefelverbindungen, da diese entsprechende Enzyme aktivieren. Zudem ist Schwefel u. a. Baustein für schwefelhaltige Aminosäuren wie Methionin, Cystin und Cystein. Die beiden Elemente haben nicht nur im Primärstoffwechsel eine Bedeutung, sondern kommen auch bei der Bildung von sekundären Pflanzenstoffen oft gemeinsam vor.

Die Verbindungen dieser Gruppe leiten sich von Aminosäuren ab, stammen also aus dem Proteinstoffwechsel.

Wichtige Vertreter sind:
- Senfölglykoside
- Lauchöle
- Blausäureglykoside
- Alkaloide
- Allantoin
- Betalaine

Senfölglykoside (Glucosinolate)

Name: Der Name Glucosinolat deutet schon darauf hin, dass die Zuckereinheit immer Glukose ist. Namensgeber für Senföl ist aufgrund der charakteristischen Schärfe Senf.

Chemie: Glucosinolate bestehen aus einer Stickstoffgruppe, einer Sulfatgruppe und einer Glukoseeinheit. Das Aglykon ist über ein Schwefelatom mit dem Zucker verbunden. Daher werden Senfölglykoside auch als Schwefelglykoside oder Thioglykoside bezeichnet. Die Senfölglykoside befinden sich in den Vakuolen, bei Gewebeverletzung wird das Glykosid vom Enzym Myrosinase, das sich im Zytoplasma befindet, gespalten. Das Aglykon ist ein scharf schmeckendes Senföl, dabei unterscheidet man zwischen Isothiocyanaten und Indolen. Indole besitzen kein Schwefelatom.

Eigenschaften: Glucosinolate sind für den typischen scharfen und bitteren Geschmack von Meerrettich, Senf, Rauke, Kresse und anderen Vertretern der Kreuzblütler verantwortlich.

Vorkommen: In der heimischen Pflanzenwelt findet man Senfölglykoside nur in der Familie der Kreuzblütler. Ansonsten kommen sie auch in der Kapuzinerkresse und in Kapern vor.

Funktion in der Pflanze: Für die Pflanze sind Glucosinolate v. a. ein Fraßschutz. Sie werden in Vakuolen gespeichert. Wird das Gewebe durch Tierfraß verletzt, gelangen spaltende Enzyme zum Glykosid, Zucker wird abgespalten und es kommt zur Freisetzung von scharf schmeckenden und stechend riechenden Senfölen, die auf Fraßfeinde abschreckend wirken. Es gibt aber auch resistente Tierarten wie den Kohlweißling (Schmetterling). Zudem wirken Senföle auch bei Pflanzen antimikrobiell.

Wirkung beim Menschen:

- antimikrobiell
- immunstimulierend
- verdauungsfördernd
- entzündungshemmend
- durchblutungsfördernd
- krebshemmend

Senföle können sowohl innerlich als auch äußerlich angewendet werden. Bei der äußerlichen Anwendung dringen sie schnell in die Haut ein, da sie fettlöslich sind. Sie haben eine gefäßerweiternde und hautreizende Wirkung, sind durchblutungsfördernd, entzündungshemmend und antibiotisch wirksam.
Bei der innerlichen Anwendung wirken sie verdauungsfördernd, immunstimulierend, krebshemmend und ebenfalls antibakteriell.

Löslichkeit:

- schwer löslich in Wasser
- sehr gut löslich in Alkohol
- sehr gut löslich in Öl

Senfölglykosid	Senföl	Vorkommen
Glucobrassicin	Indol-3-Carbinol (I3C)	Kohl
Gluconasturtiin	Phenetylisothiocyanat (PEITC)	Brunnenkresse
Glucorhaphanin	Sulforaphan	Brokkoli
Glucotropaeolin	Benzylsenföl	Kapuzinerkresse
Sinigrin	Allylisothiocyanat	Meerrettich

Man kennt mittlerweile über 100 verschiedene Senfölglykoside.

Senföle, v. a. jene von Meerrettich und Kapuzinerkresse, sind bei allen Infekten der Atem- und Harnwege wirksam, da sie über die Lunge und über die Nieren wieder ausgeschieden werden.

Bewährte Anwendungen der Senföle in der Volksheilkunde sind Kohlwickel und Meerrettichkompressen.

Senfölglykoside sind wasserlöslich, das Senföl dagegen kaum. Da es bei einer Zerkleinerung des Pflanzenmaterials zur Aufspaltung kommt, muss man von Löslichkeit des freien Senföls ausgehen.

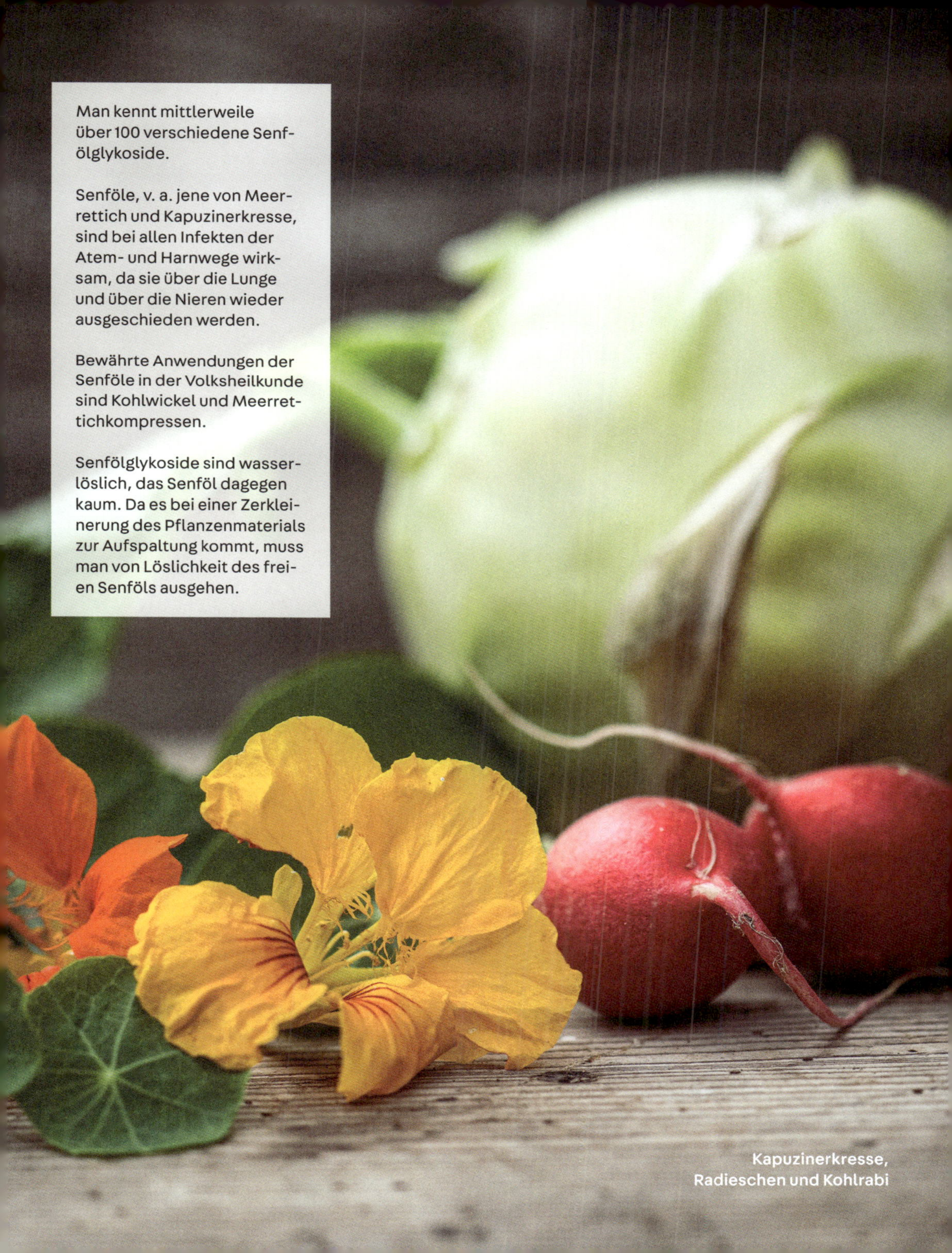

Kapuzinerkresse, Radieschen und Kohlrabi

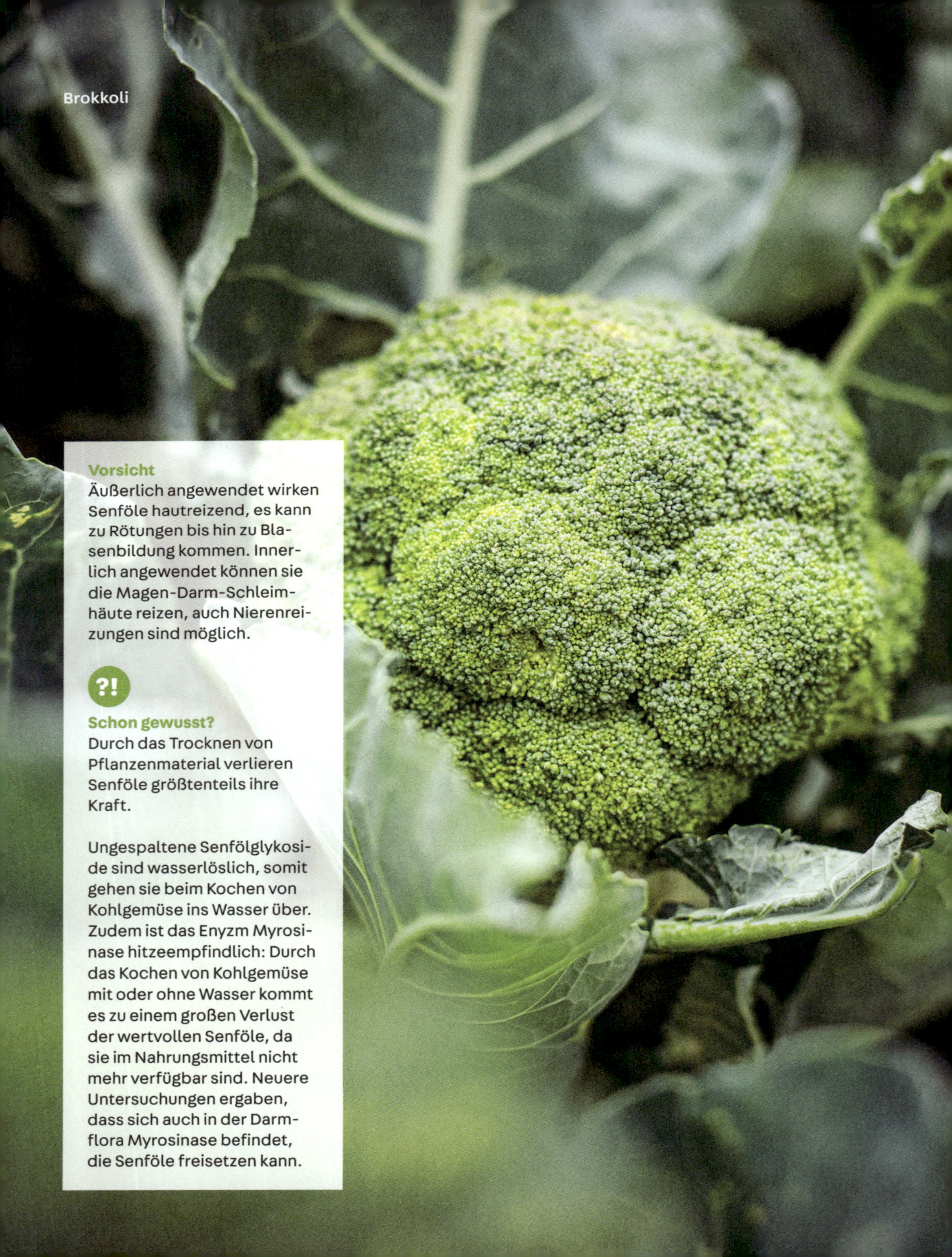

Vorsicht

Äußerlich angewendet wirken Senföle hautreizend, es kann zu Rötungen bis hin zu Blasenbildung kommen. Innerlich angewendet können sie die Magen-Darm-Schleimhäute reizen, auch Nierenreizungen sind möglich.

?!

Schon gewusst?

Durch das Trocknen von Pflanzenmaterial verlieren Senföle größtenteils ihre Kraft.

Ungespaltene Senfölglykoside sind wasserlöslich, somit gehen sie beim Kochen von Kohlgemüse ins Wasser über. Zudem ist das Enyzm Myrosinase hitzeempfindlich: Durch das Kochen von Kohlgemüse mit oder ohne Wasser kommt es zu einem großen Verlust der wertvollen Senföle, da sie im Nahrungsmittel nicht mehr verfügbar sind. Neuere Untersuchungen ergaben, dass sich auch in der Darmflora Myrosinase befindet, die Senföle freisetzen kann.

Sulforaphan, der Star unter den Senfölen

Die beste Quelle für Sulforaphan ist Brokkoli, wobei Brokkolisprossen einen bis zu hundertfach höheren Gehalt an Sulforaphan aufweisen als Brokkoligemüse.

Mehrere Faktoren sprechen für eine krebshemmende Wirkung von Sulforaphan:

- Es entgiftet den Körper von krebsauslösenden toxischen Substanzen.
- Es setzt den Prozess der Apoptose in Gang und löst somit den Tod der Krebszelle aus.
- Es wirkt antibiotisch und entzündungshemmend und mindert somit das Krebsrisiko.

PEITC (Phenetylisothiocyanat) zeigt seine Wirkung v. a. in der Apoptose und somit bei bereits existierenden Tumoren.
I3C (Indol-3-Carbinol) kann einen hemmenden Einfluss auf östrogenabhängige Krebsarten wie Brustkrebs oder Gebärmutterkrebs haben.

Wirkweise einer Tasse Kapuzinerkressetee

In diesem Fall gelangt das Senfölglykosid Glucotropaeolin ungespalten in den Darm. Dort bilden Bakterien das Enzym Myrosinase und somit kommt es zur Spaltung. Das Aglykon Benzylsenföl gelangt in den Blutkreislauf und wird schließlich über Nieren und Lunge wieder ausgeschieden. Urin und Atemluft werden mit dem Senföl angereichert. Das darin befindliche Schwefelatom ist äußerst bindungsfreudig und kann dadurch verschiedene biologische Prozesse, auch von Krankheitserregern, beeinflussen. Bei einer Infektion der Harn- oder Atemwege kann der Wirkstoff antiinfektiös eingreifen, indem er das Wachstum der Bakterien und Viren hemmt sowie die körpereigene Abwehr stärkt.

Kapuzinerkresse frisch gekaut oder als Tinktur eingenommen wirkt schneller, da dabei das Senföl bereits aktiv ist und somit sofort resorbiert werden kann. Der Wirkstoff gelangt hier zum Teil schon im Mund, Magen oder oberen Dünndarmabschnitt in den Blutkreislauf.

Lauchöle (Allylsulfide)

Name: Lauchöle ist kein gängiger Begriff in der Literatur, gemeint sind hier die Schwefelverbindungen (Allylsulfide) der Lauchgewächse. Lauchgewächse werden auch Zwiebelgewächse genannt, als Unterfamilie gehören sie zur Familie der Amaryllisgewächse.

Chemie: Lauchöle sind schwefelhaltige Inhaltsstoffe, Ausgangsstoff ist die Aminosäure Cystein. Lauchöle kommen in Pflanzen in einer inaktiven Form vor und müssen erst durch Enzyme (Alliinasen) in die wirksamen Thiosulfinate abgebaut werden. Das Lauchöl wird dabei im Zytoplasma gespeichert, die Alliinase dagegen in den Vakuolen, also genau umgekehrt wie bei den Senfölglykosiden.
Lauchöle sind im Unterschied zu Senfölen nicht glykosidisch gebunden, sie müssen jedoch auch durch Enzyme in eine aktive Form abgebaut werden. Erst dann entsteht der typische Geruch der Lauchöle, die man von Knoblauch und Zwiebel kennt.

Für das typische Aroma von Knoblauch sind die Spaltprodukte von Alliin verantwortlich, in Zwiebeln ist dagegen hauptsächlich Isoalliin enthalten. Das Allicin des Knoblauchs wird über Atem und Haut wieder ausgeschieden, was oft eine unangenehme Ausdünstung mit sich bringt. Da das Isoalliin der Zwiebel nicht zu Allicin gespalten wird, hat Zwiebel kein Knoblaucharoma. Isoalliin wird durch das Enzym Alliinase in das tränenauslösende Propanthialoxid gespalten.

Vorkommen: Lauchöle kommen in Zwiebelgewächsen wie Knoblauch, Bärlauch, Schnittlauch, Lauch und Zwiebel vor.

Funktion in der Pflanze: Lauchöle sind ein Abwehrmechanismus gegen mikrobielle Krankheitserreger im Boden.

Wirkung beim Menschen:

- antimikrobiell
- antioxidativ
- immunstimulierend
- antiarteriosklerotisch
- cholesterinsenkend
- hemmt Thrombozytenaggregation
- verdauungsfördernd
- krebshemmend

Zwiebelgewächsen und v. a. dem Knoblauch wird aufgrund ihrer Vielfalt an bioaktiven Schwefelverbindungen eine Reihe gesundheitsfördernder Wirkungen zugeschrieben, besonders auf das Herz-Kreislauf-System. Die Wirkung des Knoblauchs beruht auf der Verminderung der Blutfette und des Cholesterins, zudem werden Ablagerungen an den Blutgefäßwänden gehemmt. Die antimikrobielle und schleimlösende Kraft kennt man von Zwiebelsirup und Zwiebelkompressen. Sulfide fördern die Verdauung, indem sie den Speichelfluss, die Magensaftsekretion und die Darmperistaltik anregen. Weiters wird den Lauchölen genauso wie den Senfölen eine krebshemmende Wirkung zugeschrieben. Sie verhindern die Aktivierung krebserregender Substanzen und beschleunigen zugleich deren Eliminierung.

Lauchöl	Thiosulfinat	Vorkommen
Alliin	Allicin	Knoblauch, Bärlauch
Isoalliin	Propanthialoxid	Zwiebel

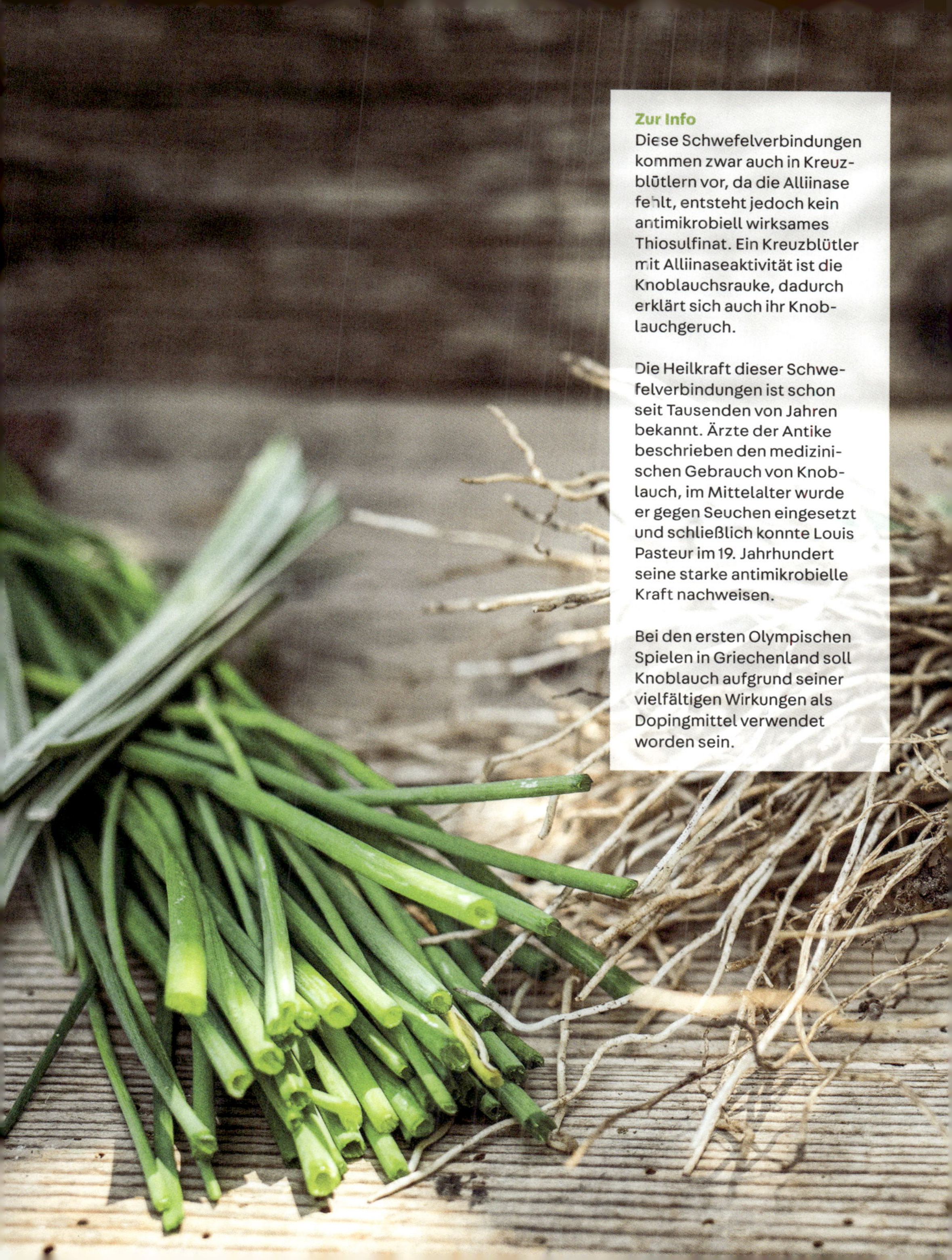

Zur Info

Diese Schwefelverbindungen kommen zwar auch in Kreuzblütlern vor, da die Alliinase fehlt, entsteht jedoch kein antimikrobiell wirksames Thiosulfinat. Ein Kreuzblütler mit Alliinaseaktivität ist die Knoblauchsrauke, dadurch erklärt sich auch ihr Knoblauchgeruch.

Die Heilkraft dieser Schwefelverbindungen ist schon seit Tausenden von Jahren bekannt. Ärzte der Antike beschrieben den medizinischen Gebrauch von Knoblauch, im Mittelalter wurde er gegen Seuchen eingesetzt und schließlich konnte Louis Pasteur im 19. Jahrhundert seine starke antimikrobielle Kraft nachweisen.

Bei den ersten Olympischen Spielen in Griechenland soll Knoblauch aufgrund seiner vielfältigen Wirkungen als Dopingmittel verwendet worden sein.

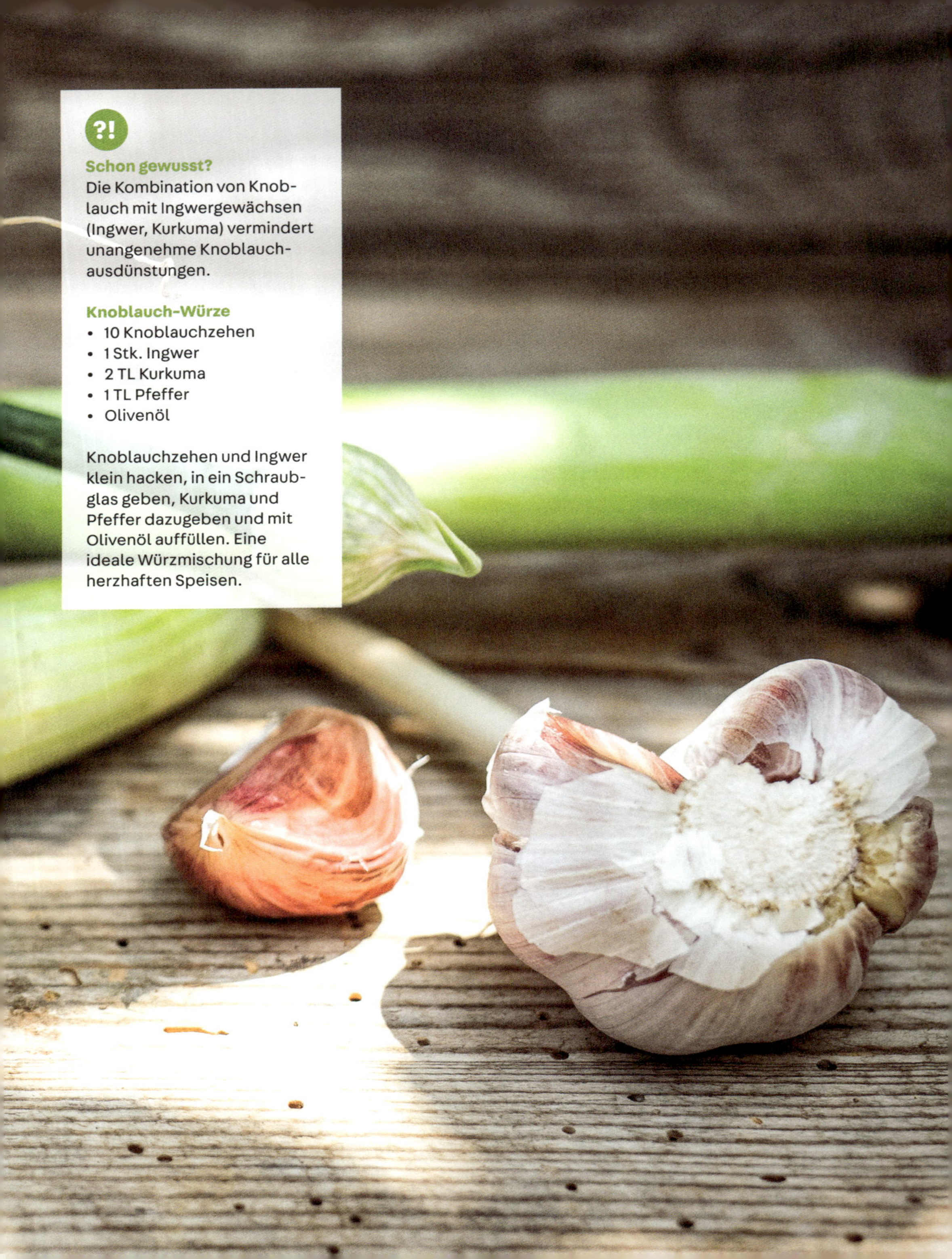

?!

Schon gewusst?
Die Kombination von Knoblauch mit Ingwergewächsen (Ingwer, Kurkuma) vermindert unangenehme Knoblauchausdünstungen.

Knoblauch-Würze

- 10 Knoblauchzehen
- 1 Stk. Ingwer
- 2 TL Kurkuma
- 1 TL Pfeffer
- Olivenöl

Knoblauchzehen und Ingwer klein hacken, in ein Schraubglas geben, Kurkuma und Pfeffer dazugeben und mit Olivenöl auffüllen. Eine ideale Würzmischung für alle herzhaften Speisen.

Bevor wirksame Antibiotika zur Verfügung standen, wurde Knoblauch zur Therapie verschiedener Infektionskrankheiten wie Tuberkulose, Typhus und Ruhr eingesetzt. Mit Knoblauch behandelten Ärzte auch noch im Zweiten Weltkrieg Wundbrand. Die antibiotische Kraft der Lauchöle hat gegenüber Penicillin verschiedene Vorteile: So können keine Resistenzen gebildet werden und das Darmmikrobiom wird nicht geschädigt. Zudem wirken Lauchöle auch antiviral und schleimverflüssigend, was bei Erkältungskrankheiten sehr wichtig ist.

Die positive Wirkung der Lauchöle wird heute in erster Linie in der gesunden Ernährung – sowohl roh als auch gekocht – genutzt. In den Mittelmeerländern weist die Bevölkerung bessere Blutfettwerte auf als in anderen Regionen. Dies könnte mit dem Verzehr von Knoblauch, aber auch von hochwertigem Olivenöl zusammenhängen.

Krebshemmende Eigenschaften von Lauchölen

Lauchöle wirken v. a. bei Krebsarten des Verdauungssystems hemmend. Länder, in denen kaum Knoblauch verzehrt wird, weisen laut Untersuchungen ein bis zu dreimal höheres Erkrankungsrisiko für Magenkrebs auf. Bei häufigem Verzehr von Lauchgewächsen geht auch das Risiko von Prostatakrebs deutlich zurück. Lauchöle hemmen Enzyme, welche die Karzinogene aktivieren. Jene Enzyme, die zur Eliminierung dieser Substanzen beitragen, werden hingegen gestärkt. Dadurch sind die Zellen krebserregenden Stoffen weniger stark ausgesetzt. Weiters greifen Lauchöle Tumorzellen direkt an und lösen ihre Zerstörung durch Apoptose aus. Zwiebeln weisen zudem einen hohen Gehalt an verschiedenen krebshemmenden Polyphenolen wie z. B. Quercetin auf.

Löslichkeit:

- kaum löslich in Wasser
- gut löslich in Alkohol
- gut löslich in Öl

Blausäureglykoside (Cyanogene Glykoside)

Name: Der Name bezieht sich auf die Blausäurevergiftung, die man an den blauen Lippen erkennt. Blausäure hemmt den Sauerstofftransport im Blut.

Chemie: Von dieser Stoffgruppe kennt man an die 75 Verbindungen in ca. 3.000 Pflanzenarten. Wie der Name schon sagt, ist dabei Blausäure an einen Zucker gebunden. Solange die Pflanzenzelle intakt ist, befindet sich das Glykosid in der Vakuole und das spaltende Enzym im Zellsaft. Erst wenn die Zelle aufgebrochen wird, spaltet das Enzym (Beta-Glucosidase) den Zucker (meist Glukose) ab und es entsteht ein Zwischenprodukt (Aglykon). Das Aglykon zerfällt in die giftige Blausäure und in Bittermandelöl.

Vorkommen: Diese Glykoside treten vermehrt in Keimblättern und in Früchten bzw. Samen auf. Stark vertreten sind sie in der Familie der Rosengewächse. Rosengewächse (Mandeln, Pfirsiche, Aprikosen, Kirschen, Äpfel) enthalten Blausäureglykoside in Kombination mit Bittermandelöl. Moschuskrautgewächse wie z. B. Holunderbeeren enthalten auch Blausäureglykoside, jedoch ohne Bittermandelöl.

Funktion in der Pflanze: Blausäure verhindert das vorzeitige Auskeimen des Samenkorns und das Wachstum von Bakterien und Pilzen.

Wirkung beim Menschen: Je nach Dosis kann Blausäure leicht giftig bis tödlich sein, da sie den Sauerstofftransport zu den Zellen verhindert. Rosengewächse und auch Moschuskrautgewächse beinhalten jedoch keine tödliche Menge an Blausäure. Kleine Mengen kann der Körper verkraften, erst ab einer gewissen Dosis werden Blausäureglykoside gefährlich.

Vergiftungserscheinungen: Der Verzehr von frischen bzw. rohen Holunderbeeren verursacht Brechreiz, Übelkeit und Durchfall. Aus diesem Grund müssen Holunderbeeren stets gekocht oder in Alkohol angesetzt werden, damit sich die Blausäure verflüchtigt.
Auch bei Aprikosenkernen ist Vorsicht geboten, da diese bis zu 8 % Amygdalin enthalten: Etwa 40 Kerne, verzehrt im Zeitraum von einer Stunde, können für einen Erwachsenen tödlich sein.

Amygdalin

Amygdalin ist auch als Vitamin B17 bekannt, gehört jedoch nicht zu den Vitaminen. Ende des 20. Jahrhunderts hat sich Amygdalin einen Namen in der alternativen Krebstherapie gemacht. Die Meinungen zu seiner Wirksamkeit sind jedoch nach wie vor sehr unterschiedlich.

Cyanogenes Glykosid	Vorkommen
Amygdalin	Mandel, Pfirsich, Aprikose
Sambunigrin	Holunder, Kirschlorbeer
Linustatin	Leinsamen

Zur Info

Blausäure verdunstet und wird durch Kochen unwirksam. Bittermandelöl ist ungiftig, verdunstet nicht und bleibt beim Kochen erhalten. Es gibt Marzipan und Amaretto das typische Mandelaroma.

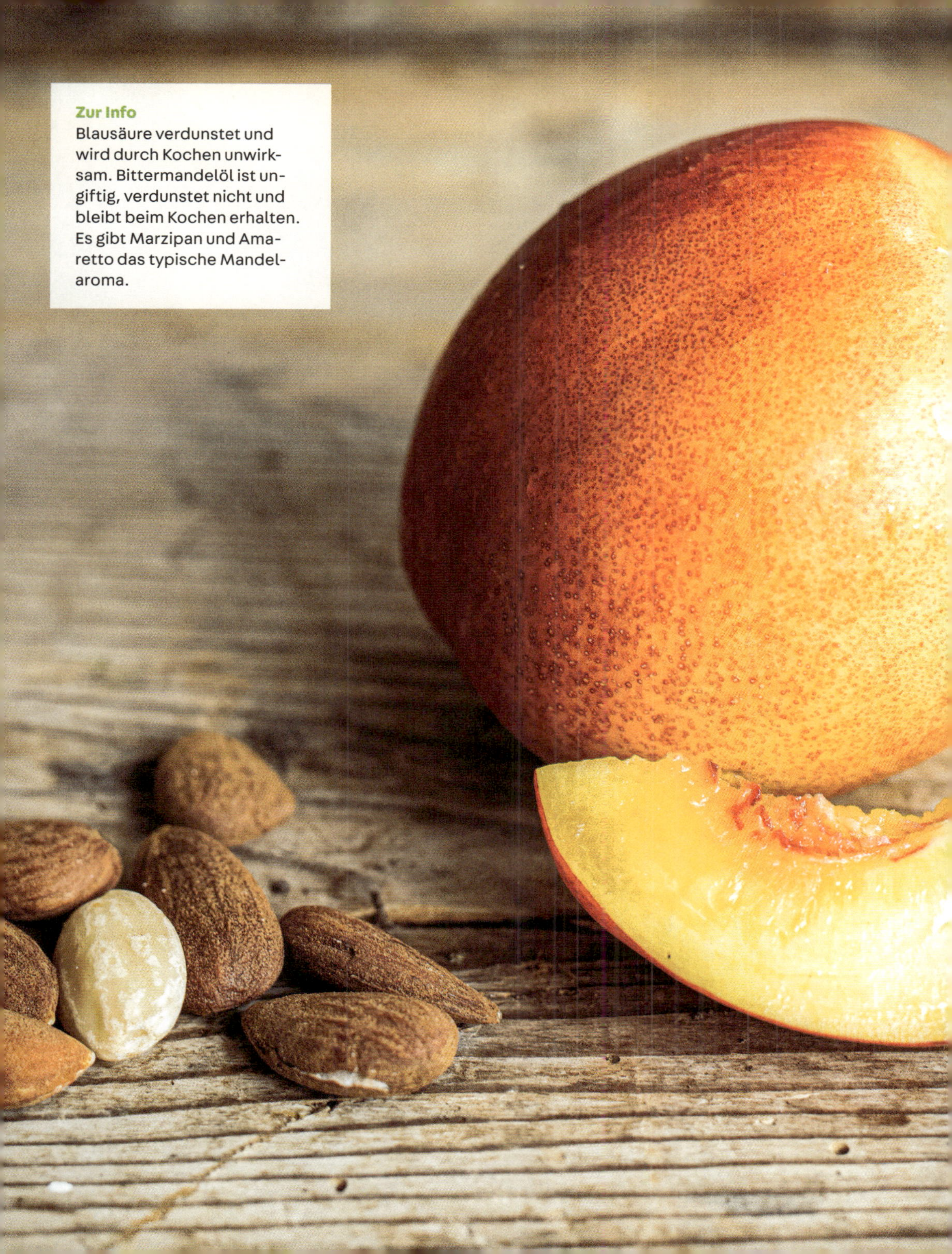

Zur Info

Die Definition von Alkaloiden lautet: stickstoffhaltige, alkalische Verbindung. Dabei reagieren jedoch nicht alle Alkaloide alkalisch und nicht alle stickstoffhaltigen Verbindungen sind Alkaloide.

Alkaloide sind Bestandteil vieler Arzneistoffe. Weit verbreitet sind Alkaloide als Stimulanzien oder Sedativa. Die Wirkungen sind von stark heilsam bis tödlich giftig. Pyrrolizidinalkaloide (PA) besitzen krebserregende, leber- sowie erbgutschädigende Wirkung. Zudem haben verschiedene Alkaloide Suchtpotenzial. Alkaloide gehören zu den biologisch aktivsten Naturstoffen.

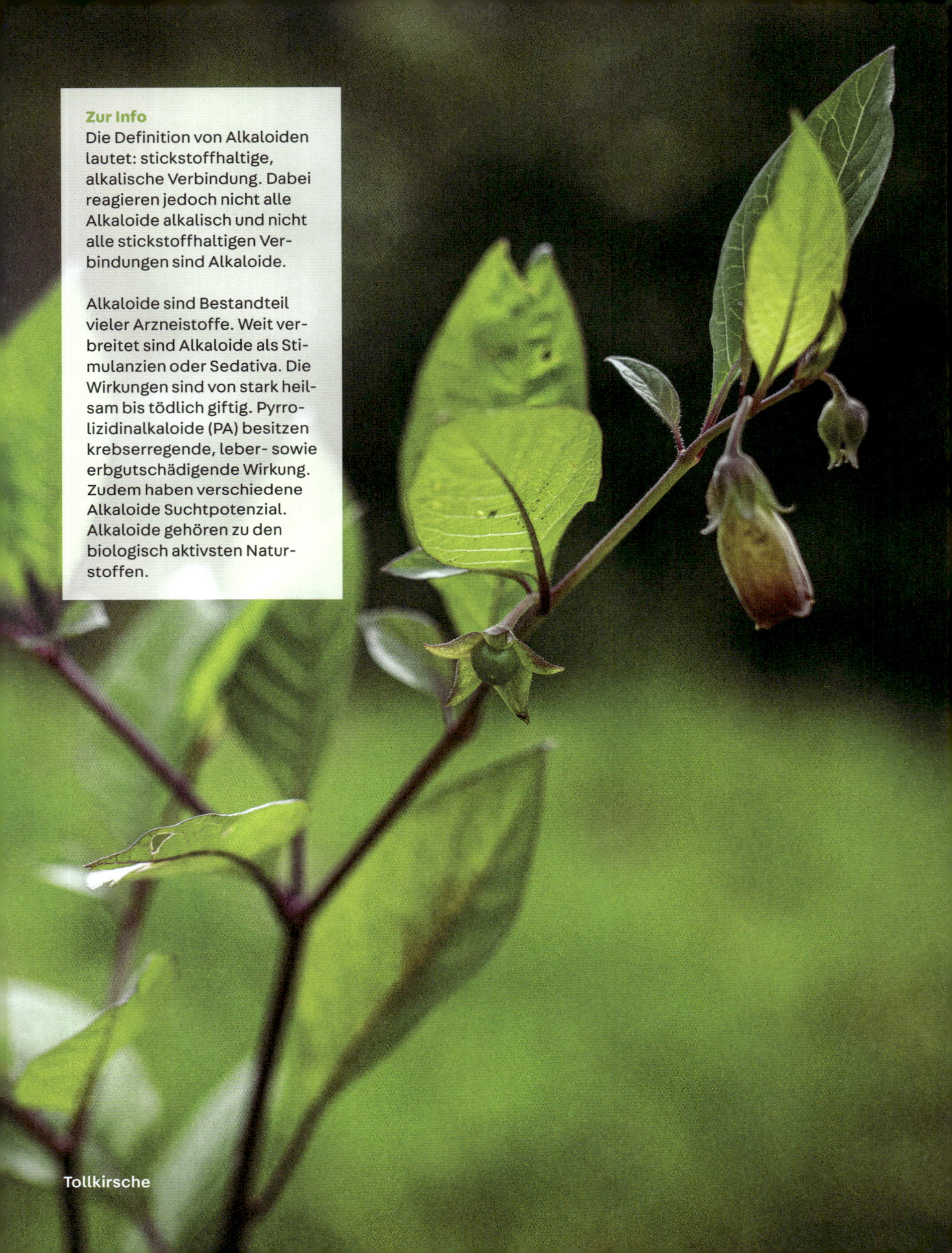

Tollkirsche

Alkaloide

Name: Der Begriff Alkaloid stammt aus dem Arabischen und bedeutet „basisch reagierende Natursubstanz“ (alkalische Verbindung). Die Namen der einzelnen Alkaloide beziehen sich auf die Pflanze, in der sie jeweils vorkommen, z. B. Aconitin (*Aconitum*) oder Atropin (*Atropa*).

Chemie: Alkaloide sind stickstoffhaltige Verbindungen mit sehr unterschiedlichem chemischen Aufbau. In Pflanzen werden sie in der Vakuole gespeichert. Da sie eine strukturelle Ähnlichkeit mit Neurotransmittern haben, wirken sie v. a. auf das zentrale Nervensystem.

Einteilung: Man unterscheidet drei Untergruppen:
- **echte Alkaloide:** Sie stammen von einer oder mehreren Aminosäuren ab und besitzen einen heterozyklischen Stickstoff.
- **Protoalkaloide:** Sie gehen aus einer Aminosäure hervor, haben aber keinen heterozyklisch gebundenen Stickstoff (Colchicin).
- **Pseudoalkaloide:** Sie haben einen heterozyklisch gebundenen Stickstoff, gehen jedoch nicht aus einer Aminosäure hervor (Aconitin, Solanin).

Alkaloide können u. a. unterteilt werden in:
- **Pyridin-Alkaloide:** Nikotin, Piperin
- **Tropan-Alkaloide:** Hyoscyamin, Atropin, Scopalamin, Cocain
- **Purin-Alkaloide:** Coffein, Theobromin
- **Pyrrolizidin-Alkaloide:** Tussilagin, Senecionin
- **Diterpen-Alkaloide:** Aconitin, Taxin
- **Steroid-Alkaloide:** Solanin, Protoveratrin

Vorkommen: Man kennt mittlerweile schon über 10.000 verschiedene Alkaloide. Sie sind im Pflanzenreich weit verbreitet, jedoch auch im Tier- und Pilzreich zu finden. Sie sind meist farb- und geruchlos und schmecken bitter. Alkaloide sind in ca. 10–15 % aller Pflanzen enthalten. Dazu gehören:
- Nachtschattengewächse: Bilsenkraut, Nachtschatten, Stechapfel, Tabak, Tollkirsche
- Mohngewächse: Mohn, Schöllkraut
- Hahnenfußgewächse: Eisenhut
- Doldenblütler: Schierling, Hundspetersilie
- Zeitlosengewächse: Herbstzeitlose
- Schmetterlingsblütler: Goldregen
- Rötegewächse: Kaffee
- Kürbisgewächse: Zaunrübe
- Korbblütler: Greiskraut

Funktion in der Pflanze: Früher ging man davon aus, dass Alkaloide lediglich stickstoffhaltige Abfallprodukte oder Wachstumsregulatoren sind. Mittlerweile hat man erkannt, dass sie aufgrund ihrer Giftigkeit eine wichtige Rolle bei der Verteidigung vor Fraßfeinden, besonders Säugetieren, spielen. Weiters schützen sie die Pflanze vor Bakterien, Viren und Pilzen.

Wirkung beim Menschen:
- anregend
- beruhigend
- gefäßverengend
- gefäßerweiternd
- krampflösend
- schmerzbetäubend
- euphorisierend
- halluzinogen

Vorsicht: Viele Alkaloide sind gefährliche Giftstoffe, sie werden im Unterschied zu Blausäureglykosiden durch Abkochung nicht zerstört!

Allantoin

Name: Allantois wird die embryonale Harnblase von Reptilien, Vögeln und Säugetieren genannt. Dort wurde Allantoin vor über 200 Jahren erstmals entdeckt.

Chemie: Allantoin gehört zu den Stickstoffverbindungen und ist ein natürliches Abbauprodukt des Nukleinsäure- und Purinstoffwechsels.

Bei Allantoin handelt es sich um einen Stoff, der sowohl in pflanzlichen als auch in tierischen Organismen vorkommt (v. a. in Säugetieren). Bei Mensch und Tier ist er ein Abbauprodukt der Harnsäure.

Vorkommen: Beinwell, Schwarzwurzel, Rosskastanie, Ringelblume, Weizen- und Sojakeimlinge

Funktion in der Pflanze: Allantoin ist in Pflanzen u. a. dafür verantwortlich, dass das Wachstum angeregt wird. Dies geschieht durch seinen hohen Gehalt an Stickstoff.

Wirkung beim Menschen:
- hautpflegend
- zellregenerierend
- wundheilend
- kallusbildend
- antioxdativ

Allantoin fördert die Neubildung der oberen Hautschichten nach Verletzungen, unterstützt somit die Hautregeneration nach Schädigungen und beruhigt die Haut. Gleichzeitig verbessert Allantoin die Feuchtigkeitsregulierung. Zudem wird der Substanz eine antioxidative Wirkung zugesprochen. Demnach bindet Allantoin überschüssige freie Radikale und beugt so dem Alterungsprozess vor. Aus diesem Grund wird der Wirkstoff kosmetisch in Hautcremes, Sonnenschutzmitteln, Rasierwässern und gegen übermäßige Schweißabsonderung eingesetzt. Allantoin ist kallusbildend und somit heilend bei Verletzungen von Knochen- und Knorpelgewebe.

Löslichkeit: Allantoin ist als Einzelmolekül schwer löslich, und zwar weder in Alkohol, Wasser noch in Öl. Verbessert wird die Löslichkeit durch heißes Wasser bzw. durch emulgierende Eigenschaften von Begleitstoffen in der Pflanze.

Allantoin hat sich vor allem in Salben bewährt: Der Wirkstoff gelangt durch die Haut bis zu den Knochen, da auch die Haut durch ihre Phospholipide emulgierende Eigenschaften aufweist.

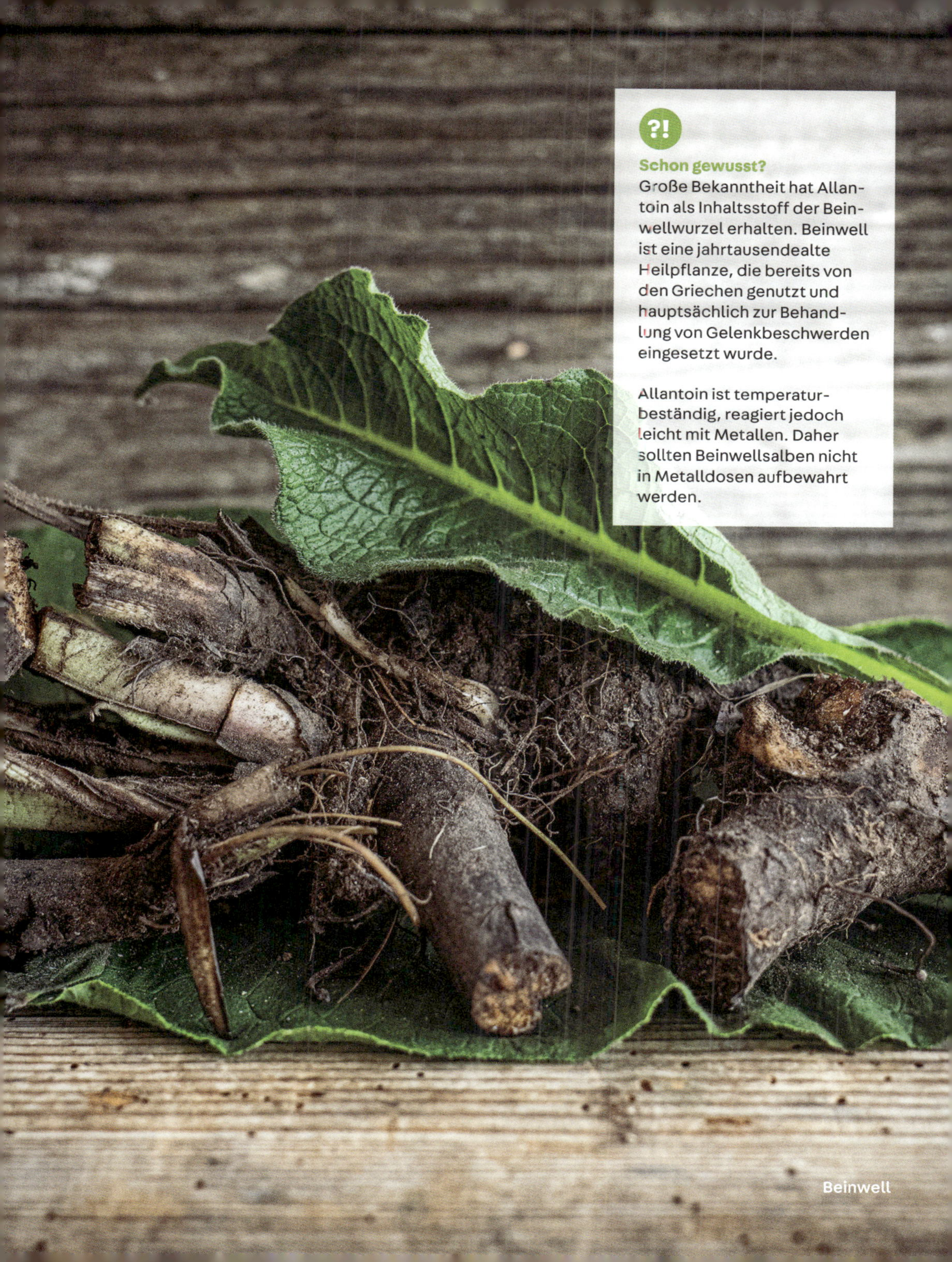

Schon gewusst?

Große Bekanntheit hat Allantoin als Inhaltsstoff der Beinwellwurzel erhalten. Beinwell ist eine jahrtausendealte Heilpflanze, die bereits von den Griechen genutzt und hauptsächlich zur Behandlung von Gelenkbeschwerden eingesetzt wurde.

Allantoin ist temperaturbeständig, reagiert jedoch leicht mit Metallen. Daher sollten Beinwellsalben nicht in Metalldosen aufbewahrt werden.

?!

Schon gewusst?
Da Betalaine nicht vollständig abgebaut werden können, wird ein Teil über den Urin wieder ausgeschieden. Beim Verzehr von Roter Bete kommt es daher zur Rotfärbung des Urins.

Zur Info
Betalaine gehören so wie Anthocyane und Carotinoide zu den pflanzlichen Farbstoffen. Betanin ist unter der Bezeichnung „E 162“ als Lebensmittelzusatzstoff zugelassen und wird als Lebensmittelfarbe verwendet.

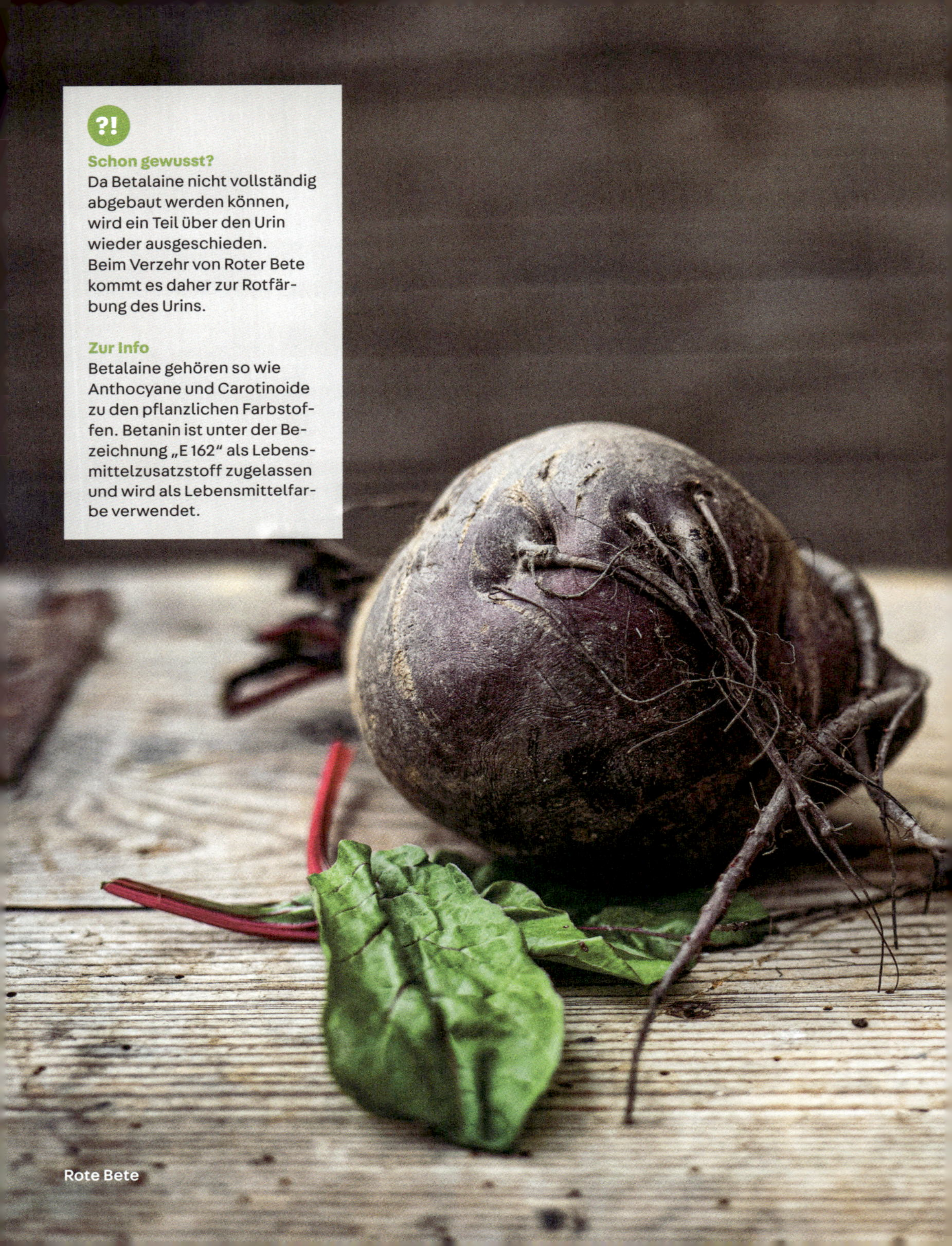

Rote Bete

Betalaine

Name: Namensgeber ist die *Beta vulgaris* (Rüben, Rote Bete).

Chemie: Betalaine sind stickstoffhaltige Verbindungen, die aus dem Aminosäurestoffwechsel stammen. Es handelt sich bei dieser Stoffgruppe um Alkaloidderivate. Im Unterschied zu den Alkaloiden haben sie jedoch keine Wirkung auf das zentrale Nervensystem.

Einteilung:
- Betacyane: rotviolett
- Betaxanthine: gelb

Dazu gehören:
- **Betanin:** Rote Bete
- **Amaranthin:** Amaranth
- **Prebetanin:** Kermesbeere
- **Inicaxanthin:** Feigenkaktus
- **Muscaaurin:** Fliegenpilz

Vorkommen: Betalaine kommen nur in der Pflanzenordnung der Nelkenartigen (*Caryophyllales*) vor. Zu finden sind sie jedoch auch in Pilzen, z. B. im Fliegenpilz.

Wirkung beim Menschen:
- antioxidativ
- antiarteriosklerotisch
- krebshemmend

So wie die meisten Pflanzenfarbstoffe sind auch Betalaine zellschützend und haben dadurch gesundheitsförderndes Potenzial.

In Pflanzen kommen Betalaine nie zusammen mit Anthocyanen vor. Im Unterschied zu den Anthocyanen ist der Farbstoff der Betalaine nicht vom pH-Wert abhängig. Gibt man auf Blaukraut (Anthocyane) etwas Zitrone oder Essig, so verändert sich die Farbe, bei Roter Bete dagegen nicht.

Löslichkeit:
- gut löslich in Wasser
- löslich in Alkohol (bis 50 %)
- unlöslich in Öl

Wirkstoffgruppen

Nicht immer werden Pflanzeninhaltsstoffe nach ihrem chemischen Aufbau eingeteilt. In der Pflanzenheilkunde geht es oft in erster Linie um die Eigenschaft bzw. Heilkraft von Wirkstoffen.

Pflanzen bzw. deren Wirkstoffe, die chemisch sehr unterschiedlich sein können, jedoch für bestimmte Eigenschaften stehen, sind:

- Adaptogene
- Antioxidantien
- ätherische Öle
- Bitterstoffe
- Glykoside
- Phytamine
- Phytoalexine
- Phytobiotika
- Phytoöstrogene
- Salvestrole

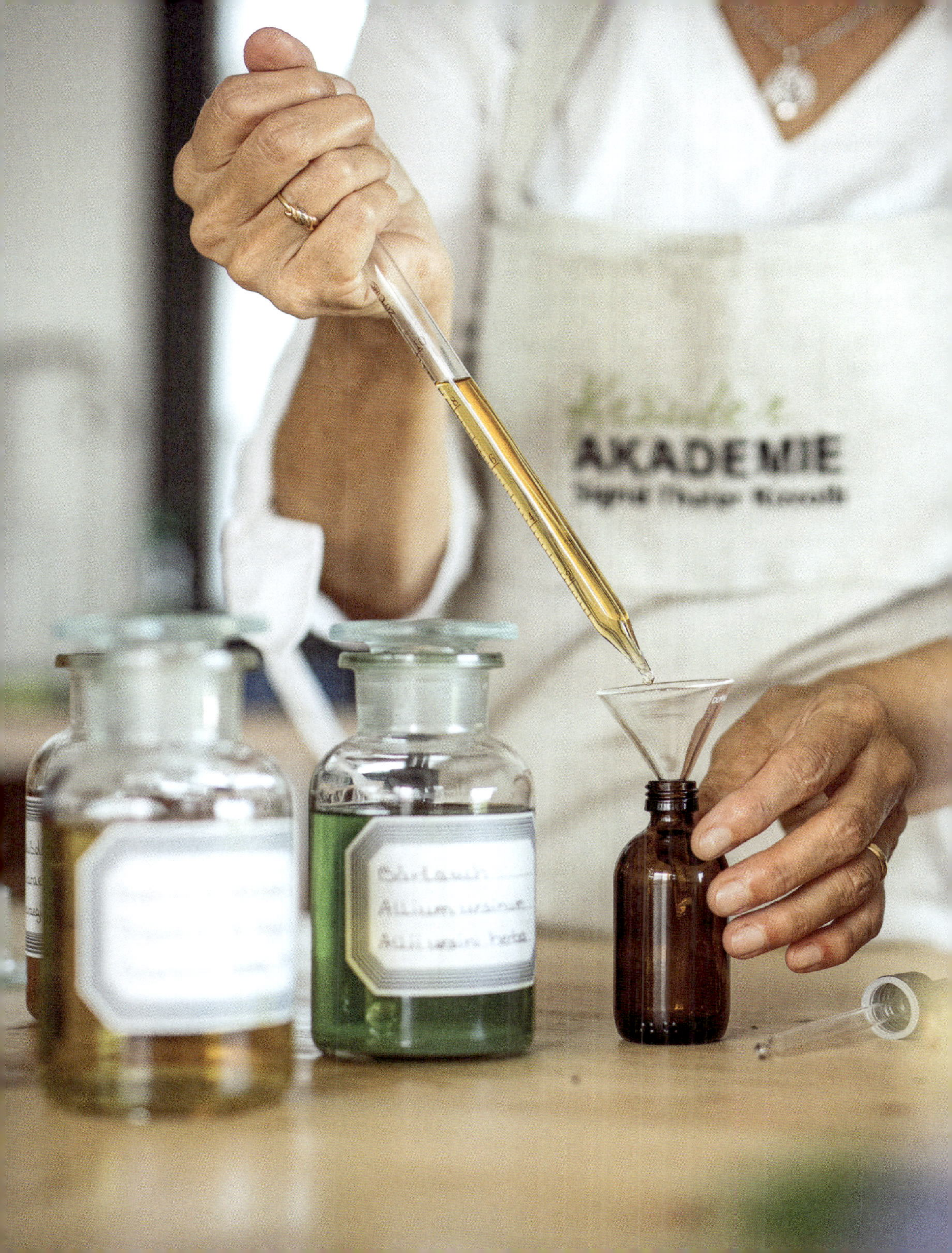
AKADEMIE

Adaptogene

Name: Das Wort Adaptogen kommt vom lateinischen „adaptare" und bedeutet „anpassen".

Eigenschaften: Adaptogene sind Pflanzen oder Pilze mit biologisch aktiven Wirkstoffen, die dem Organismus helfen, sich besser an erhöhten körperlichen wie auch emotionalen Stress anzupassen. Sie puffern Stresssituationen ab, unterstützen die Leistungsfähigkeit, lindern Erschöpfungszustände und erhöhen die Belastbarkeit. Adaptogene sind unspezifisch in ihrer Heilwirkung, sie sorgen für Ausgleich, wo auch immer dieser gebraucht wird.

Adaptogene, Tonika, Stimulanzien
Adaptogene unterscheiden sich von Tonika und Stimulanzien dadurch, dass sie nicht auf bestimmte Organe wirken, keine Nebenwirkungen haben und auch nicht zu Abhängigkeit führen. Auch wenn Adaptogene vor Müdigkeit schützen, verursachen sie keine Schlafstörungen. Nebenwirkungen von Stimulanzien wie Kaffee sind hingegen Herzrasen, Bluthochdruck und Schlafprobleme. Anders als bei Tonika und Stimulanzien soll eine durch Adaptogene erhöhte Leistungskapazität nach dem Absetzen nicht wieder sinken.

Kriterien für ein Adaptogen:
- sind unspezifisch in ihrer Wirkung, führen zum Ausgleich,
- sind ungiftig und haben keine Nebenwirkungen,
- harmonisieren die Zusammenarbeit der Organe, v. a. des Hormon- und Immunsystems,
- haben Anti-Aging-Eigenschaften,
- führen nicht zu Abhängigkeit,
- wirken auch noch nach dem Absetzen.

Vorkommen: Eines der bekanntesten Adaptogene ist Ginseng (*Panax ginseng*). *Panax* kommt aus dem Griechischen und bedeutet „Allheilmittel". Zu den Adaptogenen gehören u. a. auch die Taigawurzel, Yamswurzel, Jiaogulan sowie die Pilze Reishi und Cordyceps. Zu den heimischen Adaptogenen zählen z. B. Rosenwurz, Baldrianwurzel, Sonnenhut, Bockshornklee und Rosmarin.

Wirkung beim Menschen: Bei folgenden Problemen können Adaptogene helfen:
- Stress, körperliche und mentale Belastungen
- Konzentrationsstörungen und Müdigkeit
- Schlafstörungen
- Burnout, Depressionen und andere psychische Erkrankungen
- Bluthochdruck
- chronische Schmerzen und Entzündungen
- Gelenkschmerzen
- Impotenz/Libidoverlust
- Diabetes
- Herz- und Kreislauferkrankungen
- Grippe und Erkältung
- Auswirkungen des Alterns
- Strahlenbelastungen

Die Wirkung beruht auf ihrem Einfluss auf die Stressachse, die vom Hypothalamus über die Hypophyse bis zur Nebennierenrinde reicht. Wenn wir Stress haben, wird diese sog. HPA-Achse aktiviert (hypothalamic-pituitary-adrenal axis). Die HPA-Achse hat mittlerweile eine große Bedeutung in der Therapie von Erkrankungen, bei welchen Stress eine Rolle spielt.

Zur Info

Mit Adaptogenen meint man nicht spezielle Wirkstoffe, sondern Pflanzen, die es geschafft haben, sich an extreme oder wechselnde Bedingungen bestmöglich anzupassen. Diese Fähigkeit wirkt sich auch auf unseren Organismus positiv aus.

Das Interesse an Adaptogenen ist gerade in letzter Zeit enorm angestiegen. In Russland, Zentral- und Ostasien sind sie schon länger bekannt. Aufgrund der langen Erfahrung in den östlichen Ländern werden auch bei uns in erster Linie fernöstliche Pflanzen und Pilze als Adaptogene beschrieben. Vermehrt wird diese Kraft jedoch auch in heimischen Pflanzen erkannt.

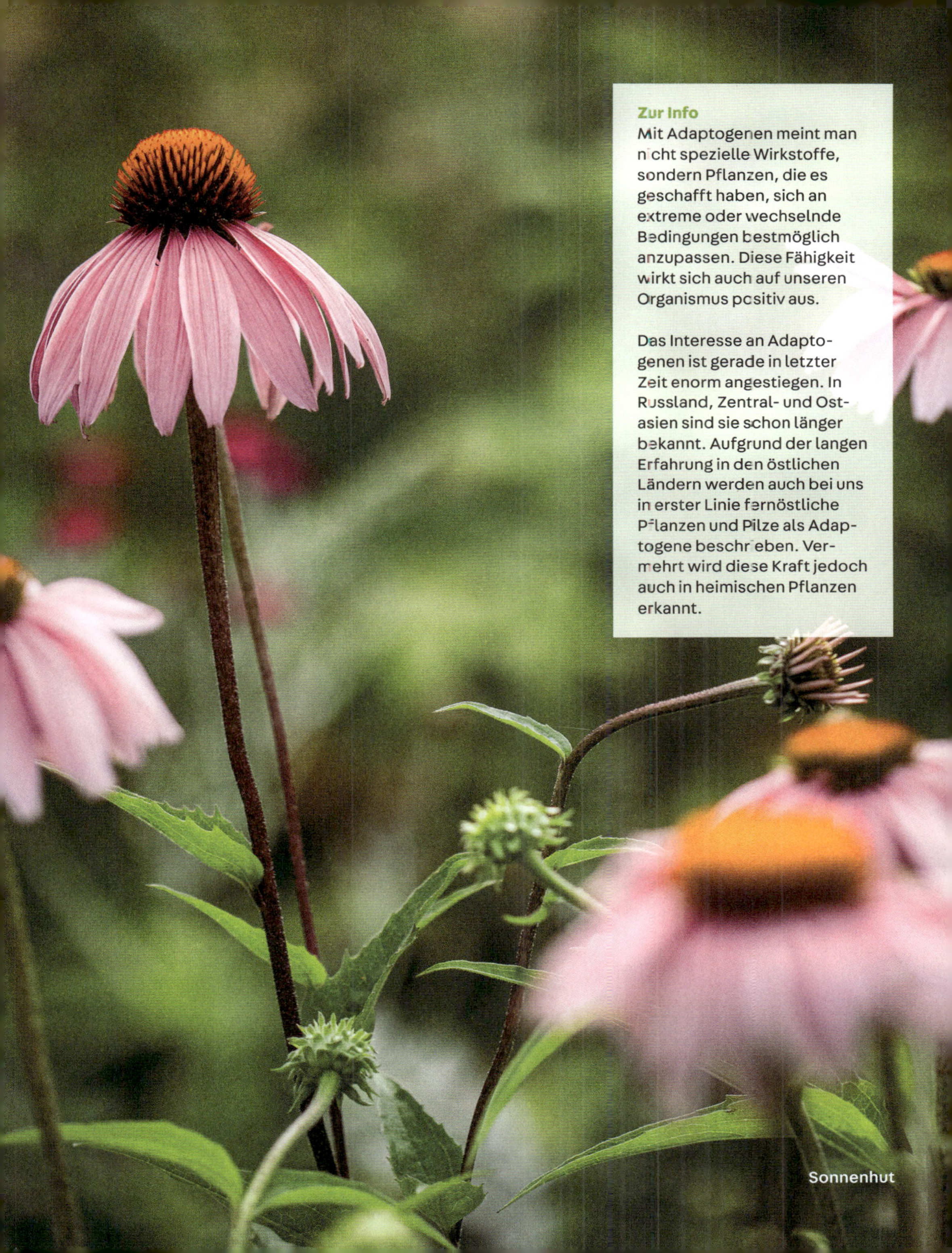

Sonnenhut

Schon gewusst?
Freie Radikale entstehen durch einen ungesunden Lebensstil (Stress, ungesunde Ernährung, Rauchen, Alkoholkonsum), aber auch durch UV-Strahlen, Umweltgifte und Elektrosmog.

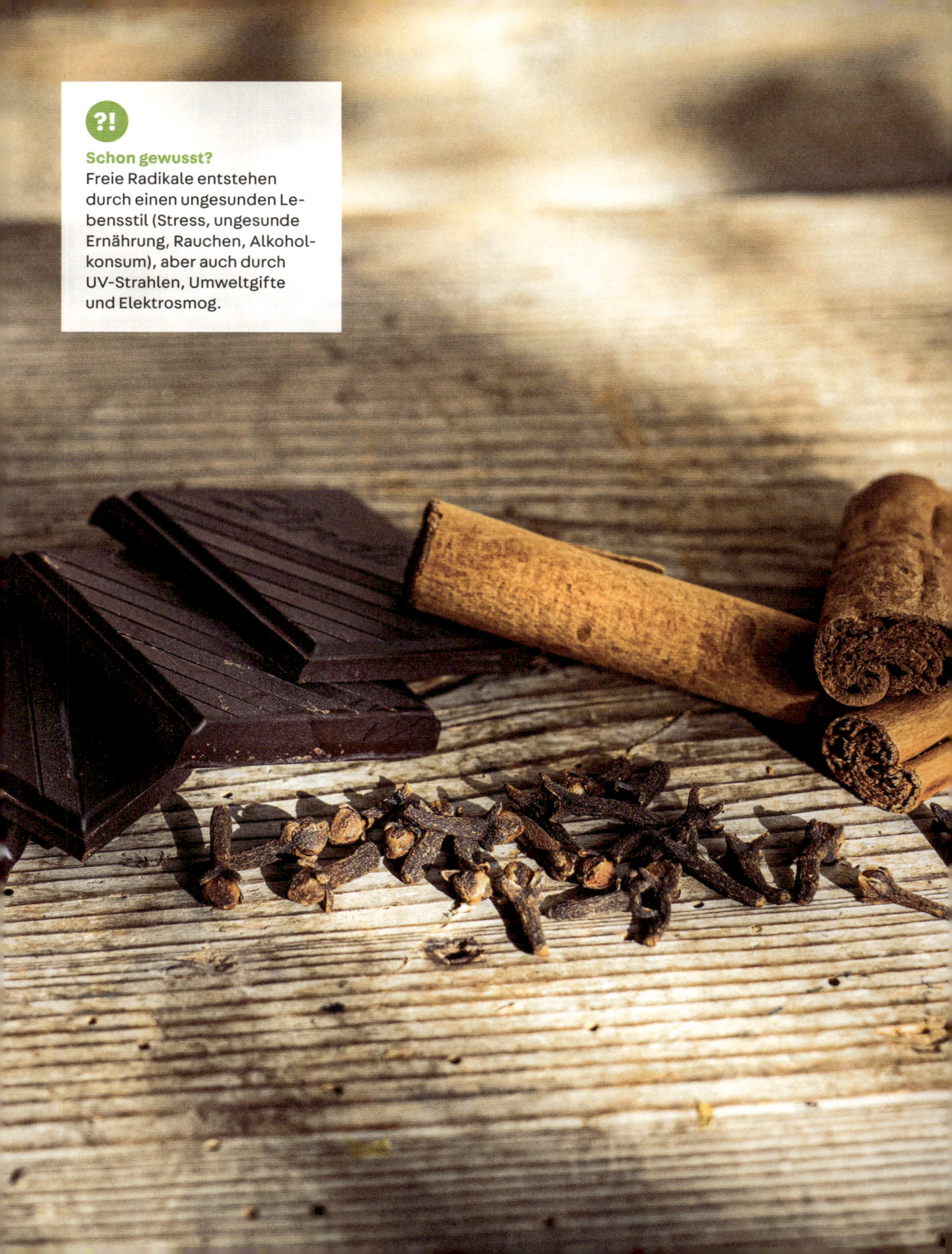

Antioxidantien

Name: Da es sich bei den Radikalen v. a. um Sauerstoffatome handelt, sind Radikalfänger als Antioxidantien bekannt.

Chemie: Radikale sind Atome oder Moleküle, die in ihrer äußersten Elektronenhülle ungepaarte Elektronen haben und dadurch sehr aktiv mit anderen Atomen oder Molekülen reagieren. Man könnte sie auch als „gierige Gesellen" bezeichnen: Im Molekül haben sie einen „Arm" frei, mit dem sie den körpereigenen Molekülen ein Elektron entreißen. Dieser Prozess wird als Oxidation bezeichnet und kann langfristig zu vorzeitiger Alterung und verschiedenen Krankheiten führen. Antioxidantien gehen bei der Oxidation dazwischen: Sie geben den hungrigen Radikalen „freiwillig" ein Elektron ab und „besänftigen" diese so. So werden die freien Radikale unschädlich gemacht.

Die wichtigsten natürlichen Antioxidantien sind:

- **Vitamine**, darunter Vitamin A, C und E
- **Mineralstoffe** wie Selen, Zink, Kupfer und Mangan
- **Chlorophyll**
- **sekundäre Pflanzenstoffe**, u. a. Polyphenole, darunter Flavonoide (z. B. Anthocyane, Flavanole, Quercetin, Resveratrol) sowie Carotinoide (z. B. Beta-Carotin, Lycopin, Lutein, Astaxanthin, Zeaxanthin) und Sulfide

Vorkommen: Antioxidantien sind v. a. in Gemüse, Obst, Nüssen und Gewürzen reichlich vorhanden. Dies belegt wiederum, wie wichtig eine gesunde pflanzenbasierte Ernährung für die Gesunderhaltung des Körpers ist.

ORAC-Wert

ORAC steht für „Oxygen Radical Absorbance Capacity", also die Fähigkeit, Sauerstoffradikale abzufangen. Der Wert gibt an, wie viele freie Radikale pro Gramm eines Lebensmittels neutralisiert werden können, beschreibt also eine chemische Eigenschaft des gemessenen Lebensmittels.
Einen hohen ORAC-Wert von über 10.000 haben z. B. dunkle Schokolade, Holunderbeeren, Walnüsse. Bei einem Wert von über 100.000 spricht man von Superantioxidantien, dazu gehören z. B. Traubenkernmehl, Zimt oder Gewürznelken. Grünkohl, Trauben, Heidelbeeren haben zwar einen viel niedrigeren ORAC-Wert, werden jedoch in größeren Mengen verzehrt als z. B. Zimt und Gewürznelken und spielen deshalb schlussendlich als antioxidative Lebensmittel eine größere Rolle.

Da es sich beim ORAC-Wert um einen reinen Laborwert handelt, sagt dieser nichts über die tatsächliche Wirkung im menschlichen Körper aus.

Alterung durch oxidativen Stress
Alterung hängt mit dem Verlust des Zellteilungspotenzials zusammen. Mit jeder Zellteilung verkürzen sich die Telomere, die Schutzstrukturen an den Enden der Chromosomen – ist ein bestimmter Punkt erreicht, kann sich die Zelle nicht mehr teilen. Durch oxidativen Stress muss sich die Zelle öfter teilen als im Normalzustand, es kommt zu vorzeitigem Altern.

Ätherische Öle

Name: Der Name kommt aus dem Griechischen (Äther = Himmelsluft).

Ätherische Öle sind **Vielstoffgemische**, man kennt mittlerweile 3.000 verschiedene Verbindungen.
Bezüglich Aufbau und Wirkung gibt es noch viele offene Fragen. Das Zusammenspiel der einzelnen Moleküle und dessen Bedeutung für die Wirkung ist noch nicht gänzlich geklärt, jedoch belegt. Die Aussage „Das Ganze ist mehr als die Summe seiner Teile" trifft bei ätherischen Ölen ins Schwarze.

Spricht man von ätherischen Ölen, so ist zu unterscheiden, ob man damit die Wirkstoffgruppe in Pflanzen meint oder reine ätherische Öle, die durch Destillation, Extraktion oder Kaltpressung gewonnen werden. Eine fachgerechte Anwendung und genaue Dosierung ist gerade bei den reinen ätherischen Ölen unabdingbar. Reine ätherische Öle sind Wirkstoffkonzentrate, bei denen es für 1 Tropfen bis zu 5 Kilogramm Pflanzenmaterial braucht.

Eigenschaften: Ätherische Öle haben einen intensiven aromatischen Duft. Es sind Stoffe, die leicht verdunsten. Im Unterschied zu fetten Ölen hinterlassen sie keinen Fettfleck. Reine ätherische Öle haben eine geringere Dichte als Wasser und müssen daher zuerst emulgiert werden, da sie sonst auf der Wasseroberfläche schwimmen, beispielsweise in einem Vollbad. Aromatika hingegen brauchen keine zusätzlichen Emulgatoren, damit ihre Wirkstoffe im Wasser gelöst werden können. Pflanzen beinhalten in ihrer großen Bandbreite an Inhaltsstoffen bereits ihre eigenen Emulgatoren.

Vorkommen: Ätherische Öle sind im gesamten Pflanzenreich verbreitet. Sie können in allen Pflanzenteilen gebildet werden, in Blüten, Blättern, Stängeln, Früchten, Wurzeln oder Rinden. Da sie auch für die Pflanze Zellgifte sind, werden sie in speziellen Ölbehältern gelagert. Hier sind sie gut geschützt und verschlossen aufbewahrt. Erst bei Verletzung der Pflanze oder beim Zerreiben der Blätter werden sie frei und entfalten ihren Duft.

Viele Pflanzenfamilien enthalten ätherische Öle, v. a. folgende:

- Lippenblütler: Thymian, Salbei, Minze, Rosmarin, Lavendel
- Doldenblütler: Fenchel, Kümmel, Anis, Petersilie, Sellerie, Liebstöckel
- Korbblütler: Kamille, Schafgarbe, Ringelblume, Arnika, Beifuß
- Kieferngewächse: Zirbe, Latsche, Fichte, Tanne, Lärche
- Rautengewächse: Zitruspflanzen

Funktion in der Pflanze: Der Pflanze dienen die ätherischen Öle zum Anlocken oder Vertreiben von Insekten, als Fraß- oder Transpirationsschutz. Zudem wirken sie auch in Pflanzen desinfizierend und keimwidrig. Die Pflanze kann ihren Gehalt an ätherischen Ölen je nach Jahres- und Tageszeit ändern und an klimatische Bedingungen anpassen.

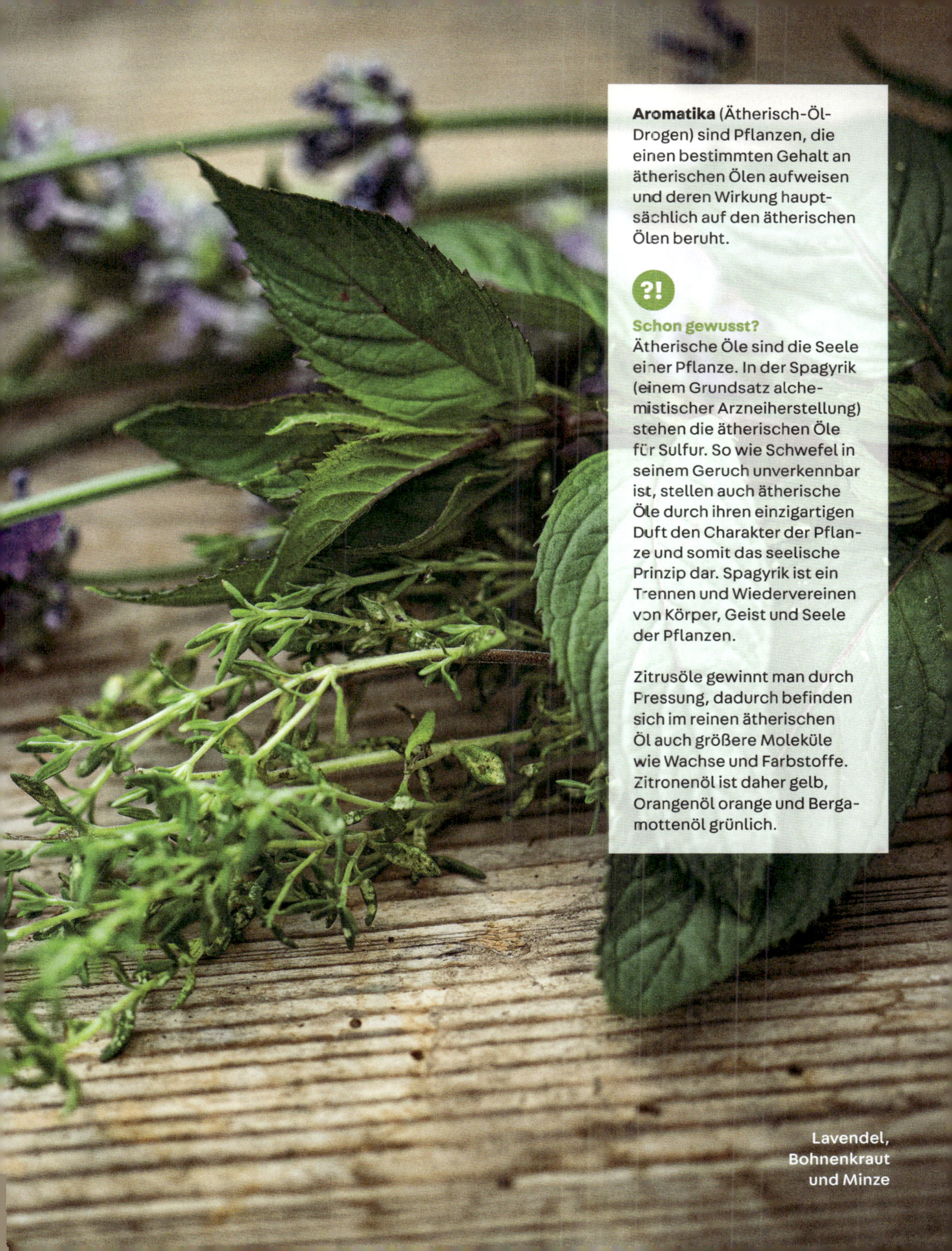

Aromatika (Ätherisch-Öl-Drogen) sind Pflanzen, die einen bestimmten Gehalt an ätherischen Ölen aufweisen und deren Wirkung hauptsächlich auf den ätherischen Ölen beruht.

?!

Schon gewusst?

Ätherische Öle sind die Seele einer Pflanze. In der Spagyrik (einem Grundsatz alchemistischer Arzneiherstellung) stehen die ätherischen Öle für Sulfur. So wie Schwefel in seinem Geruch unverkennbar ist, stellen auch ätherische Öle durch ihren einzigartigen Duft den Charakter der Pflanze und somit das seelische Prinzip dar. Spagyrik ist ein Trennen und Wiedervereinen von Körper, Geist und Seele der Pflanzen.

Zitrusöle gewinnt man durch Pressung, dadurch befinden sich im reinen ätherischen Öl auch größere Moleküle wie Wachse und Farbstoffe. Zitronenöl ist daher gelb, Orangenöl orange und Bergamottenöl grünlich.

Lavendel, Bohnenkraut und Minze

Wirkung beim Menschen:
Aromatika können ganz unterschiedliche Wirkungen haben:

- schleimlösend: Thymian, Kieferngewächse, Eukalyptus
- beruhigend: Lavendel, Melisse, Baldrian
- entzündungshemmend: Kamille, Ringelblume, Schafgarbe
- antibakteriell: Kieferngewächse, Salbei, Thymian
- durchblutungsfördernd: Rosmarin, Wacholder, Arnika
- harntreibend: Petersilie, Liebstöckel, Sellerie
- blähungswidrig: Kümmel, Fenchel, Anis
- kühlend: Minze
- wärmend: Rosmarin

Ätherische Öle werden bei Atemwegserkrankungen, Verdauungsproblemen, zur Kreislaufanregung, Beruhigung, bei Hautproblemen und vielem mehr eingesetzt. Sie sind als Kräutertee, Dampfinhalation, Badezusatz, Kräuterkissen und Einreibemittel nutzbar. Aber auch in Alkohol (Tinkturen), Öl und Essig können ätherische Öle gut ausgezogen werden. In erster Linie dienen sie jedoch aufgrund ihrer Geschmacksintensität als hervorragende Würzmittel in unserer Küche.

Vorsicht: Ätherische Öle können allergen, hautreizend, abortiv, leber- oder nierenschädigend wirken. Sie können auch Kopfschmerzen, Übelkeit und Atemnot hervorrufen. Nebenwirkungen kommen v. a. bei reinen ätherischen Ölen vor.

Löslichkeit:

- schlecht löslich in Wasser
- gut löslich in Alkohol
- gut löslich in Öl

Um die Löslichkeit der ätherischen Öle in Wasser zu verbessern, können sie mit etwas Milch, Sahne, Honig oder Salz vermischt werden.

Chemie:
Ätherische Öle werden in Pflanzen in zwei unterschiedlichen Prozessen gebildet. Man unterscheidet:

- Derivate der Terpene
- Derivate der Phenole

Den überwiegenden Teil (90 %) machen Terpene aus, und zwar v. a. Monoterpene und Sesquiterpene. Diese bestehen aus Isopren-Einheiten. Weitaus weniger häufig kommen in ätherischen Ölen aromatische Verbindungen (Phenole) vor. Dabei handelt es sich in erster Linie um Phenylpropane. Diese haben am Phenolring eine Seitenkette aus drei Kohlenstoffatomen.

Sowohl bei terpenoiden als auch bei phenolischen ätherischen Ölen bestimmen die angebundenen funktionellen Gruppen deren Wirkung. Zu den funktionellen Gruppen gehören:

- Alkohole
- Aldehyde
- Ketone
- Oxide
- Ester
- Ether

Gruppe	Wirkstoff	Pflanzen
Monoterpene	Limonen, Pinen	Zitrusfrüchte, Nadelbäume
Sesquiterpene	Chamazulen, Caryophyllen	Schafgarbe, Kamille, Melisse
Monoterpenole	Linalool, Geraniol, Citronellol	Lavendel, Rose, Rosengeranie, Thymian
Sesquiterpenole	Bisabolol, Carotol	Kamille, Karotte
Monoterpenaldehyde	Citral, Citronellal, Geranial	Melisse, Zitronenverbene
Sesquiterpenaldehyde	Farnesal	Zitronengras
Monoterpenketone	Thujon, Carvon, Fenchon, Menthon, Kampfer (= Borneon)	Wermut, Beifuß, Salbei, Kümmel, Fenchel, Minze
Sesquiterpenketone	Iron	Iris
Monoterpenoxide	1,8-Cineol	Rosmarin, Eukalyptus
Sesquiterpenoxide	Bisabololoxid	Kamille
Ester	Linalylacetat	Lavendel, Muskatellersalbei
Aromatische Alkohole	Thymol, Eugenol	Thymian, Gewürznelke
Aromatische Aldehyde	Zimtaldehyd, Salicylaldehyd	Zimt, Vanille, Mädesüß
Aromatische Ester	Methylsalicylat	Wintergrün, Stiefmütterchen
Ether	Anethol, Apiol	Anis, Petersilie
Cumarine	Alpha-Benzopyron	Tonkabohne
Furocumarine	Angelicin, Bergapten, Xanthotoxin	Engelwurz, Bergamotte, Bibernelle

?!

Schon gewusst?

An den Endungen ist oft die Zugehörigkeit zur chemischen Gruppe erkennbar.

Terpene: -en
Alkohole: -ol
Aldehyde: -al
Ketone: -on

Zur Info

In der Aromatherapie unterscheidet man bei reinen ätherischen Ölen in vielen Fällen verschiedene Chemotypen. Pflanzen entwickeln oft je nach geografischer Lage eine unterschiedliche Zusammensetzung ihrer ätherischen Öle und dadurch ein anderes Wirkspektrum. So gibt es z. B. bei *Thymus vulgaris* Varietäten, wo Thymol vorherrscht, und andere, wo Linalool den Ton angibt. Demnach unterscheidet man zwischen den Chemotypen Thymus Thymol und Thymus Linalool, obwohl die Pflanzenart dieselbe ist.

Beim Lavendel hängt die Wirkung von der Art ab. Der Echte Lavendel ist beruhigend, der Speiklavendel dagegen belebend.

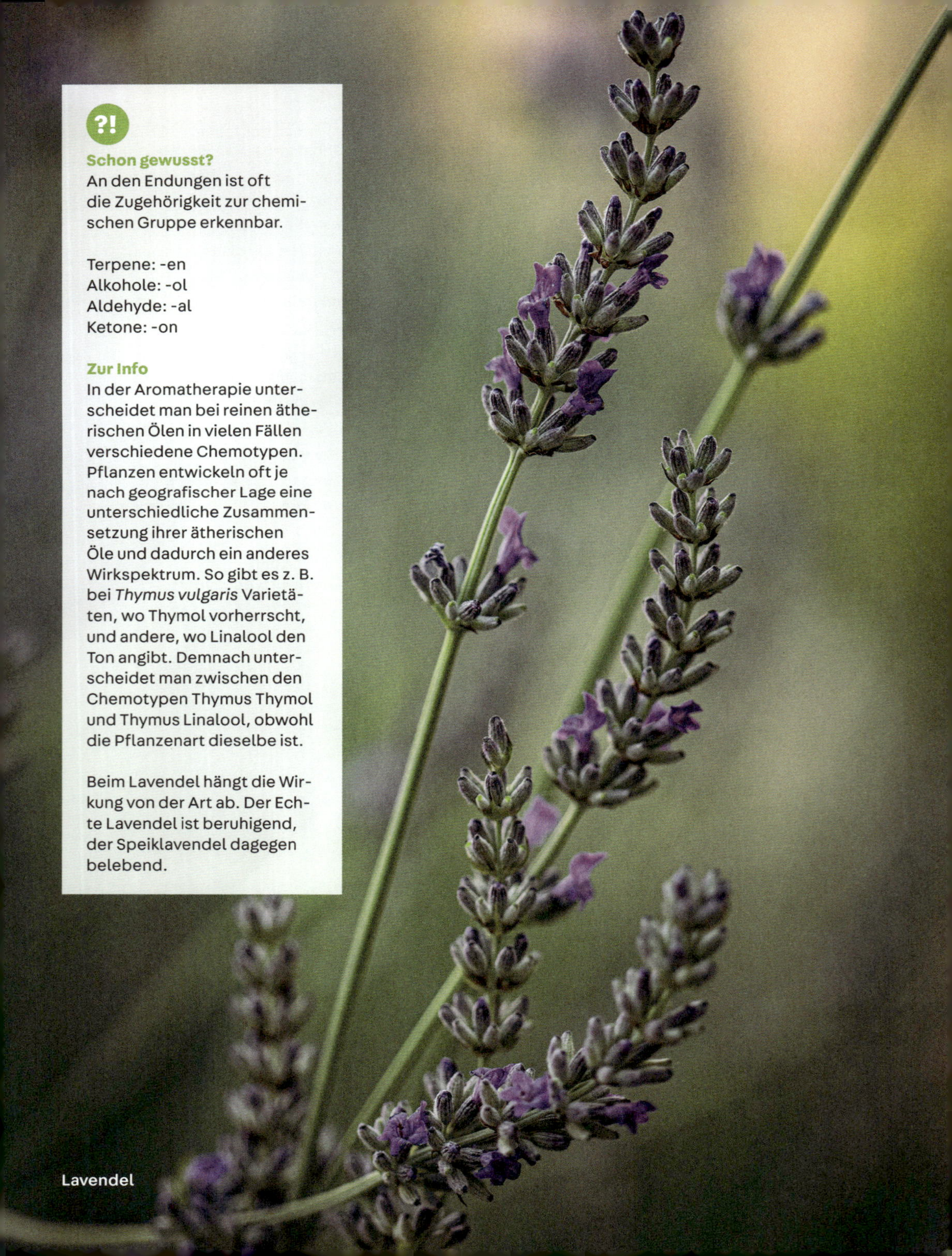

Lavendel

Monoterpene wirken geistig anregend, konzentrationsfördernd, stärken die seelische Widerstandskraft und sind angstlösend. Auf körperlicher Ebene wirken sie antiviral, antibakteriell, entzündungshemmend, schmerzstillend und immunstimulierend.

Sesquiterpene wirken ausgleichend, stärken das Selbstvertrauen, geben Kraft und Zufriedenheit. Sie sind ebenfalls entzündungshemmend und wirken sich v. a. auf Haut und Schleimhäute aus. Da sie stressausgleichend sind, helfen sie bei psychosomatischen Beschwerden.

Alkohole: Damit sind hier Monoterpenalkohole (kurz Monoterpenole) und Sesquiterpenalkohole (kurz Sesquiterpenole) gemeint. Sie wirken harmonisierend, ausgleichend und sind sehr gut verträglich. Aromatische Alkohole wirken anregend, vitalisierend und antibakteriell.
Bei zu hoher Dosierung wirken sie haut- und schleimhautreizend.

Aldehyde haben eine erfrischende und geistig anregende Wirkung, körperlich wirken sie antiviral, entzündungshemmend, fiebersenkend und stärken die Abwehrkräfte. Sie können jedoch hautreizend sein. Ihr Duft ist zitronig oder blumig. Aromatische Aldehyde kommen in Zimt und Vanille vor. Das schmerzstillende Salicylaldehyd ist ebenfalls ein aromatisches Aldehyd.

Ketone wirken zellregenerierend, vitalisierend, schleimlösend, steigern die Abwehrkräfte, einige wirken gallensaftfördernd (Menthon, Carvon). Bei zu hoher Dosierung können einige Ketone (Thujon, Pulegon) jedoch neurotoxisch, leberschädigend oder abortiv wirken.

Oxide sind konzentrationsfördernd und steigern das Durchhaltevermögen. Auf körperlicher Ebene sind sie v. a. schleimlösend und entzündungshemmend. Das bekannteste Oxid in ätherischen Ölen ist 1,8-Cineol.

Ester sind in der Aromapflege sehr beliebt, sie wirken beruhigend, angst- und krampflösend und duften blumig, fruchtig, süßlich. Sie sind gut verträglich und hautfreundlich, wirken entzündungshemmend und antimykotisch. Zu den aromatischen Estern gehört Methylsalicylat, das stark entzündungshemmend und schmerzlindernd wirkt.

Ether haben so wie Ester beruhigende und entkrampfende Wirkung, helfen bei Magen-Darm-Beschwerden wie Völlegefühl und Blähungen. In hoher Dosis könnten sie jedoch krebserregend sein oder abortiv wirken, so z. B. Apiol in Petersiliensamen.

Cumarine und **Furocumarine** kommen in destillierten ätherischen Ölen selten vor, in den gepressten ätherischen Ölen aus den Zitrusschalen sind sie dagegen zu finden. Sie wirken so wie Ester beruhigend, angst- und krampflösend. Als Nebenwirkung ist die photosensibilisierende Wirkung auf die Haut bekannt. Zu den Cumarinen mit photosensibilisierender Wirkung gehören u. a. Angelicin, Bergapten, Umbelliferon.

Bitterstoffe

Name: Es handelt sich im Allgemeinen um Pflanzeninhaltsstoffe mit bitterem Geschmack.

Chemie: Bitterstoffe sind keine einheitliche chemische Stoffgruppe. Die meisten davon findet man unter den Terpenoiden, jedoch auch bei den Polyphenolen und bei den Stickstoffhaltigen Verbindungen kommen Bitterstoffe vor.

Unsere Geschmacksrezeptoren am Zungengrund registrieren Bitterstoffe, in der Folge kommt es zu einer erhöhten Speichelsekretion; gleichzeitig regen die Bitterstoffe auch den Magen, die Leber, den Gallenfluss und die Bauchspeicheldrüse an. Dadurch wird die gesamte Verdauungstätigkeit unterstützt.

Bitterstoffe sind Hauptbestandteile vieler alter Lebenselixiere. Ein Theriak, der auch in der heutigen Zeit noch häufig für verschiedenste Beschwerden eingesetzt wird, ist der sog. Schwedenbitter.

Vorkommen: Bitterstoffe sind im Pflanzenreich weit verbreitet. Typische Bitterstofffamilien sind Korbblütler und Enziangewächse. Alle Gewürzkräuter enthalten Bitterstoffe, somit sind sie in der Familie der Lippenblütler und Doldenblütler ebenfalls stark vertreten.

Funktion in der Pflanze: Hier sind sie ein sehr wirkungsvoller Fraßschutz.

Wirkung beim Menschen:
- appetitanregend
- verdauungsfördernd
- blähungswidrig
- tonisierend
- immunstimulierend
- durchblutungsfördernd
- wärmend

Bitterstoffe sind in erster Linie appetitanregend und verdauungsfördernd. Bitterstoffe wirken zudem stärkend, das wirkt sich positiv auf Stimmung, Lebensenergie und Antriebskraft, aber auch auf das Immunsystem aus. Bitterstoffe werden v. a. bei Verdauungsbeschwerden wie Völlegefühl und Blähungen eingesetzt. Sie wirken bei Erschöpfungszuständen, Müdigkeit und schwachem Immunsystem. Nach Erkrankungen fördern sie die Rekonvaleszenz. Dementsprechend heißt es: „Was bitter schmeckt im Mund, wirkt im Magen gesund“, sowie: „Bitter macht fitter.“ Bitterstoffe machen warm, dies ist wohltuend im Winter, für ältere Menschen und ewig Frierende.

Oft wird zwischen bitterem (Bitterstoffe) und herbem Geschmack (Gerbstoffe) nicht unterschieden. Dies ist jedoch wichtig, da die Wirkung unterschiedlich ist. Ein bitterer Geschmack im Mund regt die Säftebildung an, ein herbes Gefühl trocknet dagegen aus.

Löslichkeit:
- meist gut löslich in Wasser
- gut löslich in Alkohol
- kaum löslich in Öl

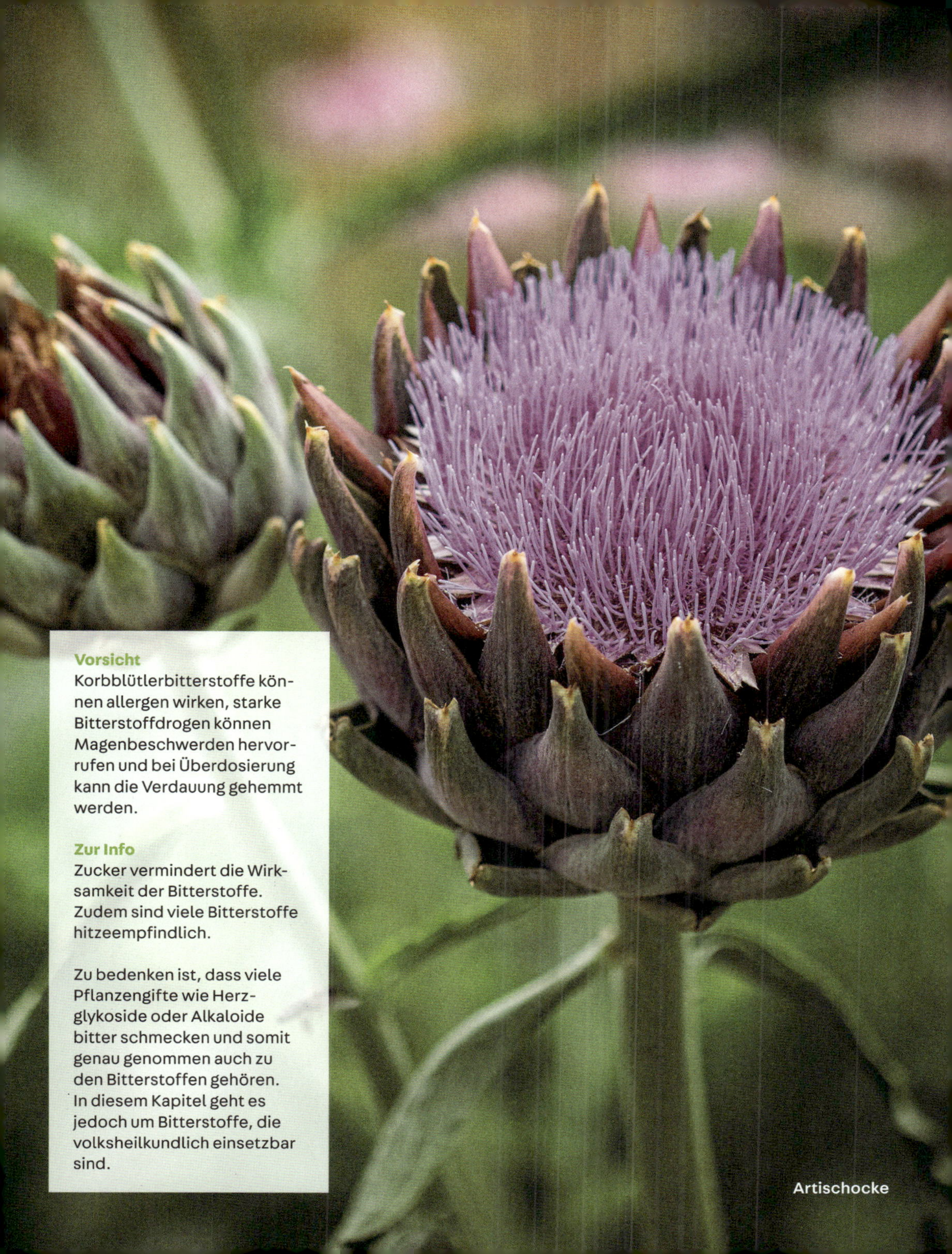

Vorsicht
Korbblütlerbitterstoffe können allergen wirken, starke Bitterstoffdrogen können Magenbeschwerden hervorrufen und bei Überdosierung kann die Verdauung gehemmt werden.

Zur Info
Zucker vermindert die Wirksamkeit der Bitterstoffe. Zudem sind viele Bitterstoffe hitzeempfindlich.

Zu bedenken ist, dass viele Pflanzengifte wie Herzglykoside oder Alkaloide bitter schmecken und somit genau genommen auch zu den Bitterstoffen gehören. In diesem Kapitel geht es jedoch um Bitterstoffe, die volksheilkundlich einsetzbar sind.

Artischocke

Bitterstoffe werden in der Phytotherapie als **Amara** bezeichnet.

Ein **Bitterwert** von 10.000 bedeutet, dass 1 g Droge in 10.000 ml (10 l) Wasser noch bitter schmeckt.

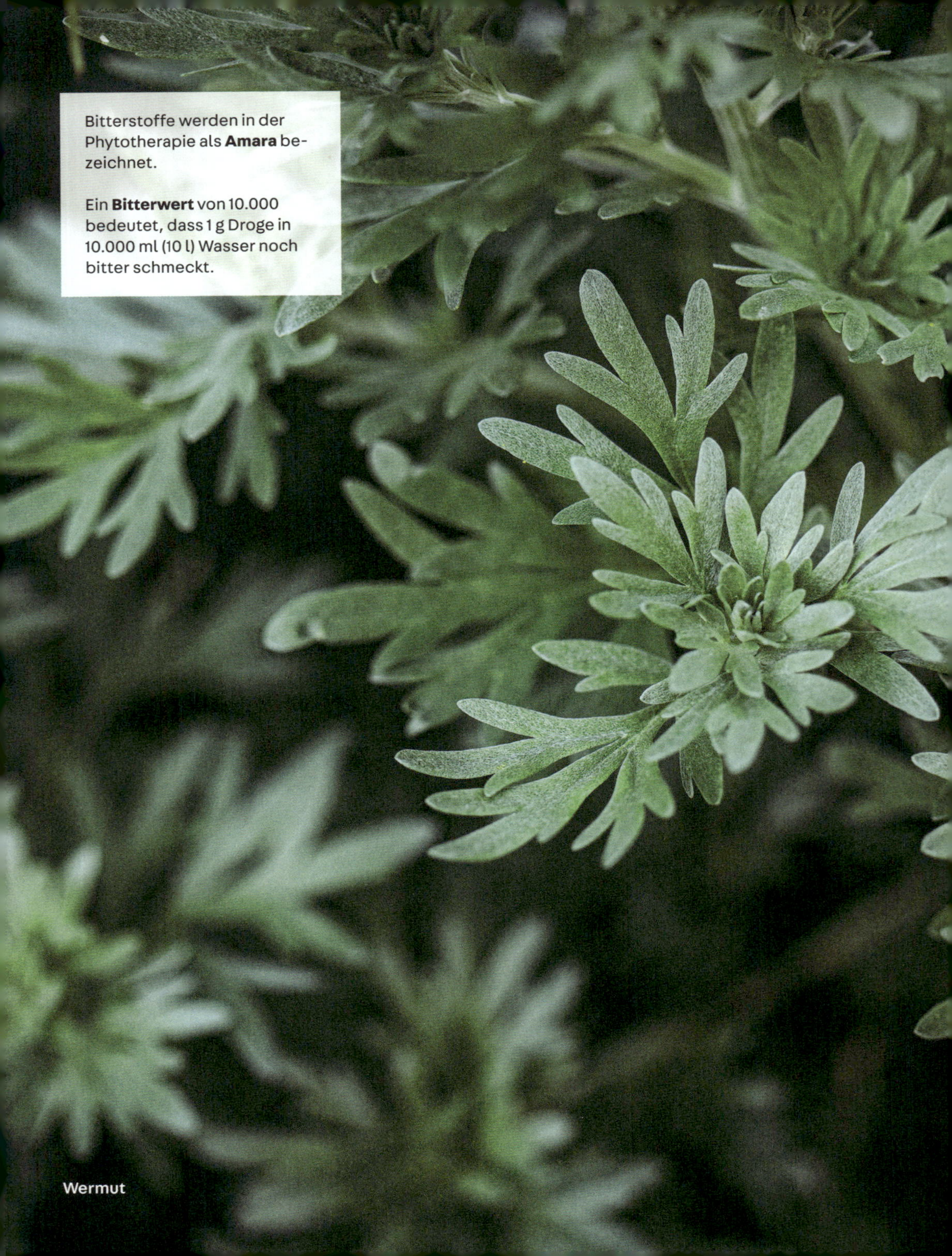

Wermut

Chemische Einteilung:
siehe Tabelle unten

Da alle ungiftigen Bitterstoffdrogen stärkend und verdauungsfördernd sind, werden sie trotz ihres unterschiedlichen chemischen Aufbaus als einheitliche Gruppe beschrieben.

Einteilung nach weiteren Verbindungen:
Amara tonica, pura: reine Bitterstoffdrogen; stärkende Wirkung steht im Vordergrund; Enzianwurzel, Fieberklee, Tausendgüldenkraut

Amara aromatica: Bitterstoffe in Kombination mit ätherischen Ölen; unterstützen v. a. die Verdauung; Angelikawurzel, Wermut, Schafgarbe

Amara adstringentia: Bitterstoffe in Kombination mit Gerbstoffen; wundheilende Eigenschaften; Chinarinde

Amara acria: Bitterstoffe in Kombination mit Scharfstoffen; u. a. durchblutungsfördernd und wärmend; Ingwer, Galgant, Gelbwurz

Amara mucilaginosa: Bitterstoffe in Kombination mit Schleimstoffen; schützen die Schleimhäute und stärken die darin befindlichen Abwehrkräfte; Isländisch Moos

Einteilung nach Bitterwert:
- unter 1.000: schwach bitter
- 1.000–10.000: mittel bitter
- über 10.000: stark bitter

- Bitterholz: 40.000–50.000
- Enzianwurzel: 10.000–25.000
- Wermutkraut: 10.000–25.000
- Artischockenblätter: 5.000–15.000
- Teufelskrallenwurzel: 5.000–15.000
- Chinarinde: 12.000
- Fieberkleeblätter: 4.000–10.000
- Tausendgüldenkraut: 2.000–10.000
- Schafgarbenkraut: 3.000–5.000
- Andornkraut: 3.000
- Benediktenkraut: 1.000–2.500
- Wegwartenwurzel: 800
- Isländisch Moos: 700
- Löwenzahnwurzel: 100

Terpenoide Bitterstoffe

Wirkstoffgruppe	Wirkstoff	Pflanzen
Iridoide	Aucubin	Spitzwegerich
Korbblütlerbitterstoffe	Helenalin	Arnika
Lippenblütlerbitterstoffe	Marrubin	Andorn
Herzglykoside	Digitoxin	Fingerhut

Nicht terpenoide Bitterstoffe

Wirkstoffgruppe	Wirkstoff	Pflanzen
Hopfenbitterstoffe	Humulon, Lupulon	Hopfen
Flavanone	Hesperidin	Zitrusfrüchte

Glykoside

Name: Ist ein Zucker an einen sekundären Pflanzenstoff gebunden, so bezeichnet man den Zucker als Glykon, den Wirkstoff als Aglykon und die Verbindung als Glykosid.

Chemie: Glykoside sind Pflanzenstoffe, die an Zucker gebunden sind. Erst wenn Enzyme oder Mikroorganismen den Zucker abspalten, tritt der Wirkstoff in Aktion. Glykoside und die spaltenden Enzyme (Glykosidasen) werden in der intakten Pflanzenzelle getrennt gelagert. Erst durch Verletzung der Pflanze (pflücken, schneiden, reiben, trocknen, gefressen werden) gelangt das Enzym zum Glykosid und spaltet den Zucker ab. Der Wirkstoff der Glykoside ist meist der zuckerfreie Teil, also das Aglykon.

Der Name der Verbindung (Glykosid) unterscheidet sich oft deutlich und oft nur geringfügig vom Namen des Wirkstoffs (Aglykon). Beispiele dafür sind:

Glykosid (Wirkstoff + Zucker)	Aglykon (Wirkstoff)
Amygdalin	Mandelsäure
Anthocyane	Anthocyanidine
Anthranoidglykoside	Anthranoide, Emodine
Arbutin	Hydrochinon
Aucubin	Aucubigenin
Cumaringlykoside	Cumarine
Digitoxin	Digitoxigenin
Flavonoidglykoside	Flavonoide
Glucosinolate	Senföle
Harpagosid	Harpagid
Rutin	Quercetin
Salicin	Saligenin
Saponine	Sapogenine
Vitexin	Apigenin

Vorkommen: Glykoside kommen im Pflanzenreich sehr häufig vor. In allen drei Wirkstoffgruppen (Polyphenole, Terpenoide, Stickstoff- und schwefelhaltige Verbindungen) kommen verschiedene Wirkstoffe als Glykoside vor, andere dagegen sind nicht glykosidisch gebunden.

Funktion in der Pflanze:

- **Entgiftung:** Glykoside sind im Unterschied zum Aglykon wasserlöslich, wodurch die Pflanze toxische Stoffe besser ausscheiden kann.
- **Stabilisierung:** Verschiedene Wirkstoffe wie z. B. Farb- oder Geruchsstoffe werden durch die Glykosilierung stabilisiert.
- **Speicherung von Giftstoffen:** Durch die Glykosilierung speichert die Pflanze Giftstoffe, ohne sich selbst zu vergiften.

Löslichkeit: Glykoside sind relativ gut wasserlöslich. Der Wirkstoff ohne Zucker (Aglykon) ist meist weniger gut wasserlöslich. Senfölglykosid ist beispielsweise gut wasserlöslich, das Senföl ohne Zucker hingegen weniger. Anthocyane sind glykosidisch gebunden, daher gut wasserlöslich; Anthocyanidine hingegen gehören nicht zu den Glykosiden, verbinden sich zu OPC-Komplexen und werden dadurch wasserunlöslich.

?!

Schon gewusst?
Amygdalin wurde als erstes Glykosid von den französischen Chemikern Pierre-Jean Robiquet und Antoine François Boutron Charlard im Jahr 1830 identifiziert.

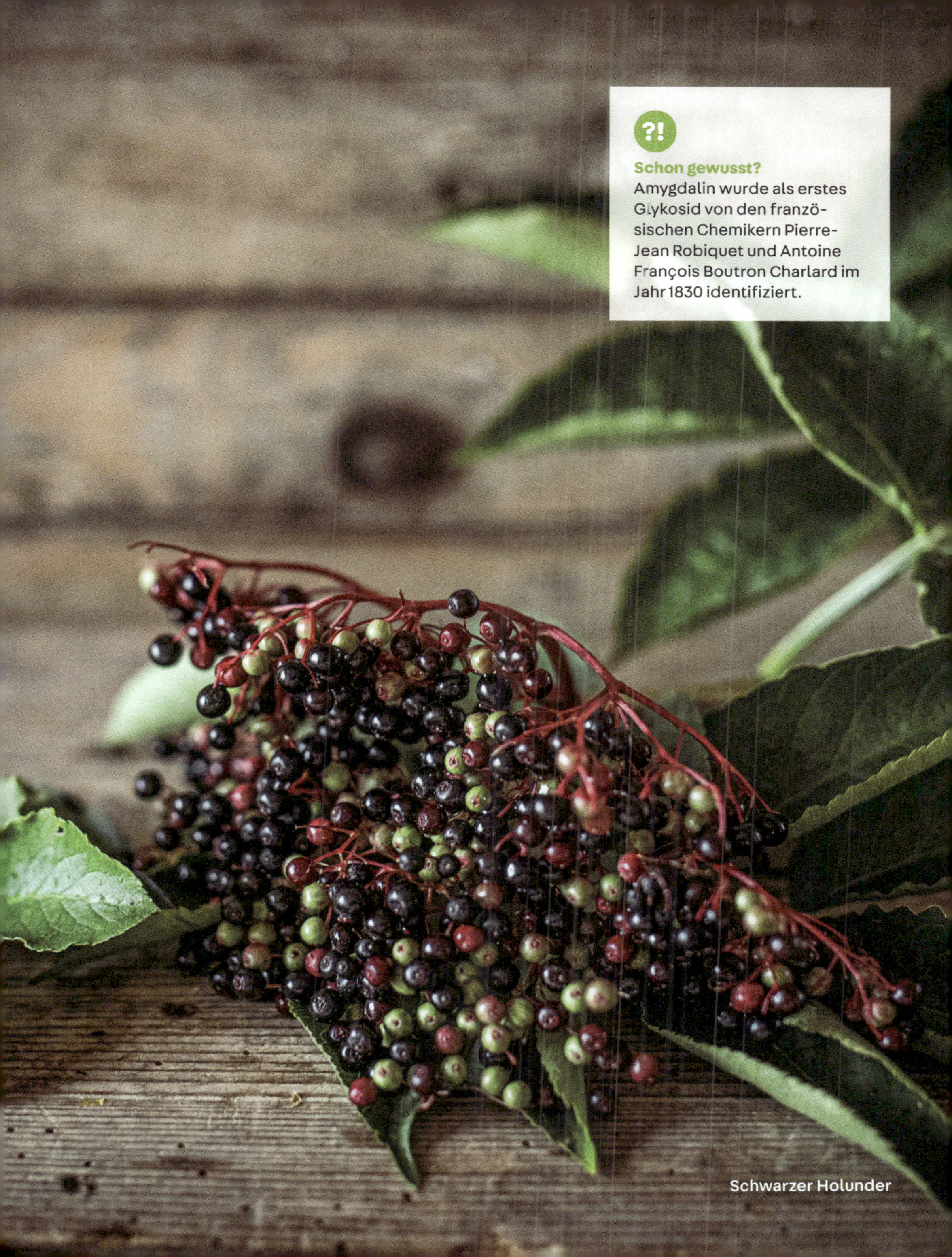

Schwarzer Holunder

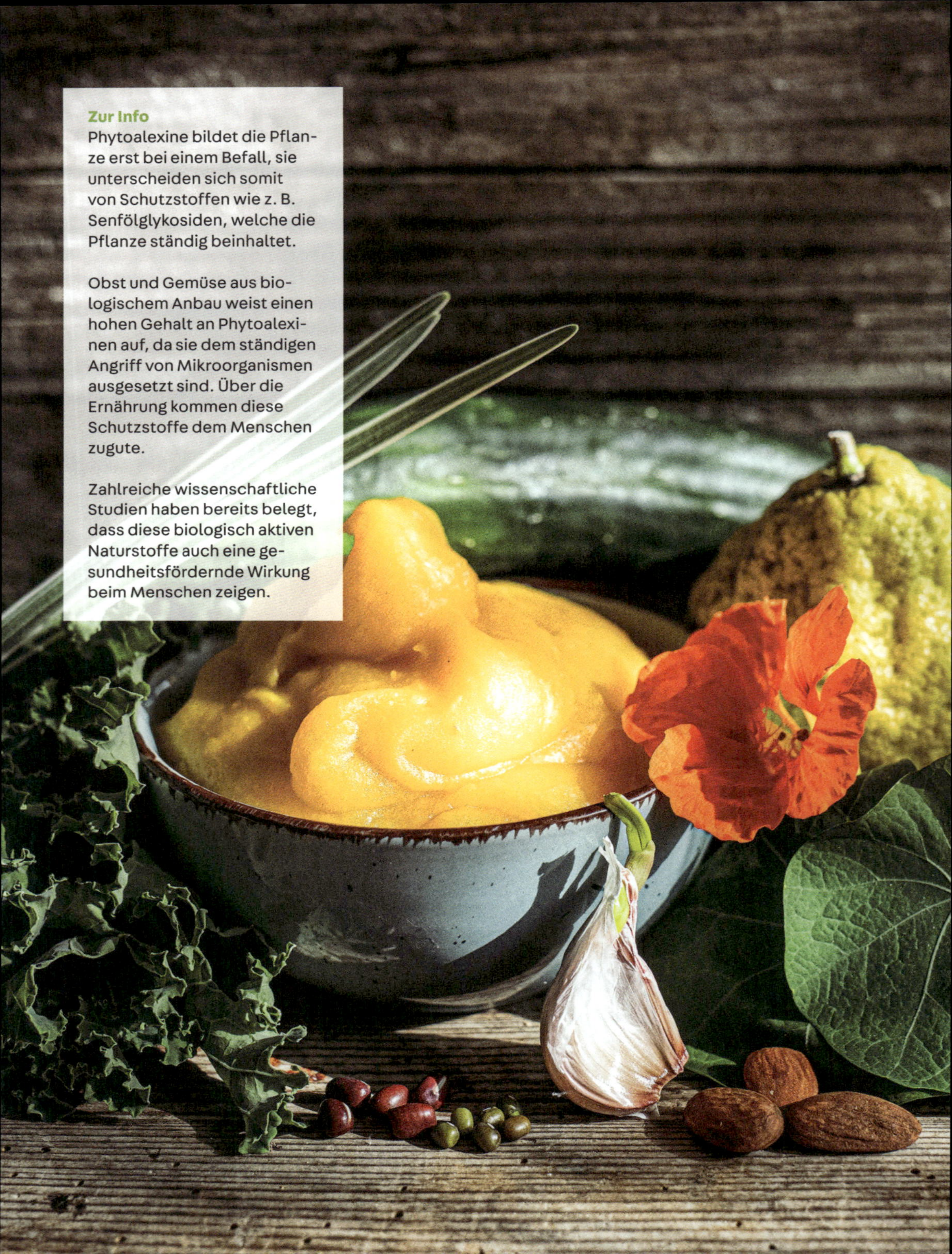

Zur Info
Phytoalexine bildet die Pflanze erst bei einem Befall, sie unterscheiden sich somit von Schutzstoffen wie z. B. Senfölglykosiden, welche die Pflanze ständig beinhaltet.

Obst und Gemüse aus biologischem Anbau weist einen hohen Gehalt an Phytoalexinen auf, da sie dem ständigen Angriff von Mikroorganismen ausgesetzt sind. Über die Ernährung kommen diese Schutzstoffe dem Menschen zugute.

Zahlreiche wissenschaftliche Studien haben bereits belegt, dass diese biologisch aktiven Naturstoffe auch eine gesundheitsfördernde Wirkung beim Menschen zeigen.

Phytamine

Substanzen, die sowohl ernährungsphysiologische als auch pharmakologische Bedeutung haben, werden als Phytamine bezeichnet. Die Einnahme von sekundären Pflanzenstoffen mit der Nahrung gewinnt zunehmend an Bedeutung. Phytamine zählen nicht zu den essenziellen Nährstoffen, haben aber einen hohen Stellenwert in der Prävention von Zivilisationskrankheiten wie Krebs oder Herz-Kreislauf-Erkrankungen. Untersuchungen ergaben, dass ein hoher Anteil pflanzlicher Lebensmittel (Obst und Gemüse) in der täglichen Ernährung der Gesunderhaltung dient. Von Vorteil ist dabei die Vielfalt und Abwechslung. Schon Hippokrates wusste: „Lasst eure Heilmittel Nahrungsmittel sein und eure Nahrungsmittel Heilmittel."

Zu den Phytaminen zählen v. a.
- Polyphenole
- Alliine
- Senföle
- Carotinoide
- Chlorophyll

Vielfach steht der Begriff stellvertretend für alle sekundären Pflanzenstoffe. Spricht man jedoch von sekundären Pflanzenstoffen, dann zählen dazu auch Alkaloide und Herzglykoside, die für die Ernährung keine Bedeutung haben.

Phytoalexine

Das Wort Phytoalexine kommt vom griechischen „phyto" (= Pflanze) und „alekein" (= abwehren). Es handelt sich um antimikrobielle Stoffe, die unmittelbar nach einer Schädigung – etwa durch Bakterien, Pilze, Insekten, UV-Licht oder Schwermetalle – von der Pflanze produziert werden. Phytoalexine sind somit spezielle Schutzstoffe, die in gesunden Pflanzen nicht oder nur in sehr geringer Konzentration vorkommen. Sie sind ca. 24 Stunden nach erfolgter Infektion in den betroffenen pflanzlichen Geweben nachweisbar. Mittlerweile sind mehrere Hundert Phytoalexine bekannt.

Phytoalexine finden sich in verschiedenen Stoffklassen, dazu gehören:
- Flavonoide
- Stilbene
- Terpenoide
- Alkaloide
- Polyine

Jede Pflanzenfamilie verfügt über charakteristische Phytoalexine. Korbblütler bilden v. a. Polyine und Terpenoide, Hülsenfrüchtler Isoflavone (Flavonoide), Doldenblütler Cumarine und Polyine.

Salvestrole

Der Begriff Salvestrole wurde 2002 vom medizinischen Chemiker Gerard A. Potter eingeführt und kommt von „salvare" (= heilen, retten). Zu den Salvestrolen gehören Phytoalexine, d. h. pflanzliche Abwehrstoffe, die in den letzten Jahren in der Phytomedizin große Aufmerksamkeit erlangten. Da sie in erster Linie über eine gesunde Ernährung aufgenommen werden, gehören sie auch zu den Phytaminen. Die vielversprechende Bedeutung der Salvestrole liegt in der natürlichen Unterstützung bei Krebs. Bisher sind ca. 50 verschiedene Salvestrole nachgewiesen, zu den bekanntesten unter ihnen gehört Resveratrol.

Phytobiotika

Phytobiotika bzw. pflanzliche Antiinfektiva sind moderne Begriffe für pflanzliche Antibiotika, d. h. pflanzliche Substanzen, die wirksam gegen Bakterien sind.

Zu den Phytobiotika gehören:

- ätherische Öle
- Alliine
- Arbutin
- Aucubin
- Senföle
- Flechtensäuren
- Hyperforin

Vorteile gegenüber synthetischen Antibiotika:

- großes Wirkungsspektrum
- Wirkung gegen Bakterien, aber auch Viren und Pilze
- keine Resistenzbildung
- kaum Schädigung des Mikrobioms
- häufig positiver Einfluss auf Immunsystem

Nachteil gegenüber synthetischen Antibiotika:

- deutlich schwächere Wirkung

Phytoöstrogene

Dabei handelt es sich um eine Gruppe von phenolischen Pflanzenstoffen, die dem menschlichen Sexualhormon Östrogen in Aufbau und Wirkung ähnlich sind. Es sind also Pflanzenstoffe mit Hormonwirkung. Sie sind in der Natur weit verbreitet und somit häufig Bestandteil pflanzlicher Nahrung (Phytamine).

Dazu gehören:

- Kämpferol (Flavonoid): viele Obst- und Gemüsesorten
- Isoflavonoide: Hülsenfrüchte
- Stilbene: Rhaponticin
- Lignane: alle Getreidesorten, ölhaltige Früchte und Samen, Stein- und Beerenobst, viele Gemüsesorten, Hopfen
- Cumestane: Gemüsekeimlinge, Klee- oder Sojasprossen

Phytoöstrogene haben einen modulierenden Einfluss auf den Hormonhaushalt: Sie können Östrogenrezeptoren sowohl aktivieren als auch blockieren, besitzen also zugleich östrogene als auch antiöstrogene Wirkung. Außerdem wirken Phytoöstrogene antioxidativ und antikanzerogen (schützen vor hormonabhängigen Krebsarten, z. B. Gebärmutterhals-, Brust- und Prostatakrebs, sowie Dickdarmkrebs).

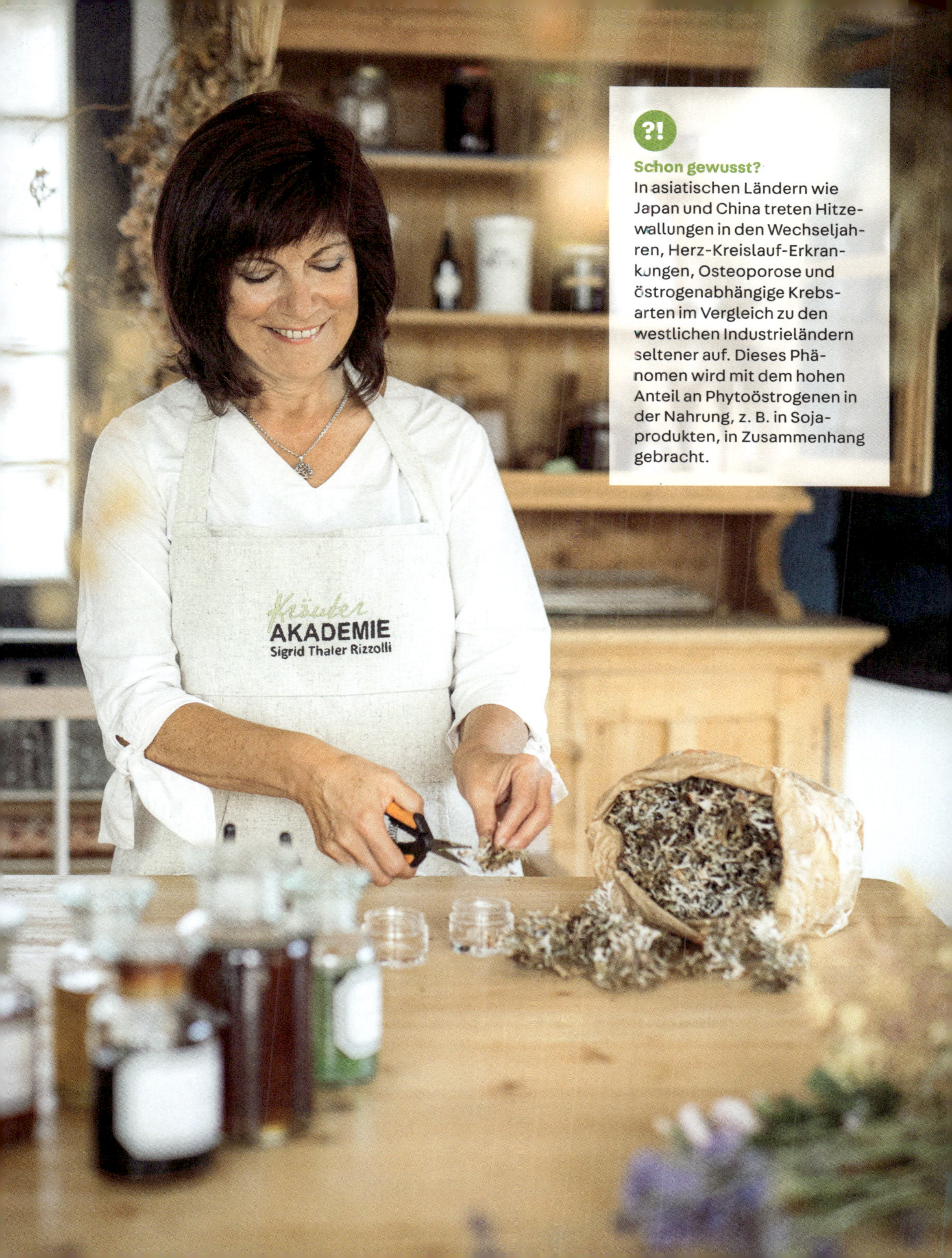

?!

Schon gewusst?
In asiatischen Ländern wie Japan und China treten Hitzewallungen in den Wechseljahren, Herz-Kreislauf-Erkrankungen, Osteoporose und östrogenabhängige Krebsarten im Vergleich zu den westlichen Industrieländern seltener auf. Dieses Phänomen wird mit dem hohen Anteil an Phytoöstrogenen in der Nahrung, z. B. in Sojaprodukten, in Zusammenhang gebracht.

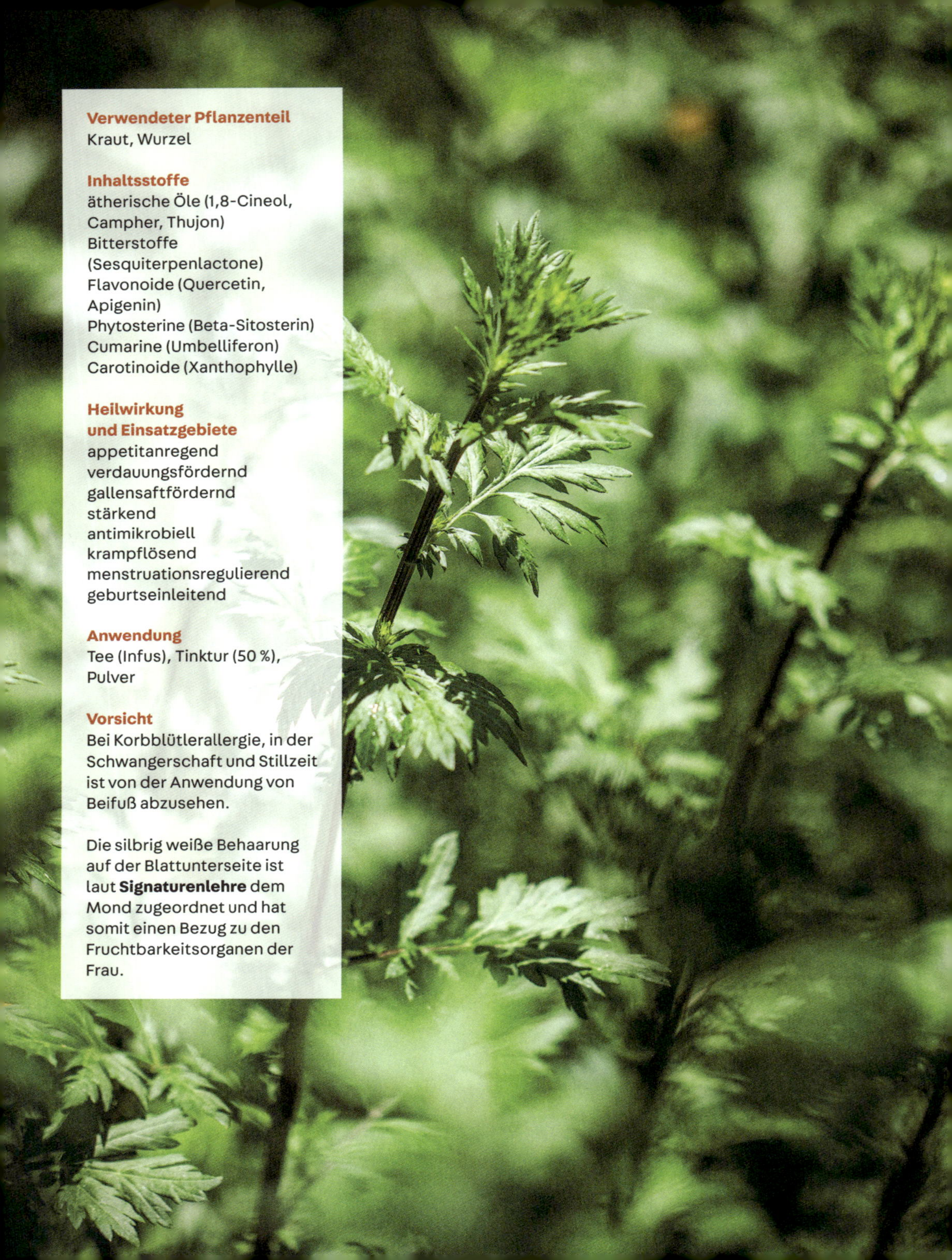

Verwendeter Pflanzenteil
Kraut, Wurzel

Inhaltsstoffe
ätherische Öle (1,8-Cineol, Campher, Thujon)
Bitterstoffe (Sesquiterpenlactone)
Flavonoide (Quercetin, Apigenin)
Phytosterine (Beta-Sitosterin)
Cumarine (Umbelliferon)
Carotinoide (Xanthophylle)

Heilwirkung und Einsatzgebiete
appetitanregend
verdauungsfördernd
gallensaftfördernd
stärkend
antimikrobiell
krampflösend
menstruationsregulierend
geburtseinleitend

Anwendung
Tee (Infus), Tinktur (50 %), Pulver

Vorsicht
Bei Korbblütlerallergie, in der Schwangerschaft und Stillzeit ist von der Anwendung von Beifuß abzusehen.

Die silbrig weiße Behaarung auf der Blattunterseite ist laut **Signaturenlehre** dem Mond zugeordnet und hat somit einen Bezug zu den Fruchtbarkeitsorganen der Frau.

Pflanzen-monografien

Beifuß
Artemisia vulgaris

Familie: Korbblütler – Asteraceae

„Bist du schlecht bei Fuß, dann nehme den Beifuß."

Der Name Beifuß stammt daher, dass sich die Leute früher bei langen Fußmärschen die Blätter dieser Pflanze in die Sandalen – also „bei Fuß" – legten, um nicht so schnell zu ermüden.
Der botanische Name *Artemisia* sagt uns, dass der Beifuß der Göttin Artemis geweiht war, die als Schutzherrin aller Kräuterkundigen, v. a. aber der Gebärenden und Hebammen galt. Artemis war jedoch auch als Liebes- und Fruchtbarkeitsgöttin bekannt.
Zur Gattung *Artemisia* gehören auch Wermut, Estragon und Eberraute, alles Kräuter, die reich an ätherischen Ölen und Bitterstoffen sind.

Mythologie/Brauchtum

Besonders zu Johanni (24. Juni) sprach man der Pflanze eine große magische Wirkung zu. Zu den Sonnwendfeuern wurden aus dem Beifußkraut Gürtel gewunden, die sich die Kelten umlegten, bevor sie um das Feuer tanzten. Danach wurden die Bänder zum Schutz vor Krankheiten in die Flammen geworfen. In der Glut sollten alle bösen Einflüsse verbrennen und die Gesundheit galt wieder für ein Jahr gesichert. Auch im Kräuterbuschen zu Mariä Himmelfahrt darf Beifuß nicht fehlen. Wer Beifuß im Haus hat, dem kann dem Volksglauben nach der Teufel nichts anhaben. Beifuß ist schon seit jeher eine der bekanntesten Räucherpflanzen.

Heilkraft

Beifuß ist als Bitterstoffpflanze ein beliebtes Gewürz und unterstützt die Fettverdauung. Die Gallentätigkeit wird angeregt und bei längerfristiger Einnahme zeigt Beifuß eine leberregenerierende Wirkung. Beifuß kann als Histamin-Antagonist bei histaminreichen Speisen als Würzmittel eingesetzt werden. Daneben hat Beifuß menstruationsregulierende Wirkung, beschleunigt die Geburt und hilft dabei, die Nachgeburt auszutreiben. Verantwortlich dafür sind hier die Flavonoide, die leicht östrogenartig wirken. Aus den Blättern wird ein ätherisches Öl gewonnen, das als Insektenabwehrmittel verwendet werden kann.

Kräuterkissen

- Beifußblätter
- Gänsefingerkraut
- Lavendelblüten

Die getrockneten Kräuter zu gleichen Teilen in ein Kissen füllen. Vor Gebrauch über Dampf ca. 15 Minuten erwärmen. Die krampflösende Wirkung ist v. a. bei Menstruationsschmerzen sehr hilfreich. Das warme Kräuterkissen hilft auch bei Verspannungen und sorgt für einen tiefen und erholsamen Schlaf.

Beinwell
Symphytum officinale

Familie: Raublattgewächse – Boraginaceae

„An Arnika und Beinwell denke, schmerzen Muskeln und Gelenke!"

Der Name Beinwell und der alte Name Wallwurz kommt von „wallen", womit „zusammenwachsen" gemeint ist. Auch der botanische Name *Symphytum* bedeutet „zuheilen". Da sich Auszüge von Beinwell tiefschwarz verfärben, wird die Pflanze auch Schwarzwurzel genannt. Dies kann jedoch zu Verwechslungen mit dem Korbblütler Schwarzwurzel führen, den man aus der Küche kennt.

Mythologie/Brauchtum

Beinwell hat eine sehr alte Tradition als Heilmittel. In den Schriften vieler berühmter Heilkundiger wird er als Mittel zur Heilung von Wunden und Knochenbrüchen erwähnt. Hildegard von Bingen und Paracelsus nannten die Pflanze „Consolida", was sich vom lateinischen Wort „consolidare" (= befestigen) herleitet. Beinwell wurde jedoch nicht nur in der Volksheilkunde genutzt. Eine Bauernweisheit besagt, dass Beinwell das Wachstum von verschiedenen Kulturpflanzen unterstützt.

Heilkraft

Die Heilkraft des Beinwells liegt v. a. in der Wurzel. Die Schleimstoffe wirken reizlindernd, die Saponine desinfizierend, die Gerbstoffe und Glykopeptide entzündungshemmend und schmerzlindernd, das Cholin abschwellend und hämatomresorbierend, das Allantoin wundheilend und knochenbildend und die Kieselsäure gewebestärkend. Beinwell hat somit eine geballte Heilkraft bei Prellungen, Zerrungen, Verstauchungen, Blutergüssen, Knochenverletzungen und rheumatischen Beschwerden. Angewendet wird Beinwell meist als Salbe. Bei eingegipsten Knochenbrüchen empfiehlt sich die innerliche Einnahme von Beinwell als Homöopathikum.

Arnika-Beinwell-Salbe

- 5 g getrocknete Arnikablüten
- 20 g Beinwellwurzeln
- 200 ml Olivenöl
- 20 g Pflanzenfett (Kakaobutter oder Kokosfett)
- 20 g Bienenwachs
- 10 ml Beinwelltinktur
- 10 ml Arnikatinktur
- 20 Tropfen ätherisches Lavendelöl

Arnikablüten und die klein geschnittenen Beinwellwurzeln mindestens 1 Stunde lang im erwärmten Öl (ca. 60 bis 70 °C) ausziehen lassen. Abfiltern, Pflanzenfett, Bienenwachs und die Tinkturen dazugeben, leicht erwärmen, bis das Wachs schmilzt. Zum Schluss das ätherische Öl einrühren, in Salbentiegel abfüllen, auskühlen lassen und verschließen.

Signatur

Der Signaturenlehre nach verleiht Beinwell Struktur und Festigkeit. Dreht man das Beinwellblatt um, so zeigen die Blattnerven eine deutliche Vernetzung.

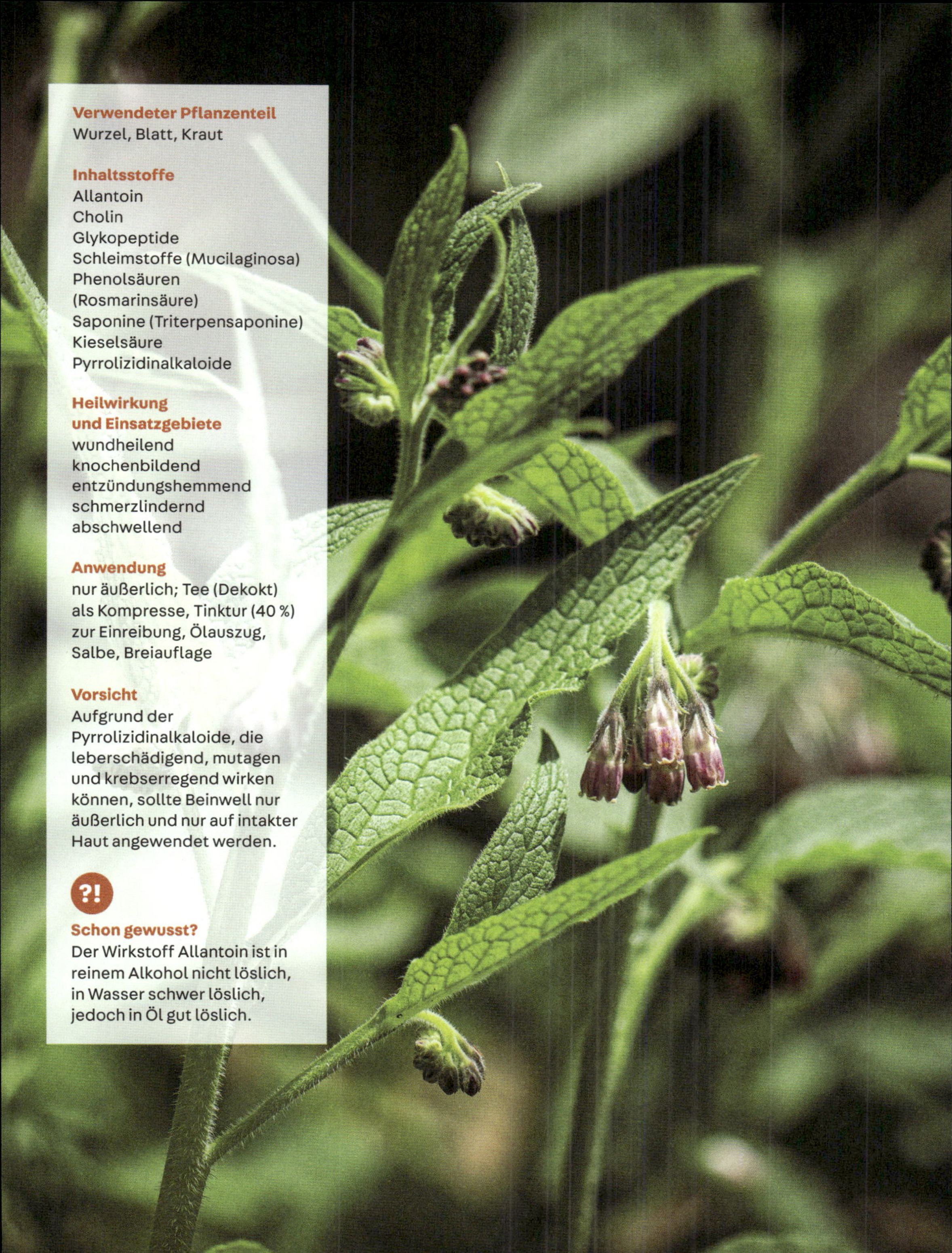

Verwendeter Pflanzenteil
Wurzel, Blatt, Kraut

Inhaltsstoffe
Allantoin
Cholin
Glykopeptide
Schleimstoffe (Mucilaginosa)
Phenolsäuren (Rosmarinsäure)
Saponine (Triterpensaponine)
Kieselsäure
Pyrrolizidinalkaloide

Heilwirkung und Einsatzgebiete
wundheilend
knochenbildend
entzündungshemmend
schmerzlindernd
abschwellend

Anwendung
nur äußerlich; Tee (Dekokt) als Kompresse, Tinktur (40 %) zur Einreibung, Ölauszug, Salbe, Breiauflage

Vorsicht
Aufgrund der Pyrrolizidinalkaloide, die leberschädigend, mutagen und krebserregend wirken können, sollte Beinwell nur äußerlich und nur auf intakter Haut angewendet werden.

?!

Schon gewusst?
Der Wirkstoff Allantoin ist in reinem Alkohol nicht löslich, in Wasser schwer löslich, jedoch in Öl gut löslich.

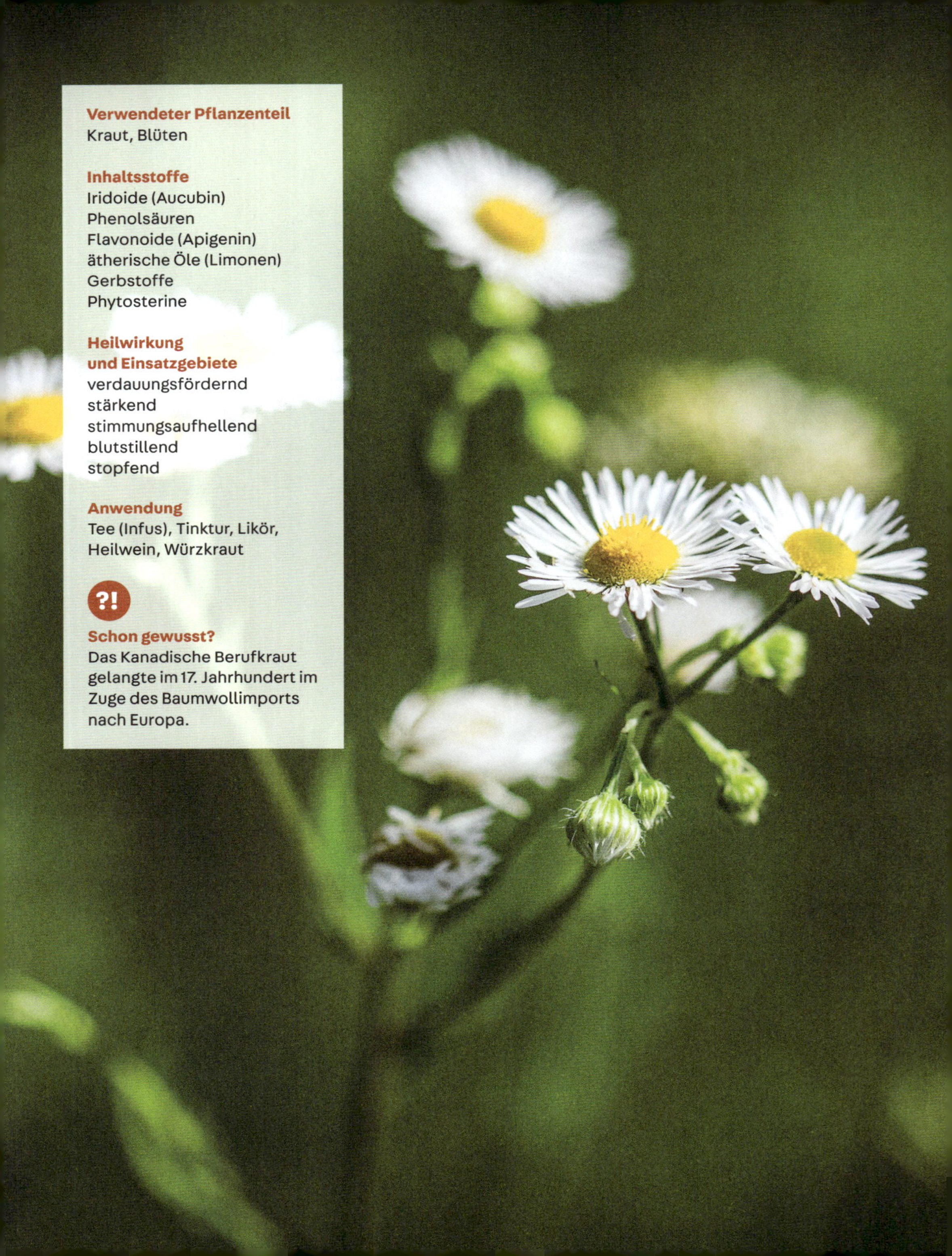

Verwendeter Pflanzenteil
Kraut, Blüten

Inhaltsstoffe
Iridoide (Aucubin)
Phenolsäuren
Flavonoide (Apigenin)
ätherische Öle (Limonen)
Gerbstoffe
Phytosterine

Heilwirkung und Einsatzgebiete
verdauungsfördernd
stärkend
stimmungsaufhellend
blutstillend
stopfend

Anwendung
Tee (Infus), Tinktur, Likör, Heilwein, Würzkraut

?!

Schon gewusst?
Das Kanadische Berufkraut gelangte im 17. Jahrhundert im Zuge des Baumwollimports nach Europa.

Berufkraut
Erigeron annuus

Familie: Korbblütler – Asteraceae

„Vor Verwünschungen allerlei schützt uns diese bittere Arznei."

Der Name Berufkraut kommt von „Berufung", man betrachtete die Pflanze nämlich als Kraut gegen Verhexung.
Der botanische Name *Erigeron* stammt aus dem Griechischen und setzt sich aus „ear" (= Frühling) und „geron" (= Greis) zusammen. Dies trägt dem Umstand Rechnung, dass kurz nach der Blüte bereits die weißen Haarkronen aus der Korbblüte herausschauen. Der Artname *annuus* bezieht sich auf die Lebensdauer dieser Art, nämlich ein Jahr.
Neben dem Einjährigen Berufkraut mit den schönen Strahlenblüten ist mittlerweile bei uns auch das Kanadische Berufkraut sehr häufig zu finden. Dieses hat zahlreiche unscheinbare Korbblüten. Daneben gibt es noch eine Reihe anderer Berufkrautarten, die jedoch nicht so häufig vorkommen.

Mythologie/Brauchtum

Das Berufkraut gehört zu den magischen Pflanzen, mit denen man sich in früheren Zeiten vor bösen Geistern schützte. Man ängstigte sich v. a. vor jeglicher Beschreiung durch Hexen, böse Feen und Zauberer. Und da v. a. Neugeborene geschützt werden mussten, wurden diese in einem Bad mit Berufkraut gewaschen, zusätzlich wurden Zweiglein vom Berufkraut in die Wiege gelegt. Somit waren sie vor Verwünschung, Beschreiung oder Berufung geschützt. Als Schutz vor Unwetter hängte man Berufkraut an die Haustür, dem Vieh wurde es ins Futter gemischt.

Heilkraft

Alle Berufkräuter haben wahrscheinlich ähnliche Wirkstoffe. Wissenschaftlich gibt es zum Berufkraut kaum Untersuchungen. Die meisten Erfahrungen und Überlieferungen kennt man vom Kanadischen Berufkraut. Berufkraut wurde volksheilkundlich v. a. gegen Durchfall und Blutungen eingesetzt. Auch bei Frauenleiden wie Menstruationsbeschwerden, Myomblutungen, Beschwerden nach der Geburt oder in den Wechseljahren wurde Berufkraut verwendet. Mit seinem scharfen, bitteren Geschmack wirkt Berufkraut verdauungsfördernd, stärkend und stimmungsaufhellend.

Magenlikör

- 100 g Berufkrautblüten
- 1 l Wodka
- 200 ml Wasser
- 200 g Zucker

Die Blüten in ein großes Schraubglas geben und mit dem Wodka übergießen. Lichtgeschützt bei Zimmertemperatur 3 Wochen ziehen lassen, immer wieder durchschütteln und nach dieser Zeit abfiltern. Wasser mit Zucker kurz aufkochen, abkühlen lassen und zum Alkoholauszug geben.

Signatur

Durch das greisenhafte Aussehen gleich nach der Blüte zeigt uns das Berufkraut in der Signatur seine Wirkung bei Kraftlosigkeit, v. a. im Alter.

Bibernelle

Pimpinella saxifraga / Pimpinella major

Familie: Doldenblütler – Apiaceae

„Iss Kranebitt und Bibernell, dann stirbst nicht so schnell."

Der Name Bibernelle und auch *Pimpinella* könnte sich auf Pfeffer (lateinisch „piper") beziehen. Tatsächlich hinterlässt die Wurzel auf der Zunge einen würzigen und scharfen Nachgeschmack.
Von der Bibernelle gibt es bei uns zwei Arten, und zwar die Große und die Kleine Bibernelle. Diese sind sich sehr ähnlich, nur ihr bevorzugter Standort ist etwas unterschiedlich. Während die Kleine Bibernelle auf trockenen Standorten am Wegesrand zu finden ist, kommt die Große Bibernelle v. a. in nährstoffreichen Wiesen vor. Beide Bibernellarten sind jedoch heilkräftig. Zu Namensverwechslungen kommt es oft mit dem im Volksmund Pimpinelle genannten Wiesenknopf.

Mythologie/Brauchtum

Die Bibernelle ist ein uraltes Heilmittel, v. a. im Mittelalter war sie sehr geschätzt. Sie gehörte zu den sog. Pestkräutern und wurde vorbeugend gegen den Schwarzen Tod eingesetzt. Sehr oft wurde die Bibernelle mit Wacholder, Baldrian, Meisterwurz und Silberdistel kombiniert. Dies belegen zahlreiche Sprüche wie „Kocht Bibernell und Baldrian, so geht euch die Pest nicht an" oder „Bibernell und Stänz [Meisterwurz] ist gut für die Pestilenz". Im Volksmund wird Bibernelle oft als Bockwurz bezeichnet, da ihre Wurzel nach Ziegenbock riecht.

Heilkraft

Bei der Bibernelle liegt die Heilkraft v. a. in der Wurzel. Durch ihre Inhaltsstoffe ist sie bei Entzündungen der oberen Atemwege, und zwar bei Husten, Halsschmerzen und Heiserkeit, sehr hilfreich. Verwendet wird die Wurzel auch bei Verdauungsstörungen, da sie verdauungsfördernd und blähungswidrig wirkt. Weitere Einsatzgebiete sind Harnwegs- und Nierenbeckenentzündungen. Zudem fördert sie in Grippezeiten die Rekonvaleszenz und schützt vor Ansteckungen, indem sie die körpereigenen Abwehrkräfte stärkt. Angewendet wird die Bibernellwurzel als Tinktur, Tee, Weinauszug oder Pulver-Honig-Gemisch.

Bibernellhonig (Latwerge)

- 20 g Bibernellwurzel
- 80 g Honig

Die getrocknete Bibernellwurzel pulverisieren und mit dem Honig vermischen. Bei Husten, Halsschmerzen und Heiserkeit immer wieder 1 TL davon lutschen.

Signatur

Der Geruch nach Ziegenbock hat in der Signatur eine erotische Bedeutung.

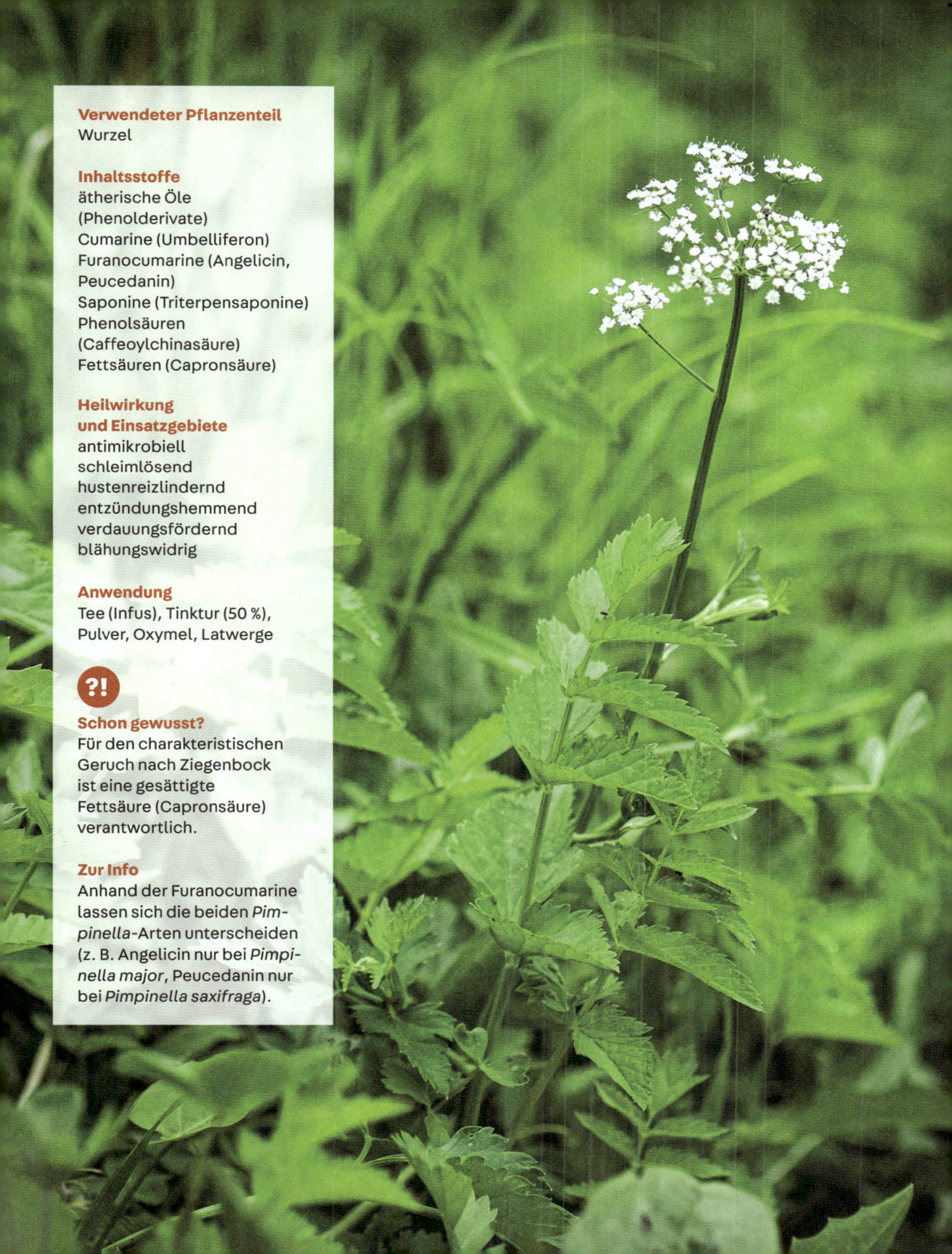

Verwendeter Pflanzenteil
Wurzel

Inhaltsstoffe
ätherische Öle (Phenolderivate)
Cumarine (Umbelliferon)
Furanocumarine (Angelicin, Peucedanin)
Saponine (Triterpensaponine)
Phenolsäuren (Caffeoylchinasäure)
Fettsäuren (Capronsäure)

Heilwirkung und Einsatzgebiete
antimikrobiell
schleimlösend
hustenreizlindernd
entzündungshemmend
verdauungsfördernd
blähungswidrig

Anwendung
Tee (Infus), Tinktur (50 %), Pulver, Oxymel, Latwerge

?!

Schon gewusst?
Für den charakteristischen Geruch nach Ziegenbock ist eine gesättigte Fettsäure (Capronsäure) verantwortlich.

Zur Info
Anhand der Furanocumarine lassen sich die beiden *Pimpinella*-Arten unterscheiden (z. B. Angelicin nur bei *Pimpinella major*, Peucedanin nur bei *Pimpinella saxifraga*).

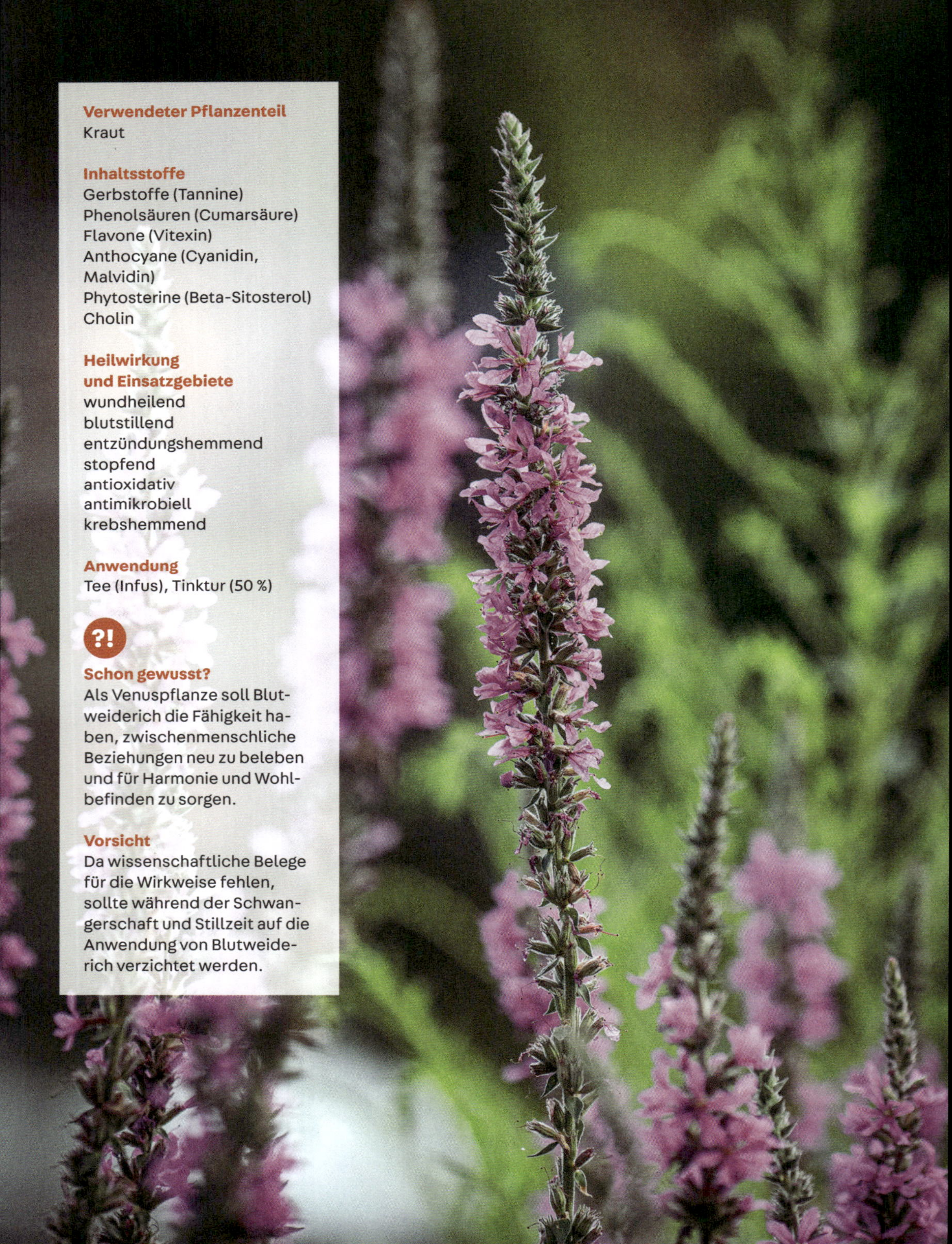

Verwendeter Pflanzenteil
Kraut

Inhaltsstoffe
Gerbstoffe (Tannine)
Phenolsäuren (Cumarsäure)
Flavone (Vitexin)
Anthocyane (Cyanidin, Malvidin)
Phytosterine (Beta-Sitosterol)
Cholin

Heilwirkung und Einsatzgebiete
wundheilend
blutstillend
entzündungshemmend
stopfend
antioxidativ
antimikrobiell
krebshemmend

Anwendung
Tee (Infus), Tinktur (50 %)

?!

Schon gewusst?
Als Venuspflanze soll Blutweiderich die Fähigkeit haben, zwischenmenschliche Beziehungen neu zu beleben und für Harmonie und Wohlbefinden zu sorgen.

Vorsicht
Da wissenschaftliche Belege für die Wirkweise fehlen, sollte während der Schwangerschaft und Stillzeit auf die Anwendung von Blutweiderich verzichtet werden.

Blutweiderich
Lythrum salicaria

Familie: Weiderichgewächse – Lythraceae

„Die Rote Wasserkerze im Graben, damit wir keine Überschwemmung haben."

Den Namen Blutweiderich erhielt die Pflanze, da sie als blutstillendes Mittel verwendet wurde und ihre Blätter denen von Weiden ähneln. Der botanische Name *Lythrum* kommt vom griechischen „lythron" (= dunkles Blut) und weist ebenfalls auf ihre Wirkung hin.
In Feuchtbiotopen sind von Juli bis September die leuchtend rot blühenden Kerzen zu bewundern. Da diese Standorte inzwischen spärlich sind, ist auch die Pflanze selten geworden. Man kann sie aber im eigenen Garten ansiedeln.

Mythologie/Brauchtum

Blutweiderich wurde bereits bei den Griechen und Römern medizinisch genutzt. Plinius und Dioskurides erwähnen ihn als Mittel gegen Ekzeme, Blutspeien und Ruhr. Einer Sage nach soll der Blutweiderich aus dem Blut Johannes' des Täufers bei seiner Enthauptung entstanden sein. Die Pflanze war so wie die Königskerze eine Gewitterpflanze und somit dem Gewittergott Donar geweiht. Während die Königskerze vor Blitz und Donner schützen sollte, galt die Rote Wasserkerze v. a. als Bewahrerin vor Überschwemmungen. Im bäuerlichen Brauchtum wurde mancherorts den Ochsen ein Kranz aus Blutweiderich umgehängt, damit sie zahm und willig ihre Arbeit verrichteten.

Heilkraft

Bis auf die Verwendung als Wundkraut geriet der Blutweiderich im Laufe der Jahrhunderte nahezu in Vergessenheit. In letzter Zeit sind jedoch seine Inhaltsstoffe in den Fokus der Forschung gerückt. Untersucht wird seine krebszelltötende Wirkung, v. a. seine unterstützende Heilkraft bei Leukämie. Der Blutweiderich gehört zu den Gerbstoffpflanzen, enthält jedoch auch eine Vielzahl anderer gesundheitsfördernder Inhaltsstoffe. Bemerkenswert sind sein hohes antioxidatives Potenzial sowie seine antimikrobielle Kraft. Er wirkt antibakteriell und antiviral, außerdem hemmt er Blutzucker und Cholesterin.

Rotes Blütensalz

- 300 g Blutweiderich-Blüten
- 300 g Salz

Blüten und Salz in der Küchenmaschine mixen, auf ein Backblech ausbreiten und im Ofen bei 70 °C für ca. 1 Stunde trocknen. Anschließend noch einmal vermahlen. Damit kann man Aufstrichen oder Kräuterbutter eine rote Farbe verleihen. Auch als Schönheitsmittel, nämlich als Badezusatz, entfaltet dieses Salz seine antioxidative Kraft.

Signatur

Die rote Farbe der Blüten steht in der Signatur für die Liebe und als Heilmittel für das Blut.

Blutwurz
Potentilla erecta

Familie: Rosengewächse – Rosaceae

„Geht's dem Darm nicht so, wie man's will, dann greife doch zu Tormentill."

Der Name Blutwurz bezieht sich auf die Rotfärbung, die sich an der Schnittfläche zeigt, wenn man den Wurzelstock durchtrennt. Der botanische Name *Potentilla* kommt vom lateinischen „potens" (= mächtig). Dies verweist auf die Kraft, die in der Pflanze steckt, denn die Größe kann bei diesem zarten Pflänzchen sicher nicht gemeint sein. Der Artname *erecta* (= aufrecht) beschreibt die sich immer wieder aufrichtenden Stängel der Pflanze.
Vielerorts ist Blutwurz als Tormentill bekannt, dies kommt vom lateinischen „tormentum" und bedeutet so viel wie „Plage" oder auch „Kolik". Blutwurz ist ein wirksames Mittel gegen krampfartige Durchfälle.

Mythologie/Brauchtum

So wie Bibernelle und Wacholder wurde auch Blutwurz bei allen großen Plagen und Seuchen eingesetzt. Demnach gibt es viele Sprüche und Reime zu Blutwurz, v. a. zum Namen Tormentill. Für unsere Vorfahren zählte Blutwurz zu den großen Schutzpflanzen, oft wurde ein Wurzelstück als Amulett getragen. Im bäuerlichen Bereich gehörte Blutwurz zu den wichtigen Hausmitteln in der Tierheilkunde, und zwar äußerlich bei Verletzungen und innerlich bei Durchfall.

Heilkraft

Die Blutwurz zählt mit einem Gerbstoffgehalt von bis zu 20 % zu den ergiebigsten Gerbstoffdrogen unter den heimischen Pflanzen. Im Unterschied zu anderen starken Gerbstoffdrogen ist sie gut verträglich. Sie dient zur inneren wie äußeren Anwendung: Da ihre Gerbstoffe nicht in den Blutkreislauf gelangen, wirken sie innerlich nur auf die Magen-Darm-Schleimhaut. In der Pflanzenheilkunde gehört die Blutwurz zu den Hauptmitteln bei Durchfallerkrankungen. Äußerlich kann sie v. a. bei Verletzungen sehr hilfreich sein, da sie schmerz- und blutstillend entzündungshemmend und wundheilend wirkt. Waschungen mit Blutwurztee helfen sehr gut bei Hämorrhoiden.

Blutwurztinktur

- 300 g getrocknete Wurzel
- 1 l Alkohol (50 %)

Die Wurzel in ein Schraubglas geben und mit Alkohol aufgießen. Stark schütteln, lichtgeschützt für mehrere Wochen ausziehen lassen. Dann abfiltern und in Fläschchen mit Tropfenzähler füllen. Die Tinktur hilft v. a. bei Durchfall. Bei Zahnbehandlungen kann man damit spülen und bei schlecht heilenden Wunden oder Hautirritationen Blutwurzkompressen auflegen.

Signatur

Die rote Verfärbung der Wurzel an den Schnittflächen zeigt uns in der Signatur die blutstillende Wirkung bei Verletzungen.

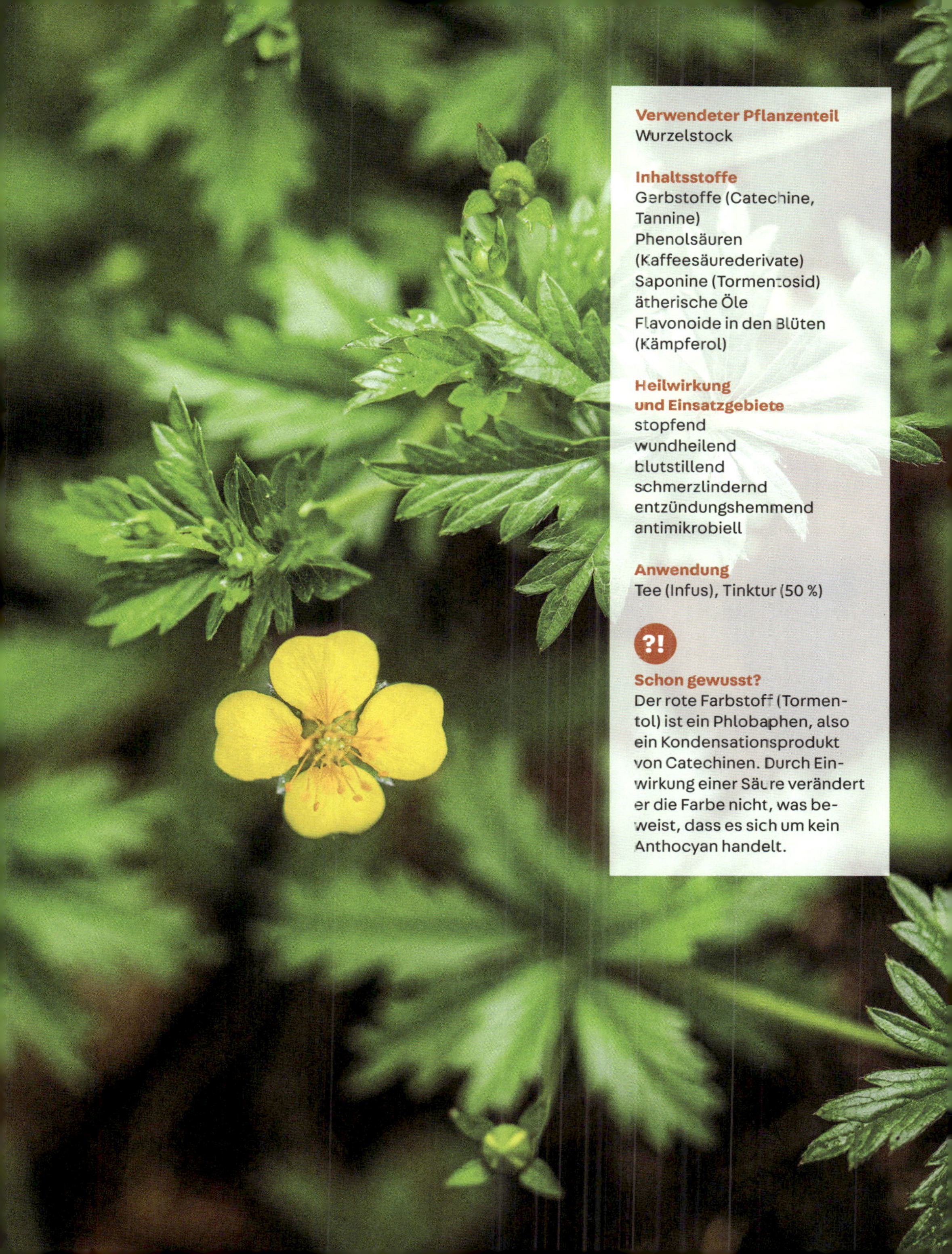

Verwendeter Pflanzenteil
Wurzelstock

Inhaltsstoffe
Gerbstoffe (Catechine, Tannine)
Phenolsäuren (Kaffeesäurederivate)
Saponine (Tormentosid)
ätherische Öle
Flavonoide in den Blüten (Kämpferol)

Heilwirkung und Einsatzgebiete
stopfend
wundheilend
blutstillend
schmerzlindernd
entzündungshemmend
antimikrobiell

Anwendung
Tee (Infus), Tinktur (50 %)

?!

Schon gewusst?
Der rote Farbstoff (Tormentol) ist ein Phlobaphen, also ein Kondensationsprodukt von Catechinen. Durch Einwirkung einer Säure verändert er die Farbe nicht, was beweist, dass es sich um kein Anthocyan handelt.

Verwendeter Pflanzenteil
blühendes Kraut

Inhaltsstoffe
Phenolsäuren (Kaffeesäure, Rosmarinsäure)
Gerbstoffe (Tannine)
ätherische Öle (1,8-Cineol, Kampfer)
Flavonoide (Quercetin, Kämpferol)
Polysaccharide (Prunellin)
Saponine (Triterpensaponine)

Heilwirkung und Einsatzgebiete
entzündungshemmend
antimikrobiell, v. a. antiviral
wundheilend
blutstillend
schmerzlindernd

Anwendung
Tee (Infus), Tinktur (50 %), Oxymel, Soleauszug

Braunelle wird volksheilkundlich oft als Halskraut oder Sängerkraut bezeichnet.

?!

Schon gewusst?
Der englische Name für Braunelle „Self-Heal" zeigt uns ihre Bedeutung für die Stärkung der Selbstheilungskräfte.

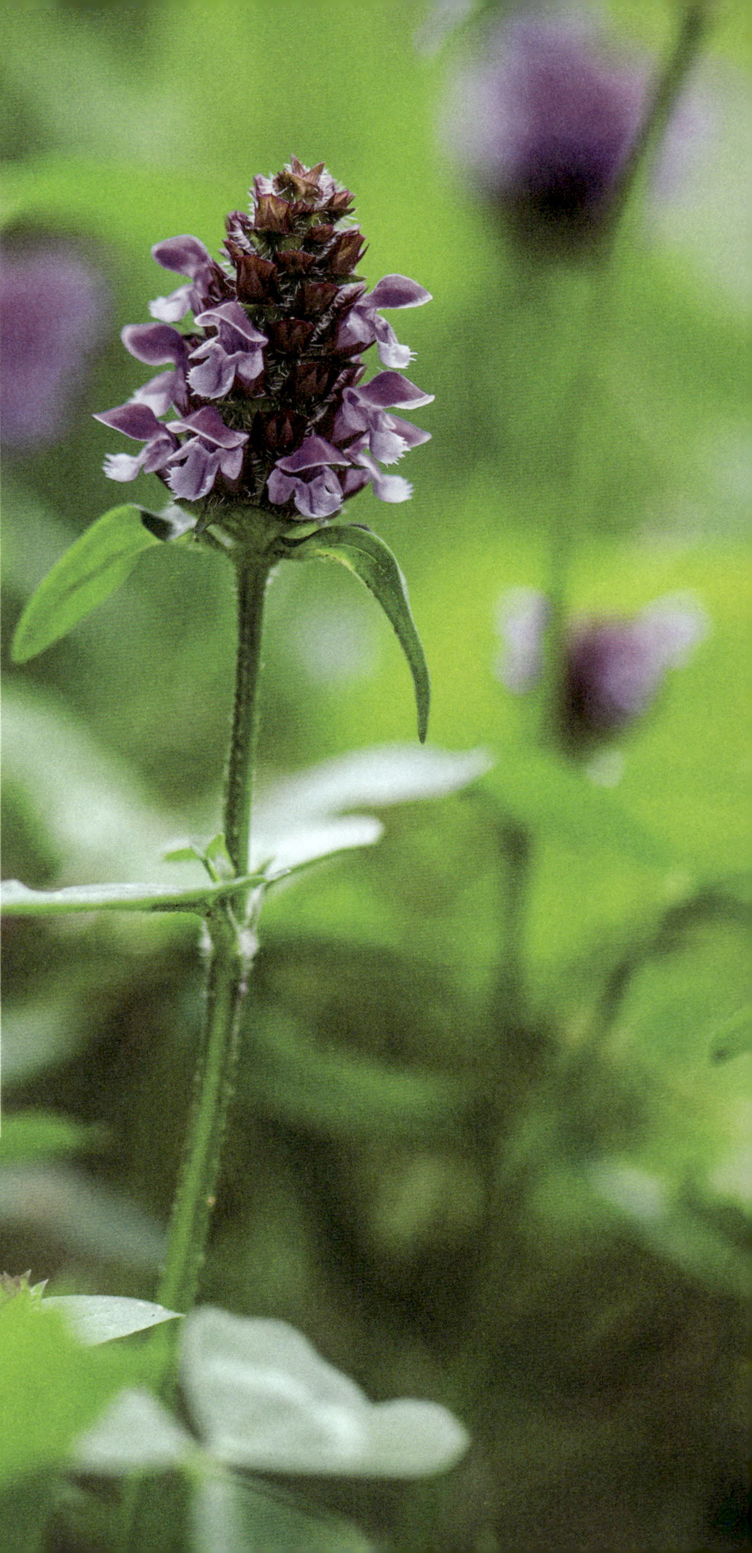

Braunelle
Prunella vulgaris

Familie: Lippenblütler – Lamiaceae

„Wenn der Hals kratzt und die Haut juckt, so wurde nach Braunelle geguckt."

Der Name Braunelle (Braunheil) könnte mit der Krankheit Diphtherie in Zusammenhang stehen, die früher im Volksmund als Halsbräune bezeichnet wurde. Die Bezeichnung Braunelle kann jedoch für Verwirrungen sorgen, da vielerorts auch das Kohlröschen als Braunelle bezeichnet wird. Dies ist jedoch eine geschützte Orchidee mit intensivem Schokoladenduft und hat mit dieser Pflanze nichts gemeinsam. Neben der Gewöhnlichen Braunelle, die als Kleine Braunelle bezeichnet wird, gibt es auch die Große Braunelle (*Prunella grandiflora*). Diese hat größere Blüten und das oberste Blattpaar sitzt nicht direkt unter dem Blütenstand.

Mythologie/Brauchtum

Die Braunelle war früher das Kardinalmittel bei Diphtherie. Paracelsus empfahl sie auch bei Pest und Lungenentzündung. Neben Johanniskraut war die Braunelle eine wichtige Heilpflanze bei Wundinfektionen. Ihre einstigen Namen Gottheil oder Allheil belegen, dass sie in früheren Zeiten als Universalmittel gegen viele Beschwerden eingesetzt wurde. Heute ist sie leider durch den Einzug von chemischen Medikamenten fast in Vergessenheit geraten. In fernöstlichen Ländern wird ihr hingegen immer noch große Beachtung geschenkt.

Heilkraft

Durch den hohen Gehalt an Gerbstoffen können Braunellen-Aufgüsse zum Gurgeln bei Entzündungen im Mund- und Rachenraum verwendet werden. Braunellen-Tinktur leistet gute Dienste bei Halsentzündungen, Reizhusten und rauer Stimme. Neue wissenschaftliche Untersuchungen belegen ihre antivirale Wirkung, v. a. auf Herpesviren. Dafür verantwortlich sind in erster Linie verschiedene Phenolsäuren und spezielle Polysaccharide (Prunellin). Braunelle soll auch gegen Schlaganfall und Herzinfarkt vorbeugen und Krankheiten wie Krebs und Aids hemmen.

Braunellen-Oxymel

- 200 g Honig
- 100 ml Apfelessig
- Braunellenkraut

Honig und Apfelessig in ein ½ l fassendes Schraubglas geben, gut durchschütteln und mit klein gezupftem Braunellenkraut auffüllen. 4 Wochen lichtgeschützt ausziehen lassen, abfiltern. Dieses Oxymel kann löffelweise bei Erkältungen und grippalen Infekten eingenommen, verdünnt mit Wasser als isotonisches Getränk getrunken oder auch in der Küche für Salatdressings verwendet werden.

Signatur

Die Signatur der Braunelle vermittelt ihre Stärke zur Selbstheilung, da diese Pflanze nach einem Rasenschnitt in kürzester Zeit wieder aufsteht.

Brennnessel
Urtica dioica

Familie: Nesselgewächse – Urticaceae

„Hast du Brennnessel im Garten, so kann der Doktor draußen warten."

Der Name Brennnessel kommt vom Brennen bei der Berührung mit dem Kraut, Nessel könnte sich von Netz herleiten, da die Fasern zu Tüchern verwebt wurden. Auch der botanische Name *Urtica* (vom lateinischen „urere" = brennen) weist auf die brennende Eigenschaft des Krautes hin. Der Artname *dioica* bedeutet „zweihäusig", da eine Pflanze entweder nur männliche oder nur weibliche Blüten trägt.

Mythologie/Brauchtum

Wohlbekannt im Brauchtum ist die Urtikation. So nannte man das Peitschen des Körpers mit Brennnesseln, um damit gegen Rheuma, Potenzprobleme und andere Leiden vorzugehen. Bevor in Europa die Baumwolle eingeführt wurde, wurde die Brennnessel auch als Faserpflanze angebaut. Nesselgewebe ist feiner als Leinen und etwas gröber als Seide. Im biologischen Gartenbau dient Brennnesseljauche als wunderbarer Dünger und zur Schädlingsbekämpfung. Im Bauerngarten durfte und darf Brennnessel nicht fehlen, da sie eine wichtige Pflanze für selten gewordene Schmetterlingsraupen ist.

Heilkraft

Die Brennnesselblätter wirken harntreibend und regen den Stoffwechsel an. Sie sind wegen ihrer blutreinigenden Wirkung in Frühjahrskuren sehr beliebt. Der hohe Gehalt an Mineralstoffen, v. a. an Kieselsäure und Kalium, kurbelt die Nierentätigkeit kräftig an. Weiters wird aufgrund des Eisenreichtums die Blutbildung gefördert. Die Früchte, auch als Brennnesselsamen bekannt, gelten als Kräftigungsmittel. Die Wurzeln helfen durch ihren Phytosteringehalt bei Prostatabeschwerden und bei Reizblase. Ein Brennnesselhaarwasser vermindert Schuppenbildung und sorgt für verbesserten Haarwuchs und schönen Haarglanz.

Brennnessel-Haarspülung

- 1 Handvoll frische Brennnesselblätter
- ¼ l Wasser
- 1 TL Honig

Brennnesselblätter klein schneiden und im Wasser aufkochen. 15 Minuten köcheln lassen, dann abfiltern und den Honig einrühren. Die Spülung sollte frisch verwendet werden. Durch die Zugabe von Naturessig im Verhältnis 1 : 1 verlängert sich die Haltbarkeit. Diese Haarspülung regt die Durchblutung der Kopfhaut an, kräftigt und festigt die Haare. Die Haare werden geschmeidig, leicht kämmbar und glänzend. Die Haarwurzeln werden mit Nährstoffen versorgt, was sich unterstützend auf den Haarwuchs auswirkt.

Signatur

Die Heilkraft der Brennnessel zeigt sich in ihren Signaturen: Ihr leichter Uringeruch verweist auf die harntreibende Wirkung, ihr Brennen entfacht das Feuer (die Vitalität) in uns und ihre Behaarung deutet auf eine Haarstärkung hin.

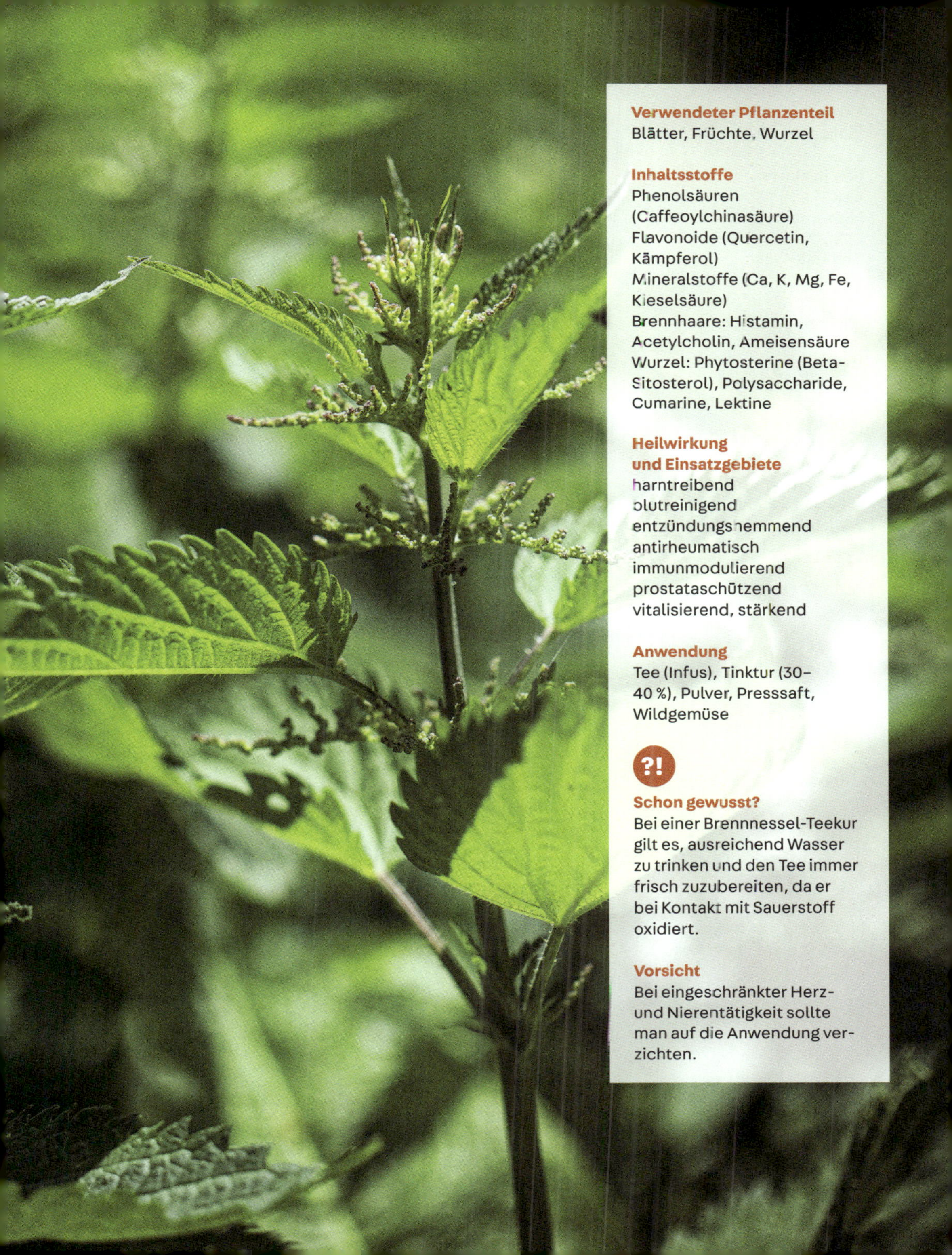

Verwendeter Pflanzenteil
Blätter, Früchte, Wurzel

Inhaltsstoffe
Phenolsäuren (Caffeoylchinasäure)
Flavonoide (Quercetin, Kämpferol)
Mineralstoffe (Ca, K, Mg, Fe, Kieselsäure)
Brennhaare: Histamin, Acetylcholin, Ameisensäure
Wurzel: Phytosterine (Beta-Sitosterol), Polysaccharide, Cumarine, Lektine

Heilwirkung und Einsatzgebiete
harntreibend
blutreinigend
entzündungshemmend
antirheumatisch
immunmodulierend
prostataschützend
vitalisierend, stärkend

Anwendung
Tee (Infus), Tinktur (30–40 %), Pulver, Presssaft, Wildgemüse

?!

Schon gewusst?
Bei einer Brennnessel-Teekur gilt es, ausreichend Wasser zu trinken und den Tee immer frisch zuzubereiten, da er bei Kontakt mit Sauerstoff oxidiert.

Vorsicht
Bei eingeschränkter Herz- und Nierentätigkeit sollte man auf die Anwendung verzichten.

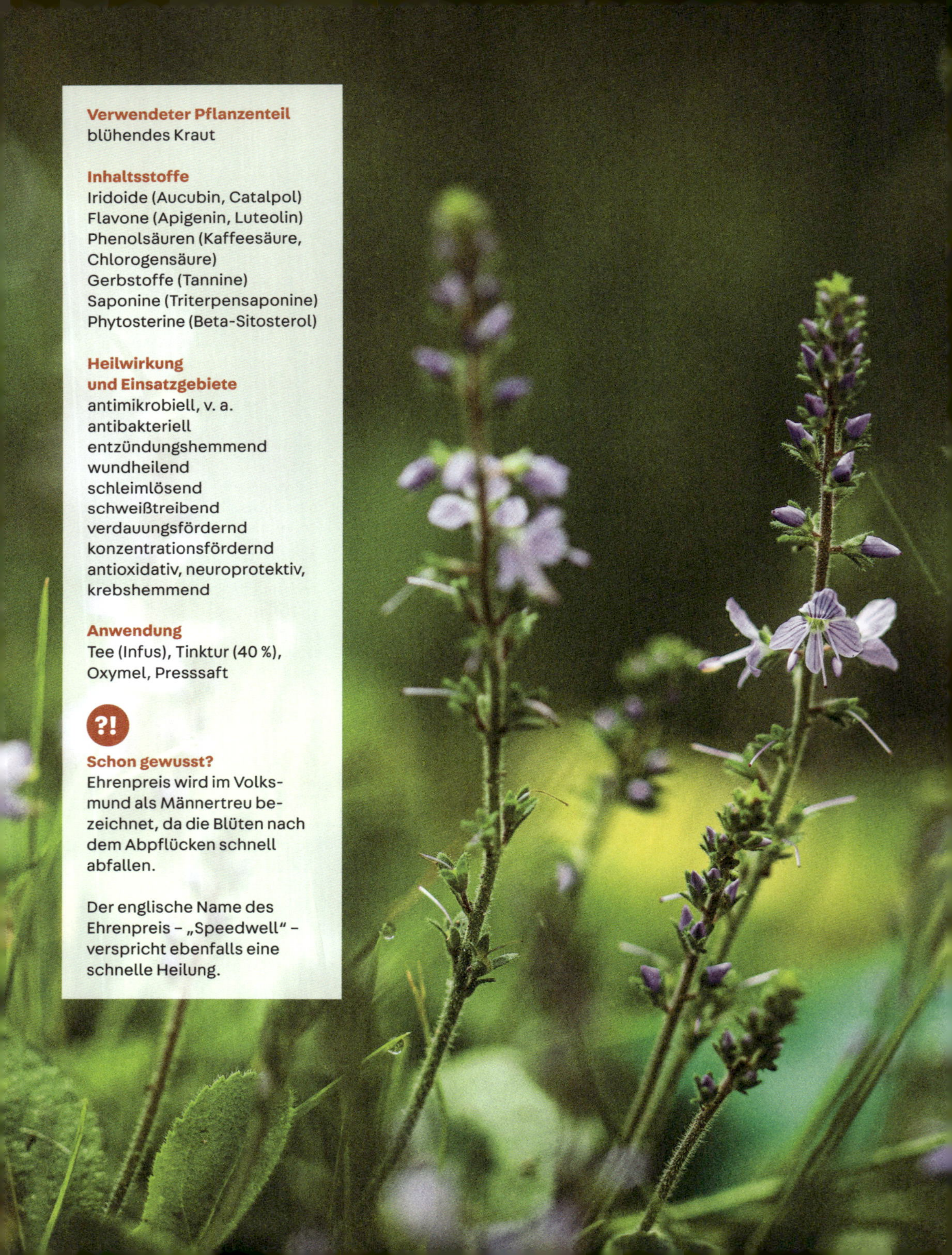

Verwendeter Pflanzenteil
blühendes Kraut

Inhaltsstoffe
Iridoide (Aucubin, Catalpol)
Flavone (Apigenin, Luteolin)
Phenolsäuren (Kaffeesäure, Chlorogensäure)
Gerbstoffe (Tannine)
Saponine (Triterpensaponine)
Phytosterine (Beta-Sitosterol)

Heilwirkung und Einsatzgebiete
antimikrobiell, v. a. antibakteriell
entzündungshemmend
wundheilend
schleimlösend
schweißtreibend
verdauungsfördernd
konzentrationsfördernd
antioxidativ, neuroprotektiv, krebshemmend

Anwendung
Tee (Infus), Tinktur (40 %), Oxymel, Presssaft

?!

Schon gewusst?
Ehrenpreis wird im Volksmund als Männertreu bezeichnet, da die Blüten nach dem Abpflücken schnell abfallen.

Der englische Name des Ehrenpreis – „Speedwell“ – verspricht ebenfalls eine schnelle Heilung.

Ehrenpreis
Veronica officinalis

Familie: Wegerichgewächse – Plantaginaceae

„Ehrenpreis – macht dem Teufel die Ohren heiß."

Der botanische Name *Veronica* sagt uns, dass sie als die „vera unica" – das einzig wahre Heilmittel – galt, der Artname *officinalis* verrät, dass es sich hier um eine alte Apothekerpflanze handelt. Auch der deutsche Name Ehrenpreis nimmt auf die Heilwirkung der Pflanze Bezug. Man gab ihr jederzeit die „Ehre" und „preiste" sie in lauten Tönen.
Neben dem Echten Ehrenpreis gibt es noch eine Reihe anderer Ehrenpreis-Arten. In der Volksheilkunde wird v. a. der Echte Ehrenpreis (*Veronica officinalis*) verwendet. Da dieser vorwiegend im Wald vorkommt, wird er auch Waldehrenpreis genannt.

Mythologie/Brauchtum

Besonders in Bergregionen sind die Zauberkräfte dieser universellen Heilpflanze nach wie vor bekannt. Als Beschreikraut wurde Ehrenpreis insbesondere gegen Verhexung des Viehs verwendet. Die Pflanze ließ als „Kommwiedertee" die versiegte Milch der Kühe wieder fließen. Vielerorts war Ehrenpreis als „Gewitterbleaml" mit einer Gewitter abwehrenden Wirkung bekannt. Dem Volksglauben nach zog aber das Abpflücken in der Nähe des Hauses Blitzeinschlag oder starke Regenfälle herbei.

Heilkraft

Schon in alten Zeiten war man der Überzeugung, dass Ehrenpreis neun Krankheiten kurieren könne. Im Spruch „Ehrenpreis macht Lungen und Leber weiß" werden bereits zwei Organe genannt, auf die der Ehrenpreis wirkt, dazu kommen sicher noch die Atemwege, Augen, die Haut, das Nerven-, Verdauungs-, Herz-Kreislauf- und Bewegungssystem. Er macht also seinem Namen alle Ehre. Ehrenpreis wirkt innerlich und äußerlich, reinigt den Körper von Giftstoffen, stärkt das Gedächtnis, hilft bei Verschleimung der Atemwege, wirkt ausgleichend auf den Cholesterinspiegel und vieles mehr.

Ehrenpreis-Aufstrich

- 1 Handvoll frischer Ehrenpreis
- ½ Paprikaschote
- 2–3 Radieschen (nach Geschmack)
- 200 g Sauerrahm
- Salz und Pfeffer

Ehrenpreis klein hacken, Paprika und Radieschen würfelig schneiden, alles mit dem Sauerrahm vermischen, mit Salz und Pfeffer abschmecken und mit Ehrenpreisblüten garnieren. Schmeckt sehr gut als Brotaufstrich, aber auch zu Pellkartoffeln und Grillfleisch.

Signatur

Von der Signatur der Blüten schloss man auf eine Heilwirkung für die Augen. Die entzündungshemmenden Iridoide bestätigen dies.

Eisenkraut
Verbena officinalis

Familie: Eisenkrautgewächse – Verbenaceae

„Das Eisenkraut vermittelt zwischen den Welten, das wussten schon die Kelten."

Es gibt mehrere Erklärungen, wie die Pflanze zu ihrem Namen kam. Eine Möglichkeit wäre, dass beim Eisenschmelzen Eisenkraut ins Löschwasser gegeben wurde, so sollte das Eisen besonders gut aushärten. Im Volksglauben sah man in der Pflanze einen Schutz vor Verletzungen durch Eisenwaffen. Der botanische Name *Verbena* kommt vom lateinischen „verbum" (= Wort): In der römischen Antike hielt man beim Schwur ein Eisenkraut in der Hand, somit durfte das Wort nicht gebrochen werden.

Bachblüte Vervain – die Begeisterungsblüte

Eisenkraut ist als Vervain die Bachblüte mit der Nummer 31. Menschen, die diese Blüte benötigen, sind stets mit Eifer unterwegs, andere zu überzeugen und zu missionieren: Sie sind getrieben, neigen zu Fanatismus, kommen nicht zur Ruhe und machen sich ständig Sorgen um andere, weil sie glauben, besser zu wissen, was für ihre Mitmenschen gut ist. Vervain macht die Betroffenen flexibler, entspannter, toleranter und auch ruhiger.

Mythologie/Brauchtum

In der heutigen Zeit ist Eisenkraut ziemlich in Vergessenheit geraten, in der Antike war es jedoch eine der berühmtesten Heil- und Zauberpflanzen. Als magisches Kraut soll es gegen den „bösen Blick", gegen Blitzschlag und bei Schlangenbissen seine Wirkung gezeigt haben. V. a. für die keltischen Druiden hatte Eisenkraut magische Kräfte, ihnen diente die Pflanze zur Weissagung. Die Pflanze wurde an die Türpfosten der Ställe und Behausungen genagelt, um das Glück anzuziehen. Eine alte Weisheit besagt: „Wer Eisenkraut trägt, schläft in der Nacht gut, wird tagsüber nicht müde und ist immer frohen Mutes."

Heilkraft

Eisenkraut hat eine Reihe gesundheitsfördernder Inhaltsstoffe und ist somit vielseitig einsetzbar. Hilfreich ist das Kraut bei Atemwegserkrankungen, grippalen Infekten, Verdauungsproblemen, Gallen- und Leberschwäche, Blutarmut, Harnwegsinfekten, Kopfschmerzen und nervöser Unruhe. Oft wurde Eisenkraut in Wein gekocht und zur allgemeinen Stärkung schluckweise getrunken. Hebammen verwendeten es zur Geburtserleichterung, zur Rückbildung nach der Geburt und zur Milchbildung. Gute Dienste leistet es auch bei Beschwerden in den Wechseljahren.

Eisenkraut-Smoothie

- 2 Handvoll frisches Eisenkraut
- 1 Banane
- 1 Apfel
- etwas Wasser

Alle Zutaten in einem Mixer pürieren und schluckweise trinken.

Signatur

In der Signatur zeigt uns das zarte Eisenkraut durch seinen zähen Stängel seine unbiegsame Kraft.

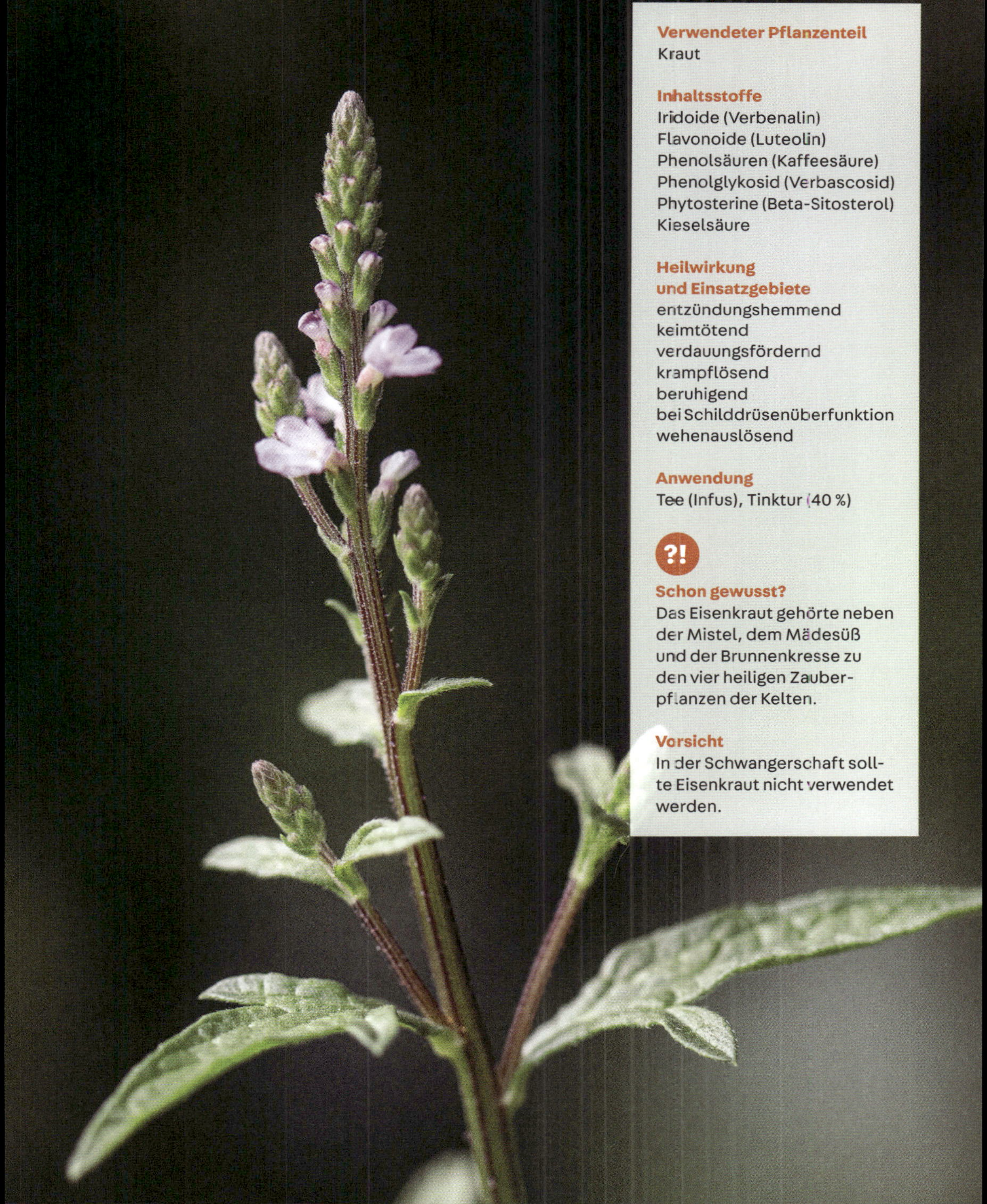

Verwendeter Pflanzenteil
Kraut

Inhaltsstoffe
Iridoide (Verbenalin)
Flavonoide (Luteolin)
Phenolsäuren (Kaffeesäure)
Phenolglykosid (Verbascosid)
Phytosterine (Beta-Sitosterol)
Kieselsäure

Heilwirkung und Einsatzgebiete
entzündungshemmend
keimtötend
verdauungsfördernd
krampflösend
beruhigend
bei Schilddrüsenüberfunktion
wehenauslösend

Anwendung
Tee (Infus), Tinktur (40 %)

?!

Schon gewusst?
Das Eisenkraut gehörte neben der Mistel, dem Mädesüß und der Brunnenkresse zu den vier heiligen Zauberpflanzen der Kelten.

Vorsicht
In der Schwangerschaft sollte Eisenkraut nicht verwendet werden.

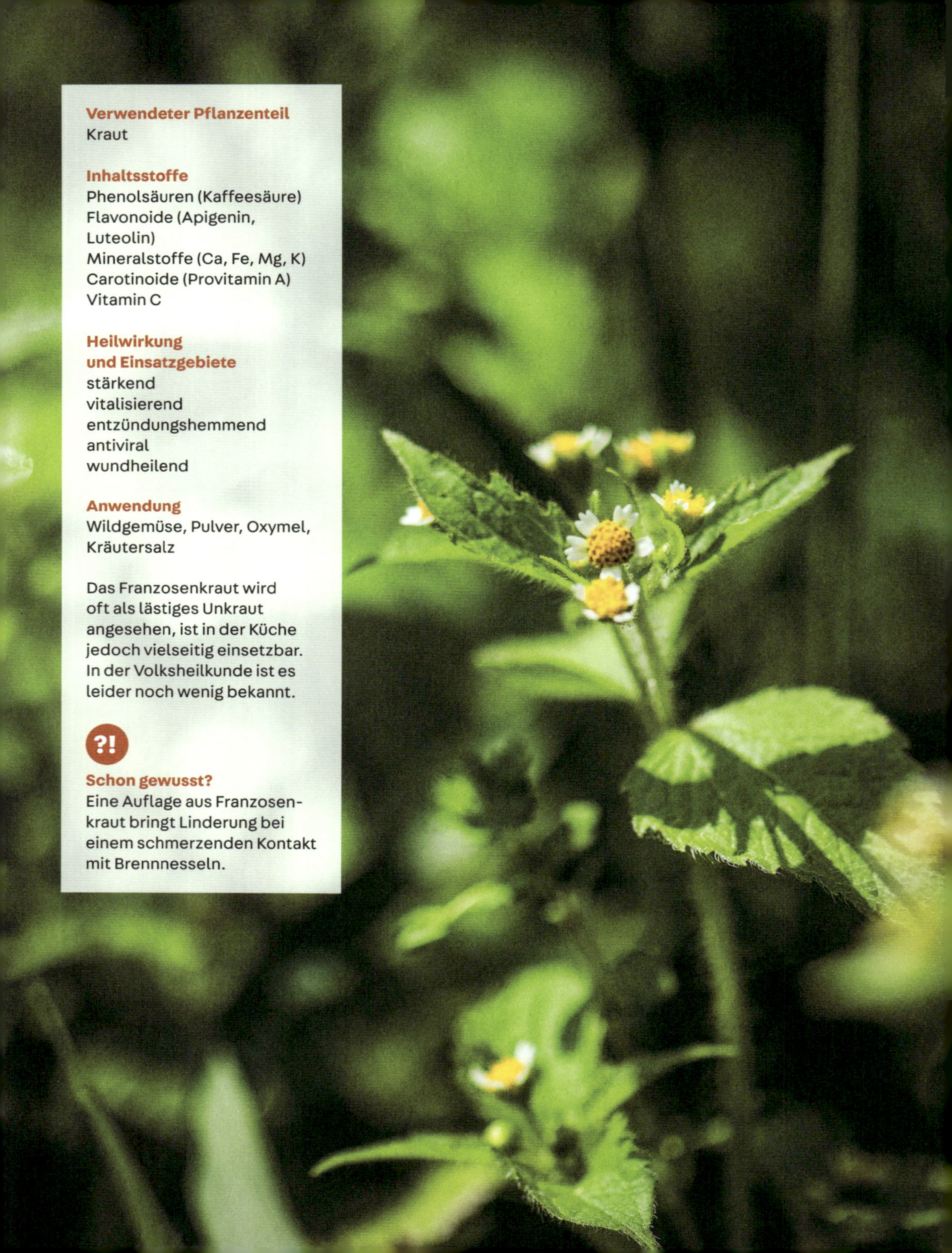

Verwendeter Pflanzenteil
Kraut

Inhaltsstoffe
Phenolsäuren (Kaffeesäure)
Flavonoide (Apigenin, Luteolin)
Mineralstoffe (Ca, Fe, Mg, K)
Carotinoide (Provitamin A)
Vitamin C

Heilwirkung und Einsatzgebiete
stärkend
vitalisierend
entzündungshemmend
antiviral
wundheilend

Anwendung
Wildgemüse, Pulver, Oxymel, Kräutersalz

Das Franzosenkraut wird oft als lästiges Unkraut angesehen, ist in der Küche jedoch vielseitig einsetzbar. In der Volksheilkunde ist es leider noch wenig bekannt.

?!

Schon gewusst?
Eine Auflage aus Franzosenkraut bringt Linderung bei einem schmerzenden Kontakt mit Brennnesseln.

Franzosenkraut
Galinsoga parviflora

Familie: Korbblütler – Asteraceae

„Unkraut nennt man die Pflanzen, deren Vorzüge noch nicht bekannt sind.“

Einer Legende nach wilderte das Kraut um 1800 aus dem botanischen Garten in Paris aus und begab sich mit den Soldaten Napoleons auf Wanderschaft durch ganz Europa. Daher stammt auch der Name Franzosenkraut. Die ursprüngliche Heimat der Pflanze ist Südamerika. Der botanische Name *Galinsoga* geht auf den spanischen Arzt und Botaniker Ignacio Mariano Martínez de Galinsoga zurück. Bekannt ist das Franzosenkraut auch unter dem Namen Knopfkraut, da seine Blütenkörbe wie kleine Knöpfchen erscheinen.
Neben dem Kleinblütigen Franzosenkraut (*Galinsoga parviflora*) gibt es auch das Behaarte Franzosenkraut (*Galinsoga ciliata*). Beide Arten sind gleich verwendbar.

Mythologie/Brauchtum

Ende des 18. Jahrhunderts, genauer gesagt 1794, säte Martínez de Galinsoga das Knopfkraut in seinem botanischen Garten aus. Von dort verbreitete es sich in ganz Europa. Die Pflanze liebt offene Acker- und Gartenböden mit nährstoffreicher Erde und kann im Nu Kartoffel-, Getreide- und Gemüsefelder überwuchern und somit die Feldfrüchte verdrängen. Da jedes Pflänzchen bis zu 100.000 Samen hervorzubringen vermag, wurde das Knopfkraut zu einem gefürchteten Samenunkraut.

Heilkraft

Das Franzosenkraut ist reich an Mineralstoffen und enthält ein Vielfaches an Eisen, Magnesium, Kalzium und Carotinoiden von Kopfsalat. Es wirkt wundheilend und entzündungshemmend und kann somit wie Wegerichblätter als Wildpflaster verwendet werden. Oft werden gequetschte Blätter auf schlecht heilende Wunden gelegt. In der Homöopathie wird die Pflanze in D-Potenzen bei grippalen Infekten eingesetzt. Untersuchungen ergaben, dass Franzosenkraut auch eine blutdrucksenkende Wirkung hat und ACE-hemmende Wirkstoffe enthält. Das Knopfkraut verdient es somit auf jeden Fall, als Freund des Menschen angesehen zu werden und nicht als lästiges Unkraut.

Kräuterpulver

Junges Kraut ernten und trocknen. Dies kann in eigenen Dörrvorrichtungen, aber auch im Backofen bei 50 °C gemacht werden. Das getrocknete Kraut mit einem Mörser oder einer Küchenmaschine pulverisieren und in Schraubgläsern aufbewahren.
Das Pulver des Franzosenkrauts ist ein wertvoller Mineralstofflieferant, es wirkt vitalisierend und stärkend. Es kann pur oder mit Wasser verdünnt eingenommen werden, aber auch Joghurt, Müsli oder andere Speisen bereichern.

Signatur

Der Signaturenlehre nach sieht man im Franzosenkraut die Durchsetzungskraft.

Frauenmantel
Alchemilla xanthochlora

Familie: Rosengewächse – Rosaceae

„Den Frauenmantel nennt man auch Weiberkittel, er ist für die Frauen das beste Mittel."

Den Namen Frauenmantel bekam die Pflanze aufgrund ihrer großen Heilkraft bei Frauenleiden und ihrer Blattform, die an einen Umhängemantel erinnert. Im botanischen Namen *Alchemilla* wird ihr Bezug zur Alchemie deutlich. Der Artname *xanthochlora* kommt aus dem Griechischen und weist auf die gelbgrüne Blütenfarbe hin.
In der Volksheilkunde der Alpen war man von der großen Heilkraft des Silbermantels (*Alchemilla alpina*) überzeugt. Dieser wächst im Gebirge, seine Blätter sind nicht mantelförmig, sondern fünf- bis siebenteilig und auf der Unterseite silbrig.
Im Garten findet man oft als Zierpflanze eine große Frauenmantelart mit weichen Blättern (*Alchemilla mollis*). Deren Heilkraft ist noch nicht erforscht.

Mythologie/Brauchtum

Das typische Kennzeichen des Frauenmantels sind seine Tautropfen. Die Alchemisten des Mittelalters sammelten diese als „himmlisches Wasser". Sie glaubten daraus den „Stein der Weisen" gewinnen zu können, mit dem sich jedes unedle Metall in reines Gold, jede Krankheit in Gesundheit verwandeln ließe. Die Römer nannten diese Pflanze „Venusmantel". Römische Priesterinnen verwendeten sie für Sitzbäder, weil sie glaubten, damit den Genitalbereich wieder in eine Art jungfräulichen Zustand zu versetzen.

Heilkraft

Der Frauenmantel gilt in erster Linie als Frauenheilkraut. Er wirkt menstruationsregelnd, hilft bei krampfartigen Schmerzen und stärkt die Geburtsorgane. Zusammen mit dem Stinkenden Storchschnabel wird Frauenmantel als Tee bei unerfülltem Kinderwunsch getrunken. Nach der Geburt trägt er zur Wundheilung und Rückbildung bei und verbessert den Milchfluss. Bei Wechseljahrbeschwerden reguliert er den Hormonhaushalt, da er dem Progesteron ähnliche Phytohormone enthält. Aufgrund des recht hohen Gerbstoffgehalts wird das Kraut auch zum Gurgeln bei Entzündungen im Mund- und Rachenraum empfohlen und als Mittel gegen leichte Durchfallerkrankungen und zur Wundheilung verwendet.

Tauwasser

- 10 Tautropfen
- ½ l Wasser, wenn möglich Quellwasser

Mit einer Pipette die Tautropfen des Frauenmantels sammeln und in das Wasser tropfen. Am Morgen gesammelte Tautropfen haben anregende, am Abend gesammelte beruhigende Wirkung. Somit empfiehlt es sich, ein Tauwasser für den Morgen und eines für den Abend herzustellen.

Signatur

Die Blattform zeigt in der Signatur die einhüllende, beschützende Wirkung und der Tautropfen in der Mitte das ungeborene Kind, das im Schoß der Mutter behütet ist.

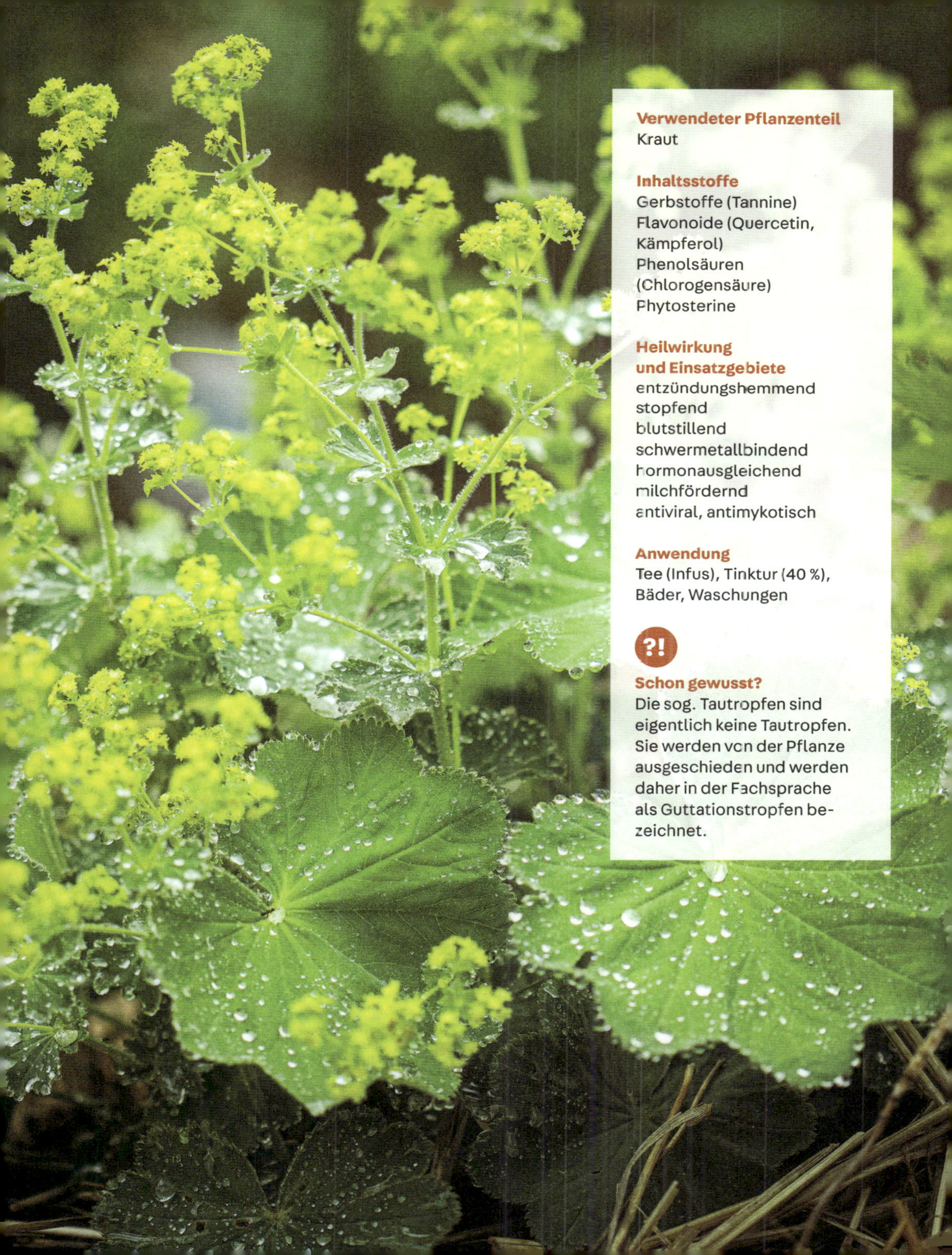

Verwendeter Pflanzenteil
Kraut

Inhaltsstoffe
Gerbstoffe (Tannine)
Flavonoide (Quercetin, Kämpferol)
Phenolsäuren (Chlorogensäure)
Phytosterine

Heilwirkung und Einsatzgebiete
entzündungshemmend
stopfend
blutstillend
schwermetallbindend
hormonausgleichend
milchfördernd
antiviral, antimykotisch

Anwendung
Tee (Infus), Tinktur (40 %), Bäder, Waschungen

?!

Schon gewusst?
Die sog. Tautropfen sind eigentlich keine Tautropfen. Sie werden von der Pflanze ausgeschieden und werden daher in der Fachsprache als Guttationstropfen bezeichnet.

Verwendeter Pflanzenteil
Blüten

Inhaltsstoffe
Saponine (Triterpensaponine)
Flavonoide (Kämpferol, Apigenin)
ätherisches Öl
Gerbstoffe
Schleimstoffe
wenig Korbblütlerbitterstoffe

Heilwirkung und Einsatzgebiete
schleimlösend
harntreibend
entzündungshemmend
wundheilend
blutstillend

Anwendung
Tee (Infus), Tinktur (40–50 %), Salbe, Homöopathie

?!

Schon gewusst?
In der Homöopathie wird das Gänseblümchen als „Arnika der Weichteile" bezeichnet und ist u. a. ein gutes Mittel nach der Geburt.

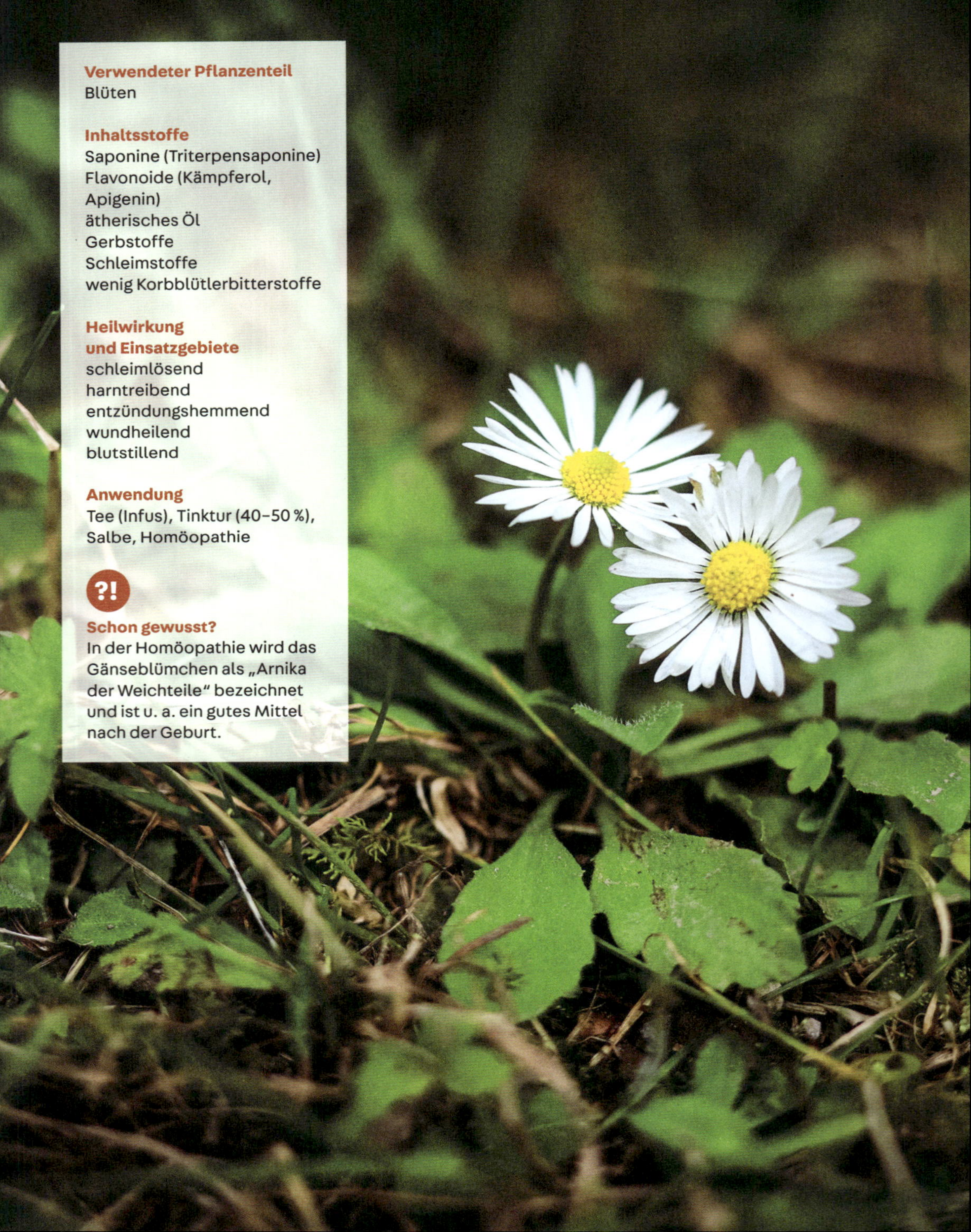

Gänseblümchen
Bellis perennis

Familie: Korbblütler – Asteraceae

„Für so manches Übel verwend ich's, das Gänseblümchen oder Bellis perennis."

Das Gänseblümchen ist auch als Tausendschön, Maßliebchen oder Marienblümchen bekannt. Der Legende nach entstand es aus den Tränen, die Maria auf der Flucht nach Ägypten vergoss. Die botanische Bezeichnung *Bellis perennis* besagt, dass es das ganze Jahr über schön blüht. Der Name Gänseblümchen nimmt darauf Bezug, dass diese Blümchen v. a. dort zahlreich vorkommen, wo sich Gänse aufhalten.

Mythologie/Brauchtum

Der Volksglaube besagt: Wenn man auf sieben Gänseblümchen gleichzeitig treten kann, so ist der Frühling eingekehrt, und wer die ersten drei Gänseblümchen schluckt, die er im Frühjahr findet, bleibt das ganze Jahr von Krankheiten verschont. Im Mittelalter war das Gänseblümchen ein viel gepriesenes Wundkraut. Die Blüten sind verlässliche Wetteranzeiger: Wenn sie am Morgen geschlossen bleiben, wird es tagsüber kaum Sonne, sicher aber Regen geben. Werden Gänseblümchen an Johanni (24. Juni) zwischen 12 und 13 Uhr gepflückt, so gelten sie im Volksglauben als Glücksbringer. In getrockneter Form als Amulett getragen sollen alle Geschäftsabschlüsse nach Wunsch verlaufen.

Heilkraft

Als besonders wirkungsvolle Pflanze der Frühjahrskur regt das Gänseblümchen den Stoffwechsel an und reinigt von innen. Das Gänseblümchen ist auch ein wichtiger Bestandteil der Neunkräutersuppe, die im Frühjahr zu neuer Kraft und Vitalität verhilft. Die Blüten kann man bei Atemwegserkrankungen einsetzen, aber auch als fiebersenkendes und entzündungshemmendes Mittel nutzen. Gänseblümchen ist auch bei Problemen mit unreiner Haut und Akne zu empfehlen. Eingesetzt wird es auch bei Prellungen, Quetschungen, Blutergüssen, nach Verrenkungen und Überanstrengung (Muskelkater). Aus diesem Grund bezeichnet man das Gänseblümchen gern als „Arnika der Wiese".

Gänseblümchen-Salbe

- 5 g getrocknete Gänseblümchen-Blüten
- 100 g Olivenöl
- 10 g Pflanzenfett (Kokosfett oder Kakaobutter)
- 10 g Bienenwachs
- 5 Tropfen ätherisches Lavendelöl

Gänseblümchen im Öl erwärmen, mehrere Tage ausziehen lassen und anschließend abfiltern, indem man das Ganze durch ein feines Tuch presst. Pflanzenfett und Bienenwachs dazugeben, im Topf erwärmen, bis das Wachs schmilzt. Ätherisches Öl dazugeben und in Gläschen abfüllen. Die Salbe hilft bei Muskelkater, Prellungen, Blutergüssen und Hautproblemen.

Signatur

In der Signatur zeigt uns das Gänseblümchen seine Unverletzlichkeit. Nach jedem Rasenschnitt steht es in kürzester Zeit wieder auf.

Gänsefingerkraut
Argentina anserina

Familie: Rosengewächse – Rosaceae

„Wenn dich Bauchkrämpfe plagen, Gänsefingerkraut kann sie verjagen."

Der Name Gänsefingerkraut weist auf seinen bevorzugten Standort hin, nämlich auf Gänseweiden. Da die Pflanze gut gedüngte, verdichtete Böden liebt, findet man sie häufig an Wegrändern von Acker- und Weideflächen. Ihr wissenschaftlicher Name *Argentina* kommt von der silbrig gefärbten Blattunterseite. Früher hieß die Pflanze *Potentilla anserina*. *Potentilla* deutet auf ihre Macht hin, und zwar die Macht zu heilen.

Mythologie/Brauchtum

Das Gänsefingerkraut war schon bei den alten Germanen ein Zaubermittel. Dementsprechend zahlreich waren die magischen Anwendungen: Wer etwa zu Johanni oder in der Andreasnacht eine Wurzel grub und sie als Amulett trug, sollte vor Dämonen und bösem Zauber geschützt sein. Nie ausgehen sollte das Geld, wenn man ein Blatt dieser Pflanze im Geldbeutel bei sich führte. Legte man ein Blatt in den Hochzeitsschuh, so hatte man in der Ehe das Sagen. Bei Gerichtsprozessen sollte derjenige gewinnen, der ein Gänsefingerkraut bei sich trug. Auch heute noch kennt fast jeder Bauer das Gänsefingerkraut, denn es war lange Zeit ein Notfallmittel bei allen Verletzungen der Haustiere.

Heilkraft

In der Heilkunde wird die Pflanze vorwiegend gegen Krämpfe eingesetzt, beispielsweise Darmkrämpfe, Periodenkrämpfe, aber auch bei krampfartigem Husten. Für diese Wirkung sind u. a. die Cumarine verantwortlich. Die Heilkraft der innerlichen Anwendung lässt sich äußerlich durch Wickel mit Gänsefingerkraut unterstützen. Auch in ein Kräuterkissen würde Gänsefingerkraut aufgrund seiner krampflösenden Wirkung sehr gut passen. Gänsefingerkraut wirkt dabei v. a. auf die Eingeweidemuskulatur krampflösend und weniger auf die Skelettmuskulatur. Die gerbstoffreiche Pflanze hilft auch bei Durchfallerkrankungen, sie wird zum Spülen und Gurgeln bei Entzündungen im Mund- und Rachenraum und als Umschlag bei Wunden und Ekzemen verwendet.

Anserinenmilch

- 5 Blätter frisches Gänsefingerkraut
- ¼ l Milch
- Honig

Die Blätter klein schneiden und in der Milch aufkochen, 10 Minuten ziehen lassen, abseihen und eventuell mit etwas Honig süßen. In kleinen Schlucken warm getrunken ist es ein sehr gutes Mittel gegen Menstruationskrämpfe.
Es kann auch die getrocknete Pflanze verwendet werden. Dabei nimmt man für diese Rezeptur 2 EL des getrockneten Krautes.

Signatur

Die silbrigen Blätter deuten auf eine Mondsignatur. Mondpflanzen haben in der Frauenheilkunde eine große Bedeutung.

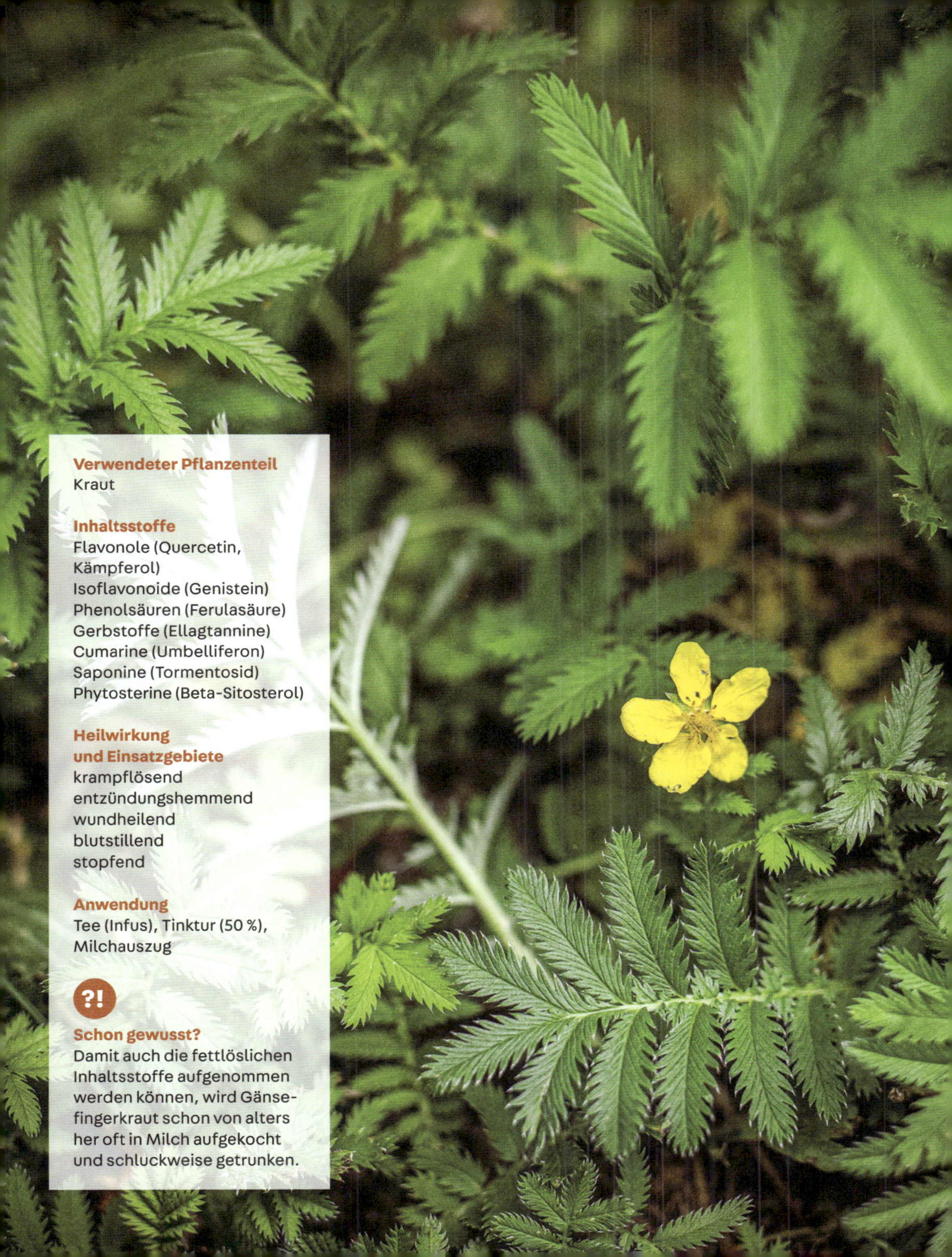

Verwendeter Pflanzenteil
Kraut

Inhaltsstoffe
Flavonole (Quercetin, Kämpferol)
Isoflavonoide (Genistein)
Phenolsäuren (Ferulasäure)
Gerbstoffe (Ellagtannine)
Cumarine (Umbelliferon)
Saponine (Tormentosid)
Phytosterine (Beta-Sitosterol)

Heilwirkung und Einsatzgebiete
krampflösend
entzündungshemmend
wundheilend
blutstillend
stopfend

Anwendung
Tee (Infus), Tinktur (50 %), Milchauszug

?!

Schon gewusst?
Damit auch die fettlöslichen Inhaltsstoffe aufgenommen werden können, wird Gänsefingerkraut schon von alters her oft in Milch aufgekocht und schluckweise getrunken.

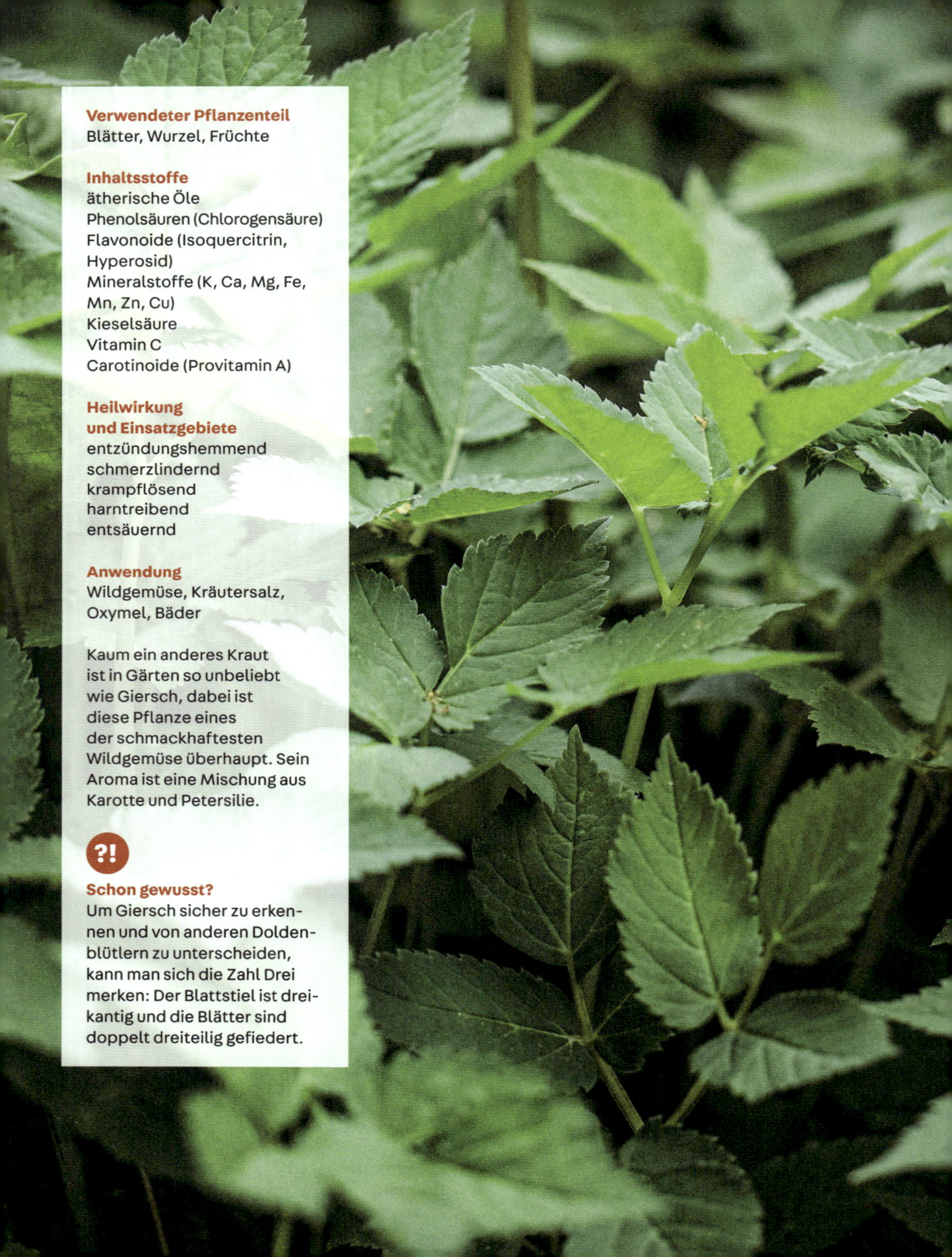

Verwendeter Pflanzenteil
Blätter, Wurzel, Früchte

Inhaltsstoffe
ätherische Öle
Phenolsäuren (Chlorogensäure)
Flavonoide (Isoquercitrin, Hyperosid)
Mineralstoffe (K, Ca, Mg, Fe, Mn, Zn, Cu)
Kieselsäure
Vitamin C
Carotinoide (Provitamin A)

Heilwirkung und Einsatzgebiete
entzündungshemmend
schmerzlindernd
krampflösend
harntreibend
entsäuernd

Anwendung
Wildgemüse, Kräutersalz, Oxymel, Bäder

Kaum ein anderes Kraut ist in Gärten so unbeliebt wie Giersch, dabei ist diese Pflanze eines der schmackhaftesten Wildgemüse überhaupt. Sein Aroma ist eine Mischung aus Karotte und Petersilie.

?!

Schon gewusst?
Um Giersch sicher zu erkennen und von anderen Doldenblütlern zu unterscheiden, kann man sich die Zahl Drei merken: Der Blattstiel ist dreikantig und die Blätter sind doppelt dreiteilig gefiedert.

Giersch
Aegopodium podagraria

Familie: Doldenblütler – Apiaceae

„Drei, drei, drei – dann bist beim Giersch dabei."

Giersch ist auch unter dem Namen Geißfuß bekannt, dies kommt von der Blattanordnung, die einem Ziegenfuß ähnelt. Der botanische Name *Aegopodium* kommt aus dem Griechischen und bedeutet übersetzt ebenfalls „ziegenfüßig". Der Artname *podagraria* weist auf die Heilkraft bei Podagra (Gicht der großen Zehe) hin. Auch der Volksname Zipperleinskraut weist darauf hin – mit „Zipperlein" sind Gichtbeschwerden gemeint.

Mythologie/Brauchtum

Schon im Mittelalter wurde die Pflanze als Heilmittel gegen Gicht, Rheuma und Herzgefäßerkrankungen eingesetzt. Ein Umschlag aus gequetschten Blättern linderte schmerzhafte Beschwerden und ein Tee unterstützte durch seine leicht harntreibende Wirkung den Heilungsprozess. Lange bevor Spinat im 16. Jahrhundert aus Asien eingeführt wurde, verwendete die Landbevölkerung den Giersch als gesundes Nahrungsmittel. Als Wildgemüse dürfte Giersch schon in der Steinzeit gegessen worden sein. Auch den Römern war Giersch bekannt, sie sollen ihn reichlich verzehrt haben. Man vermutet, dass sich das Kraut durch römische Legionäre in Europa verbreitete.

Heilkraft

Der Giersch ist eine absolute Vitamin-C-Bombe: Er enthält fünfzehnmal mehr Vitamin C als Kopfsalat und viermal mehr als Zitronen. Außerdem enthält er viel mehr Mineralstoffe als unser geschätztes Kulturgemüse. Als Wildgemüse genossen, entfaltet Giersch einen positiven Einfluss auf unsere Gesundheit. Giersch wirkt entzündungshemmend, harntreibend und entsäuernd, er löst Harnsäurekristalle und schwemmt diese aus. Gierschblätter dienen jedoch auch als Erste Hilfe bei Insektenstichen. Dazu werden sie zerdrückt, bis Saft austritt, und auf die Stiche aufgetragen. Dies lindert den Juckreiz und verhindert das Anschwellen.

Gierschpesto

- Gierschblätter (etwa eine mittlere Schüssel voll)
- 20 g Parmesan
- 50 g Sonnenblumen- und/oder Kürbiskerne
- 2 Knoblauchzehen
- Kräutersalz
- 200 ml Olivenöl

Alle Zutaten gemeinsam pürieren, bis eine cremige Masse entsteht.

Signatur

Seine Widerstandskraft und sein Durchsetzungsvermögen zeigen uns in der Signatur seine stärkende Heilkraft. Am Ende des Blattstiels befindet sich ein rotes häutiges Füßchen, Rot steht für Entzündung.

Goldrute
Solidago virgaurea

Familie: Korbblütler – Asteraceae

„Bei Blasenleiden Goldrute verwendet, das Unwohlsein somit endet."

Der Name Goldrute kommt von den gelben (goldigen) Blüten, die rutenartig angeordnet sind. Der botanische Artname *virgaurea* kommt aus dem Lateinischen und bedeutet dasselbe, und zwar „virga" (= Rute) und „aurea" (= Gold). Der botanische Gattungsname *Solidago* kommt von „solidare" (= befestigen, verbinden) und deutet auf die heilende Wirkung der Pflanze hin.

Unsere heimische Goldrute wird als Echte Goldrute bezeichnet. Daneben gibt es jedoch noch zwei aus Nordamerika eingewanderte Goldrutenarten, und zwar die Kanadische Goldrute und die Riesen-Goldrute. Diese werden als Neophyten nicht gerne gesehen, es sind jedoch nützliche Bienenweiden und können ebenso heilkundlich eingesetzt werden.

Mythologie/Brauchtum

Unsere Vorfahren verwendeten die Goldrute ähnlich wie den Sanikel bei allen inneren und äußeren Verletzungen. Erst im Mittelalter, als die Harnschau für die Diagnostik eine wichtige Rolle spielte, erkannte man die bemerkenswerte Wirkung der Goldrute für Nieren und Blase. Als Färberpflanze war Goldrute ebenfalls beliebt, mit ihr wurden Stoffe goldgelb gefärbt.

Heilkraft

Goldrute hat eine große Heilkraft bei Nieren- und Blasenleiden. Die Phenylglykoside wirken entzündungshemmend und antibakteriell. Ihre Saponine sind u. a. pilzhemmend, speziell gegen Candida-Pilze. Aufgrund ihrer Flavonoide eignet sich Goldrute auch als Venenmittel. Goldrute sollte in keinem Rheumatee fehlen, sie enthält schmerzlindernde, entzündungshemmende und entgiftende Wirkstoffe. Zusammen mit Weidenröschen und Brennnesselwurzel ergibt Goldrute einen heilsamen Männertee zur Stärkung der Prostata. Zum Gurgeln verwendet man Goldrute bei Mund- und Halsentzündungen, hier wirken v. a. ihre Gerbstoffe.

Blasentee

- Goldrutenkraut
- Ackerschachtelhalm
- Hauhechelwurzel

Die Kräuter stark zerkleinern, 2 Teile Goldrute mit jeweils 1 Teil der beiden anderen Pflanzen vermischen. 2 TL der Mischung mit 200 ml heißem Wasser übergießen und 15 Minuten ziehen lassen.
Weitere Kräuter, die gut in einen Blasentee mit Goldrute passen, sind z. B. Kapuzinerkresse, Brennnessel und Birkenblätter. Möchte man Goldrutenblüten für Teemischungen trocknen, so sollten sie nach der Ernte stark zerkleinert werden, da sie sonst während der Trocknung in die Samenreifung gehen.

Signatur

Die Nieren stehen für Partnerschaft, Beziehung, Ergänzung und Verbindung. Auch in der Signatur wird dieses Prinzip erkennbar: Zwar fehlen im Kranz der Goldrute einige Zungenblüten, die eng stehenden Blütenköpfchen füllen jedoch diese Lücken und verweisen somit auf harmonischen Ausgleich.

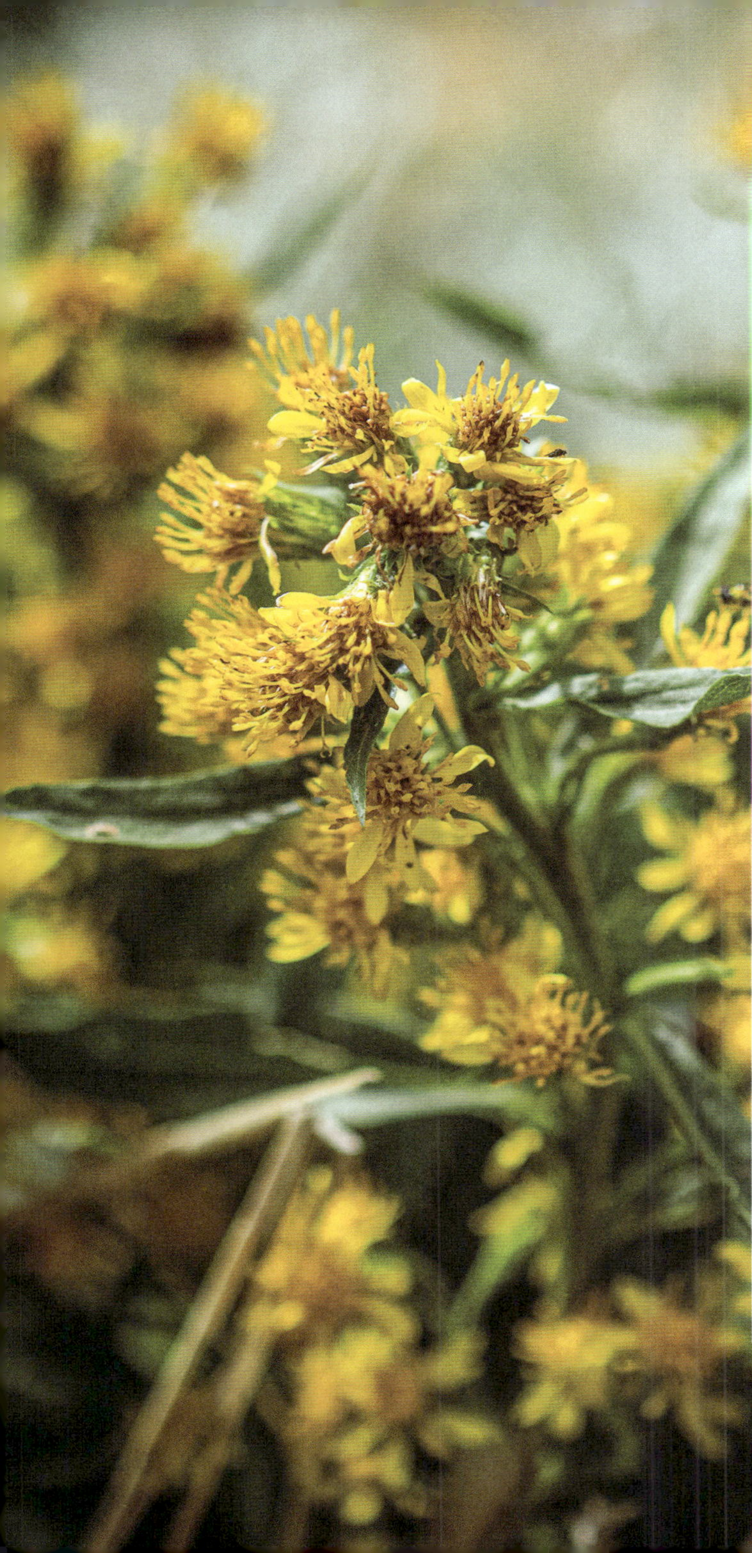

Verwendeter Pflanzenteil
blühendes Kraut

Inhaltsstoffe
Phenylglykoside (Leiocarposid, Virgaureosid)
Flavonoide (Hyperosid, Rutin, Astragalin)
Saponine (Triterpensaponine)
Gerbstoffe (Catechingerbstoffe)
ätherische Öle

Heilwirkung und Einsatzgebiete
harntreibend
entzündungshemmend
antimikrobiell
krampflösend
schmerzlindernd
wundheilend

Anwendung
Tee (Infus), Tinktur (40 %)

Vorsicht
Bei Korbblütlerallergie und eingeschränkter Herz- und Nierentätigkeit ist auf die Verwendung der Goldrute zu verzichten.

?!

Schon gewusst?
Die Phenolglykoside Leiocarposid und Virgaureosid konnten nur in *Solidago virgaurea*, der heimischen Goldrute, nachgewiesen werden. Die anderen Inhaltsstoffe findet man auch in den aus Nordamerika eingewanderten Goldrutenarten, der Kanadischen Goldrute und der Riesen-Goldrute.

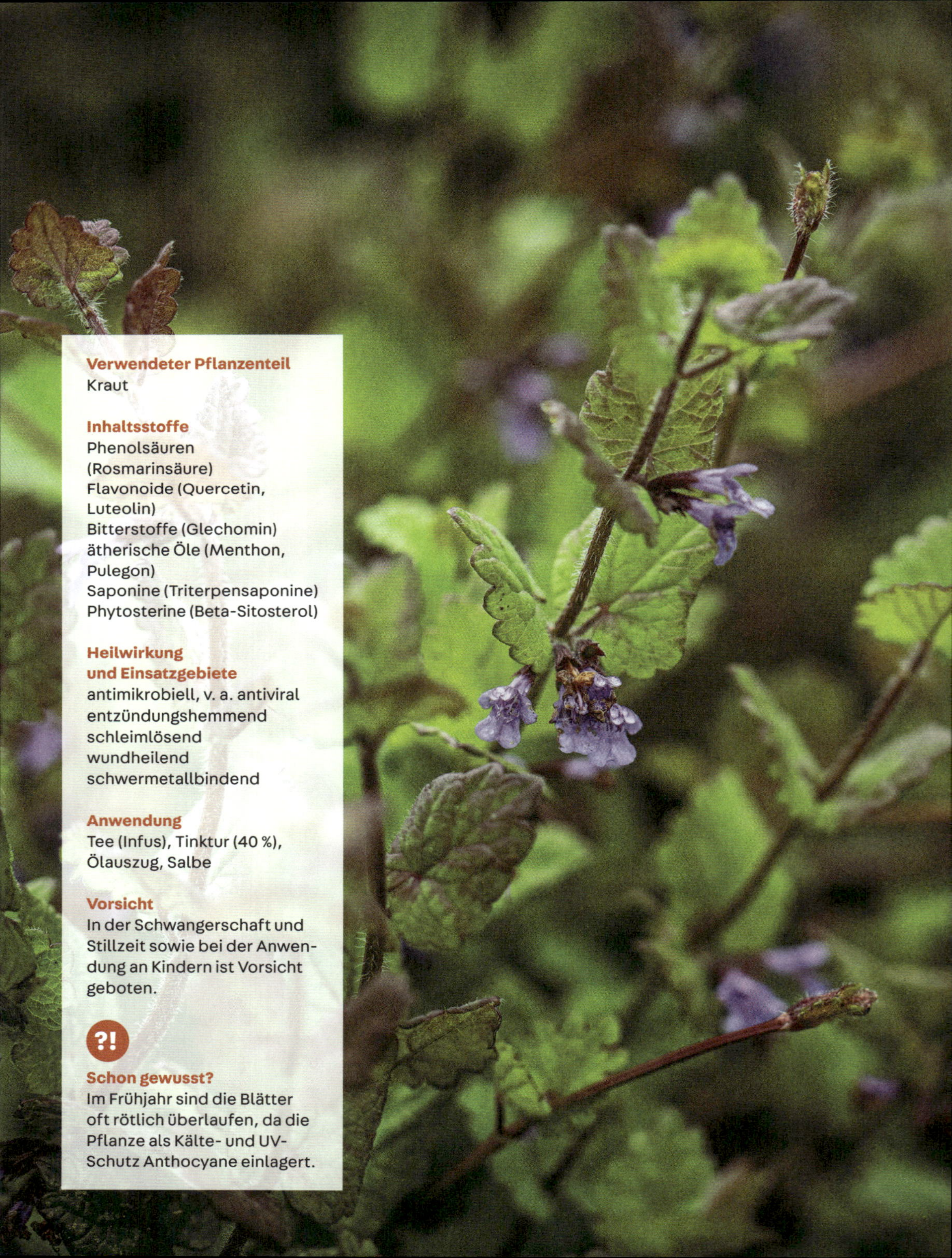

Verwendeter Pflanzenteil
Kraut

Inhaltsstoffe
Phenolsäuren (Rosmarinsäure)
Flavonoide (Quercetin, Luteolin)
Bitterstoffe (Glechomin)
ätherische Öle (Menthon, Pulegon)
Saponine (Triterpensaponine)
Phytosterine (Beta-Sitosterol)

Heilwirkung und Einsatzgebiete
antimikrobiell, v. a. antiviral
entzündungshemmend
schleimlösend
wundheilend
schwermetallbindend

Anwendung
Tee (Infus), Tinktur (40 %), Ölauszug, Salbe

Vorsicht
In der Schwangerschaft und Stillzeit sowie bei der Anwendung an Kindern ist Vorsicht geboten.

?!

Schon gewusst?
Im Frühjahr sind die Blätter oft rötlich überlaufen, da die Pflanze als Kälte- und UV-Schutz Anthocyane einlagert.

Gundermann/ Gundelrebe

Glechoma hederacea

Familie: Lippenblütler – Lamiaceae

„Willst du Gundelreben pflücken, musst du dich zum Boden bücken."

Die Namen Gundermann und Gundelrebe beziehen sich auf das althochdeutsche Wort „Gund" (= eitriges Körpersekret), da diese Pflanze v. a. bei eitrigen Wunden eingesetzt wurde. Gundermann ist auch als Erdefeu bekannt, da er ähnlich wie Efeu über den Boden kriecht. Der botanische Gattungsname *Glechoma* stammt vom griechischen Wort „glechon". Damit ist die Poleiminze gemeint, deren Duft an Gundermann erinnert. Der Artname *hederacea* bezieht sich wieder auf Efeu (lateinisch „hedera"). Gundermann ist auch als Soldatenpetersilie bekannt, was er sicher seinen kraftspendenden und vitalisierenden Eigenschaften zu verdanken hat.

Mythologie/Brauchtum

In der Mythologie zählte der Gundermann zu den wichtigsten Zauberpflanzen. Mit einem Kranz aus Gundermann auf dem Kopf sollte man in der Walpurgisnacht sogar Hexen erkennen können. Die Pflanze galt auch als Schutzgeist für Haustiere. So wurden Kühe mit diesem Kraut vor Verhexung geschützt. Die erste Milch nach dem Kalben wurde durch einen Gundelrebenkranz gemolken. Gab eine Kuh keine Milch mehr, so gab man ihr Gundermann und sprach: „Kuh, da geb ich dir die Gundelreben, dass du mir die Milch willst wieder geben."

Heilkraft

Nennenswert für die Heilkraft von Gundermann sind Phenolsäuren, die v. a. gegen Herpesviren ihre antivirale Kraft entfalten. Aber auch bei Erkältungskrankheiten und grippalen Infekten ist seine antivirale Wirkung hilfreich. Weiters kann Gundermann bei Entzündungen und Magen-Darm-Beschwerden eingesetzt werden. Gundermann vermag Schwermetalle zu binden und diese auszuleiten und hat somit auch eine entgiftende Funktion.

Gundermannöl

- 100 g frisches Gundermannkraut
- ¼ l Olivenöl

Gundermannkraut klein schneiden, im Öl leicht erwärmen, in ein Schraubglas füllen, lichtgeschützt bei Zimmertemperatur ca. 4 Wochen ziehen lassen, dabei immer wieder durchschütteln und schließlich abfiltern. Äußerlich verwendbar ist dieses Öl bei Hautproblemen, Klüften und schlecht heilenden Wunden, innerlich als Ölziehkur zur Entgiftung, bei Halsentzündungen mit etwas Honig vermischt und bei Magen-Darm-Beschwerden. Außerdem eignet es sich hervorragend als Würzöl in der Küche.

Signatur

In der Signatur zeigt uns Gundermann seine Erdverbundenheit, sein Vertrauen in das Miteinander und in die Naturkräfte. Gundermann ist kein Einzelgänger.

Günsel
Ajuga reptans

Familie: Lippenblütler – Lamiaceae

„Wer Günsel und Sanikel hat, bietet Trotz dem Wundarzt mit einem Blatt."

Der Name Günsel entwickelte sich vermutlich aus dem alten Namen „Consolida", der auf die zusammenfügende Kraft der Pflanze verweist („consolidare" = festmachen). Die Benennung kann jedoch auch vom althochdeutschen Begriff „Gund" (= Eiter) kommen. Günsel gehört zur Familie der Lippenblütler, hat wunderschöne blaue Blüten, denen jedoch die Oberlippe fehlt. Darauf bezieht sich auch der botanische Name *Ajuga*: „a" steht für „ohne", „juga" für „Joch".
Am häufigsten findet man den Kriechenden Günsel und den Genfer Günsel, in Bergregionen kommt der Pyramidengünsel vor, eher selten ist der Gelbe Günsel.

Mythologie/Brauchtum

Für unsere Vorfahren war Günsel eine Gewitterpflanze mit enormer Heilkraft, die dem Gewittergott Thor bzw. Donar geweiht war. Daher wurde er unter ganz besonderen Ritualen nur donnerstags (am Tag des Donars) geerntet.
In der Volksheilkunde wurden mit Günsel Wunden behandelt, bei Mund- und Rachenentzündungen wurde Günseltee zum Gurgeln verwendet. Oft wurde Günsel in Wundsalben oder Waschungen mit Sanikel kombiniert. Günsel soll zudem wackelnde Zähne befestigen und das Knochengewebe stärken.

Heilkraft

Mittlerweile ist bekannt, dass Günsel ähnliche Wirkstoffe wie die Afrikanische Teufelskralle (*Harpagophytum procumbens*) hat. Daher gilt Günsel als heimischer Ersatz für diese Pflanze. Die heilkräftigen Inhaltsstoffe von Günsel sind verschiedene Bitterstoffe wie das in der Teufelskralle vorkommende Harpagosid oder Aucubin, das man auch im Spitzwegerich findet. Diese Inhaltsstoffe sind für die entzündungshemmende, schmerzstillende und antibiotische Wirkung verantwortlich. Weiters enthält Günsel ähnliche Gerbstoffe wie Gundermann. Dadurch wirkt er wundheilend, blutstillend und antiviral.

Schmerzsalbe

- 50 ml Günseltinktur
- 120 ml Olivenöl
- 40 g Pflanzenfett
- 25 g Bienenwachs
- 10 Tropfen ätherisches Lavendelöl

Für die Herstellung der Günseltinktur ein Glas zur Hälfte mit frischem Günselkraut füllen und anschließend mit 40%igem Alkohol auffüllen. 3 Wochen lichtgeschützt ausziehen lassen, dabei immer wieder schütteln und schließlich abfiltern.
Für die Salbe im Öl Pflanzenfett und Bienenwachs schmelzen, Tinktur einrühren, 20 Minuten bei geringer Hitze den Alkohol ausdampfen lassen, ätherisches Öl dazugeben und in Salbentiegel abfüllen. Die Salbe eignet sich gut bei stumpfen Verletzungen, aber auch bei rheumatischen Beschwerden.

Signatur

Tiefblaue Blüten werden in der Signaturenlehre dem Merkur zugeordnet. Merkurpflanzen aktivieren den Stoffwechsel und sind generell vitalisierend.

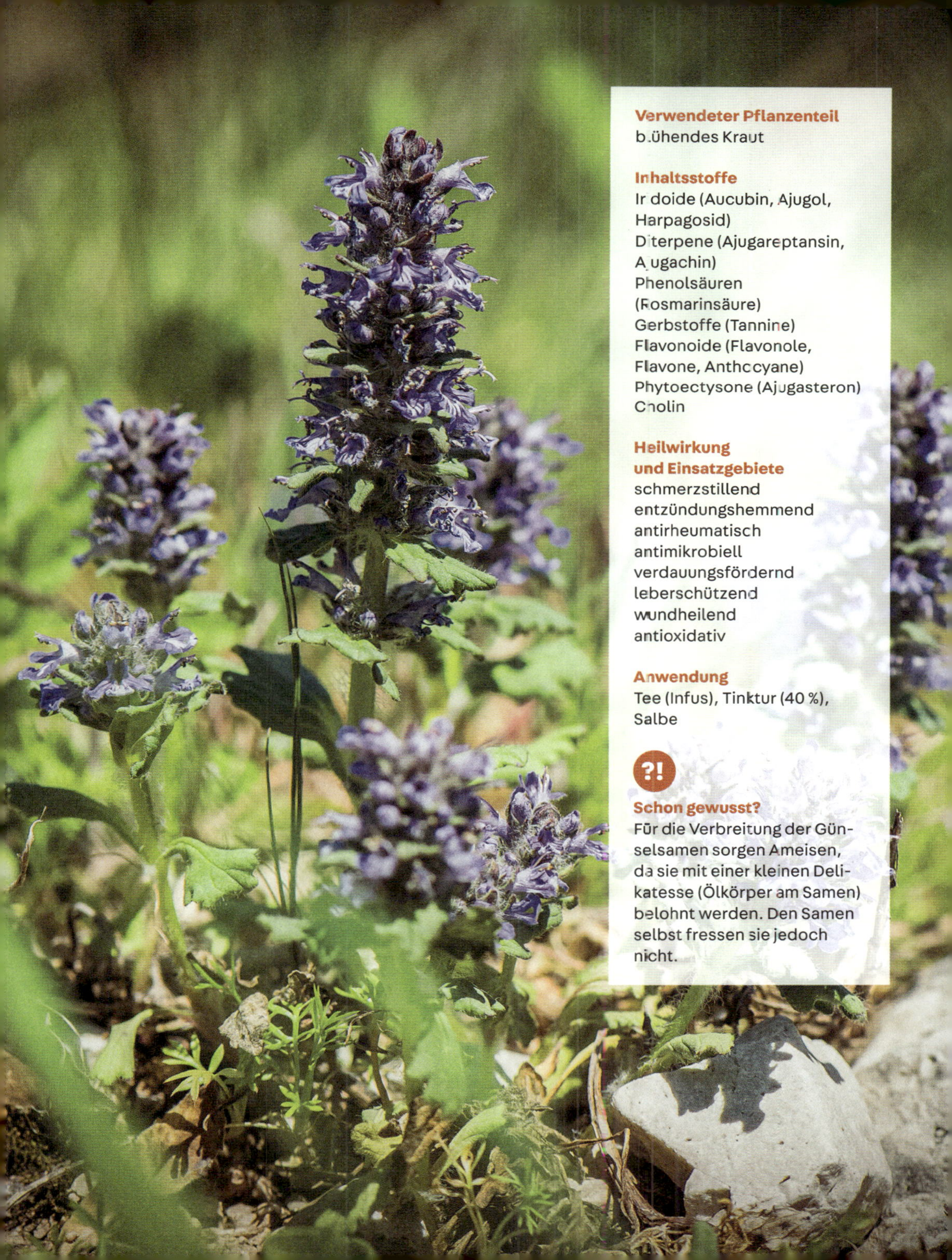

Verwendeter Pflanzenteil
blühendes Kraut

Inhaltsstoffe
Iridoide (Aucubin, Ajugol, Harpagosid)
Diterpene (Ajugareptansin, Ajugachin)
Phenolsäuren (Rosmarinsäure)
Gerbstoffe (Tannine)
Flavonoide (Flavonole, Flavone, Anthocyane)
Phytoectysone (Ajugasteron)
Cholin

Heilwirkung und Einsatzgebiete
schmerzstillend
entzündungshemmend
antirheumatisch
antimikrobiell
verdauungsfördernd
leberschützend
wundheilend
antioxidativ

Anwendung
Tee (Infus), Tinktur (40 %), Salbe

?!

Schon gewusst?
Für die Verbreitung der Günselsamen sorgen Ameisen, da sie mit einer kleinen Delikatesse (Ölkörper am Samen) belohnt werden. Den Samen selbst fressen sie jedoch nicht.

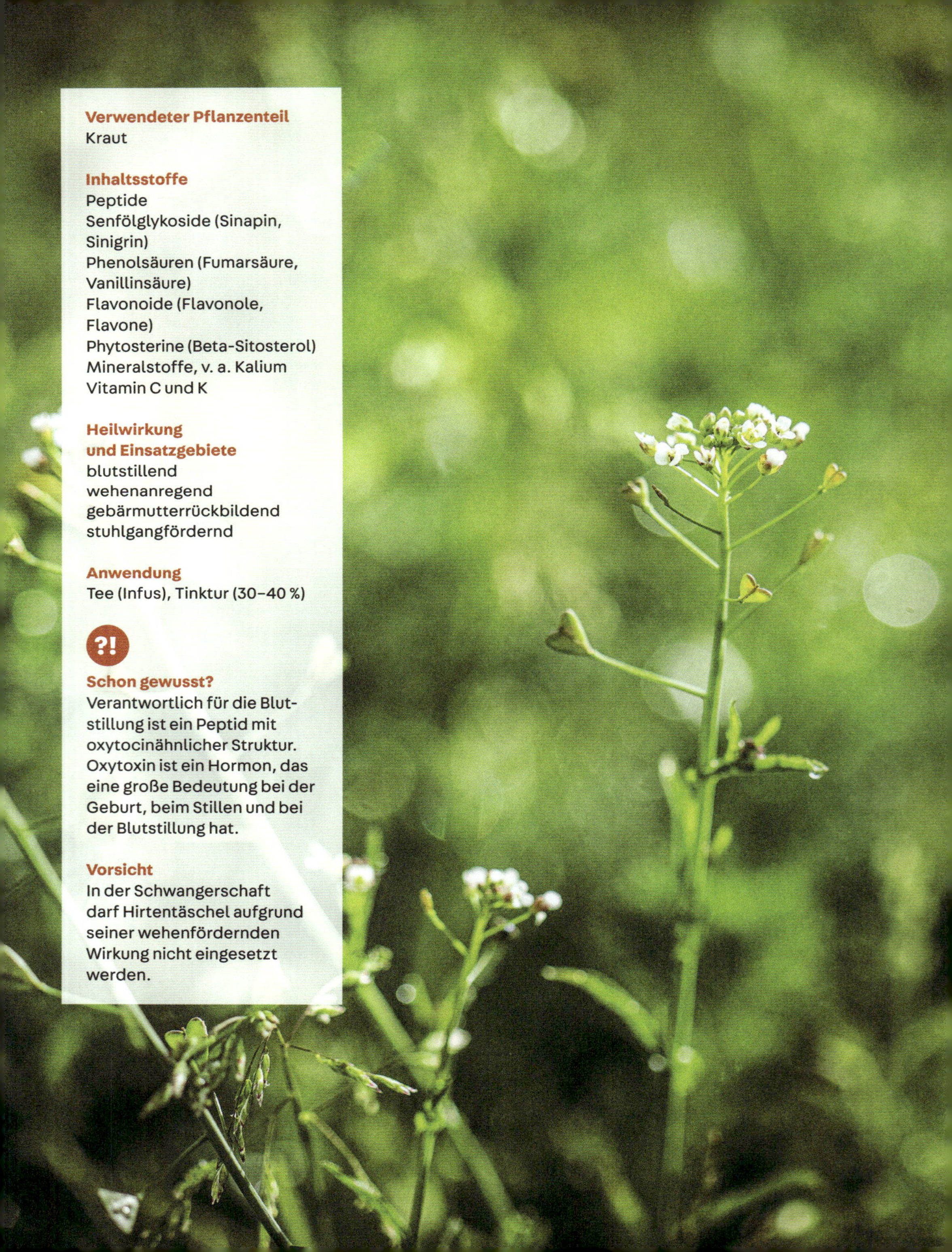

Verwendeter Pflanzenteil
Kraut

Inhaltsstoffe
Peptide
Senfölglykoside (Sinapin, Sinigrin)
Phenolsäuren (Fumarsäure, Vanillinsäure)
Flavonoide (Flavonole, Flavone)
Phytosterine (Beta-Sitosterol)
Mineralstoffe, v. a. Kalium
Vitamin C und K

Heilwirkung und Einsatzgebiete
blutstillend
wehenanregend
gebärmutterrückbildend
stuhlgangfördernd

Anwendung
Tee (Infus), Tinktur (30–40 %)

?!

Schon gewusst?
Verantwortlich für die Blutstillung ist ein Peptid mit oxytocinähnlicher Struktur. Oxytoxin ist ein Hormon, das eine große Bedeutung bei der Geburt, beim Stillen und bei der Blutstillung hat.

Vorsicht
In der Schwangerschaft darf Hirtentäschel aufgrund seiner wehenfördernden Wirkung nicht eingesetzt werden.

Hirtentäschel
Capsella bursa-pastoris

Familie: Kreuzblütler – Brassicaceae

„Soll die Blutung enden, so kann man Hirtentäschel verwenden."

Sowohl der deutsche als auch der wissenschaftliche Name (*Capsella bursa-pastoris*) weisen auf die besondere Form der als Schötchen bezeichneten Früchte hin. So werden die herzförmigen Schötchen, die nach unten blicken, mit den aus Fell gefertigten Umhängetaschen mittelalterlicher Hirten verglichen.

Mythologie/Brauchtum

Das Hirtentäschelkraut ist eines der ältesten blutstillenden Mittel Europas. Hippokrates bezeichnete es als wichtigstes Uterusmittel und setzte es v. a. nach der Geburt ein. Bis ins Mittelalter war es dafür ein beliebtes Heilkraut, wurde in der Folge aber zusehends vergessen. Erst während der beiden Weltkriege entsann man sich angesichts fehlender Alternativen zur Blutstillung wieder dieser Heilpflanze. Pfarrer Künzle legte bei blutenden Verletzungen zerstoßenes frisches Hirtentäschelkraut auf und empfahl bei Nasenbluten, Hirtentäschel um Hals und Nacken zu binden. Hebammen nutzten das Kraut, um die Austreibung der Nachgeburt anzuregen.

Heilkraft

Das Hirtentäschel gehört zu den großen Frauenheilpflanzen der heimischen Flora, wobei es sowohl äußerlich als auch innerlich einsetzbar ist. Äußerlich hilft es bei blutenden Hautverletzungen, Nasenbluten, Zahnfleischbluten und blutenden Hämorrhoiden. Innerlich dient es der Behandlung von starker Monatsblutung oder Zwischenblutungen. Hirtentäschelkraut löst Kontraktionen der Gebärmutter aus, daher kann es bei Wehenschwäche eingesetzt werden. Es fördert die Nachgeburt und die Gebärmutterrückbildung. Schließlich wirkt das Hirtentäschel auch stuhlgangfördernd, indem es die Darmperistaltik anregt.

Menstruationstee

- 30 g Hirtentäschel
- 30 g Gänsefingerkraut
- 30 g Frauenmantel

Die Kräuter grob zerkleinern, mischen und in einer Teedose lichtgeschützt aufbewahren. Bereits 1 Woche vor Beginn der Menstruation täglich 1 bis 2 Tassen von dem Tee trinken. Bei starker und schmerzhafter Regelblutung ist dieser Tee sehr hilfreich.
Sowohl die Senföle als auch die blutstillenden Peptide gehen durch das Trocknen zum Großteil verloren. Daher sollte Hirtentäschel relativ frisch verwendet werden.

Signatur

Hirtentäschel zeigt uns in seiner unauffälligen, bescheidenen Art die Signatur für die Ausstrahlung nach innen. Auch seine Schötchen weisen mit der Spitze nach innen.

Johanniskraut
Hypericum perforatum

Familie: Johanniskrautgewächse – Hypericaceae

„Sind die Nerven ganz passé, so trink Johanniskrauttee."

Den Namen Johanniskraut erhielt die Pflanze, da sie um den 24. Juni, den Johannistag, in voller Blüte steht. Vielfach bekannt ist auch ihr Name Hartheu, dieser kommt vom starken Stängel, der sich auch nach dem Trocknen hart anfühlt. Der botanische Name *Hypericum* kommt vom griechischen „hypereikon" (= über dem Bild). Diese Namensgebung stammt von der Tradition, die Pflanze am Johannistag über einem Heiligenbild anzubringen, um so Schlechtes abzuwehren. Der Artname *perforatum* kommt aus dem Lateinischen und bedeutet „durchlöchert".

Mythologie/Brauchtum
Seit über 2.000 Jahren zählt das Johanniskraut zu den großen Heilpflanzen der Volksheilkunde. Johanniskraut gehörte zu den Bettstrohkräutern, die den Wöchnerinnen ins Bett gelegt wurden. Einer christlichen Legende nach erinnert der rote Farbstoff in den Knospen an die Hinrichtung von Johannes dem Täufer. Das durchlöcherte Aussehen soll das Johanniskraut hingegen dem Teufel verdanken, der aus Zorn über die Heilkraft des Krautes Nadeln regnen ließ, um es zu zerstören.

Heilkraft
Johanniskraut ist sehr vielseitig einsetzbar. Am bekanntesten ist jedoch seine Anwendung bei depressiven Verstimmungen und Angststörungen. Johanniskraut wirkt zudem antiviral, antibakteriell, entzündungshemmend, wundheilend und hilft bei Nervenschmerzen. Als große Heilpflanze hat es jedoch leider Wechselwirkungen mit verschiedenen Medikamenten und wird daher von Ärzten nicht immer gern gesehen. Eine weitere Nebenwirkung bei zu häufiger Verwendung von Johanniskraut kann Sonnenempfindlichkeit sein. Aber wie sagte schon Paracelsus: „Die Dosis macht's!"

Johanniskrautöl
Für das sog. Rotöl Blüten, Knospen, grüne Samenkapseln und einige blütennahe Blätter sammeln, um die gesamte Wirkstoffpalette zu erreichen. Die frischen Pflanzenteile zerkleinern, damit ein Glas etwas über die Hälfte befüllen und mit Olivenöl übergießen. Dann das Glas an die Sonne stellen und eine Stofftüte darüberstülpen. Dadurch kann der Wasseranteil entweichen und der Auszug erfolgt lichtgeschützt. Dies ist insofern wichtig, als Wasser im Ölauszug die Haltbarkeit verringert und direktes Sonnenlicht das Hyperforin zerstört. Nach 1 Woche das Glas verschließen und im Dunkeln weitere 2 bis 3 Wochen ausziehen lassen. Das Öl sollte nach dem Abfiltern in dunklen Flaschen aufbewahrt werden.

Signatur
Die leuchtend gelben Blüten zeigen in der Signatur ihr sonniges, stimmungsaufhellendes Wesen, die durchlöcherten Blätter und der rote Farbstoff in den Knospen deuten auf eine Verletzung hin, die geheilt werden muss.

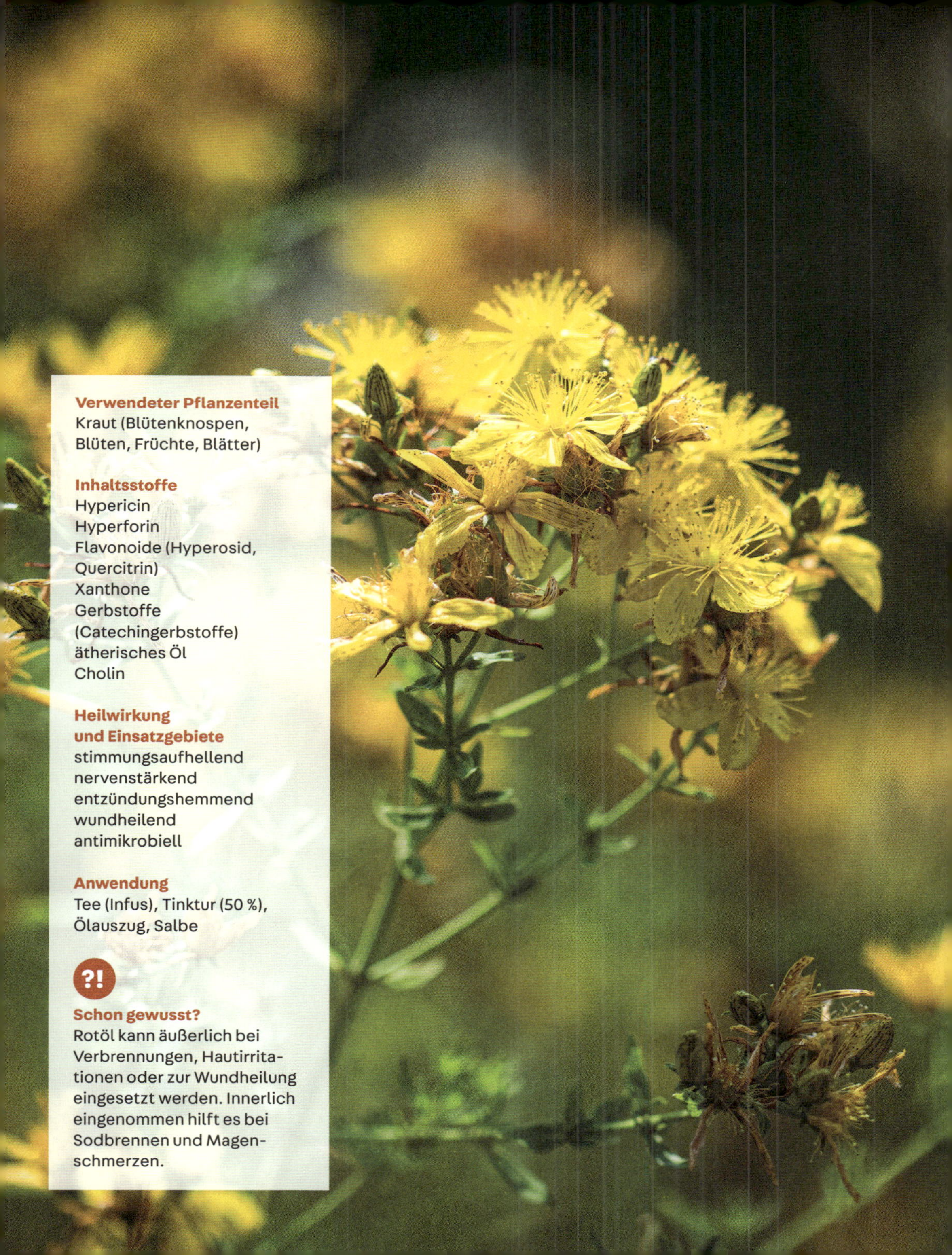

Verwendeter Pflanzenteil
Kraut (Blütenknospen, Blüten, Früchte, Blätter)

Inhaltsstoffe
Hypericin
Hyperforin
Flavonoide (Hyperosid, Quercitrin)
Xanthone
Gerbstoffe (Catechingerbstoffe)
ätherisches Öl
Cholin

Heilwirkung und Einsatzgebiete
stimmungsaufhellend
nervenstärkend
entzündungshemmend
wundheilend
antimikrobiell

Anwendung
Tee (Infus), Tinktur (50 %), Ölauszug, Salbe

?!

Schon gewusst?
Rotöl kann äußerlich bei Verbrennungen, Hautirritationen oder zur Wundheilung eingesetzt werden. Innerlich eingenommen hilft es bei Sodbrennen und Magenschmerzen.

Verwendeter Pflanzenteil
Blüten

Inhaltsstoffe
Flavonoide (Flavonole, Flavone)
Schleimstoffe
Saponine (Triterpensaponine)
Phenolsäuren (Kaffeesäure, Ferulasäure, Vanillinsäure)
Phenolglykoside (Verbascosid)
Iridoide (Aucubin, Catalpol)
Carotinoide

Heilwirkung und Einsatzgebiete
antimikrobiell
entzündungshemmend
hustenreizstillend
schleimlösend
wundheilend
haut- und schleimhautschützend

Anwendung
Tee (Infus), Tinktur (40 %), Hustensaft, Ölauszug, Salbe

?!

Schon gewusst?
Vom Hochsommer bis in den Herbst hinein kann man täglich die Blüten der Königskerze zupfen. Das macht man am besten am Vormittag, da sie sich zur Mittagszeit wieder schließen. Beim Trocknen werden die Blüten der Königskerze oft braun, dies hängt mit dem Aucubin zusammen. Sie sollten daher schnell und lichtgeschützt getrocknet werden.

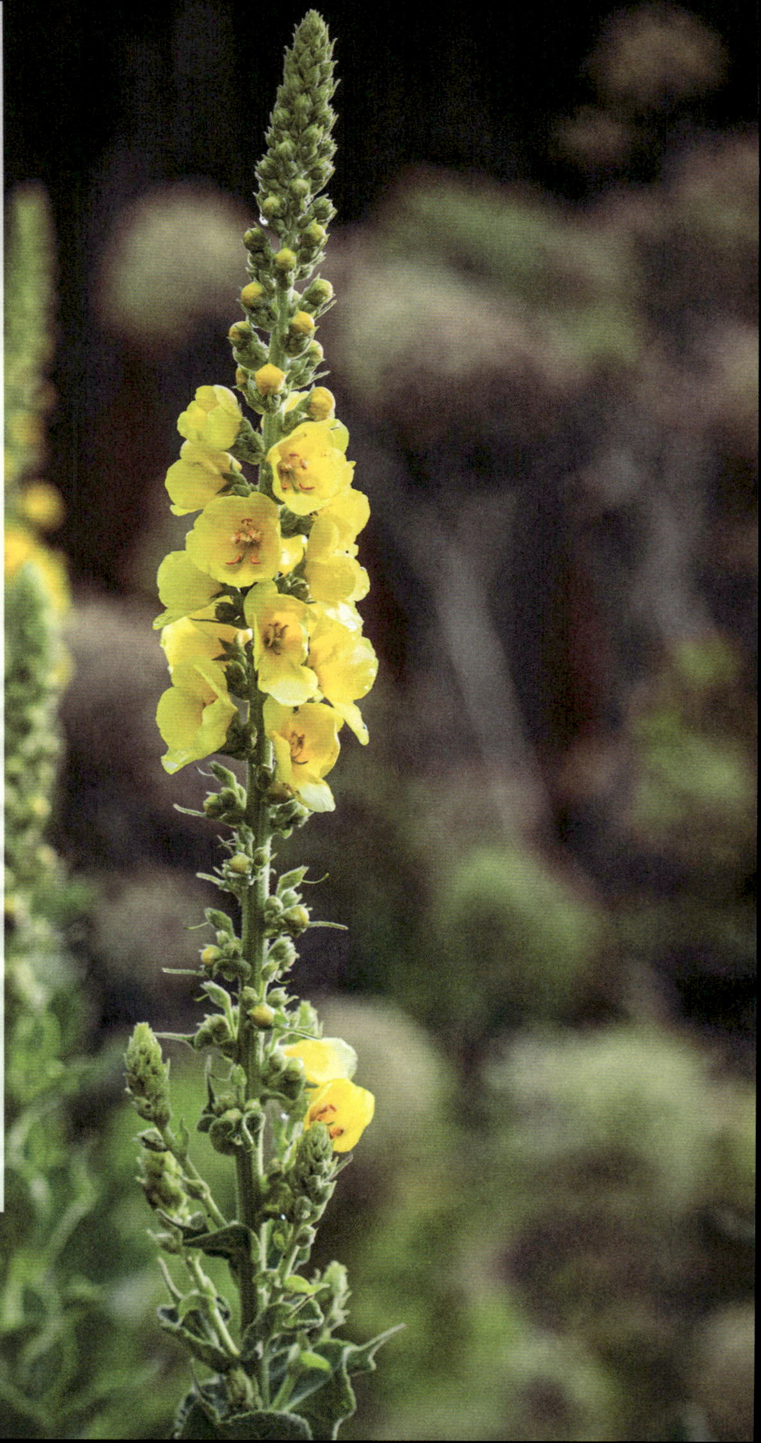

Königskerze
Verbascum densiflorum

Familie: Braunwurzgewächse – Scrophulariaceae

„Königskerze im Haus jagt alle Dämonen zur Tür hinaus."

Ihren Namen hat die Königskerze von ihrer majestätischen Erscheinung, aber auch von ihrer früheren Verwendung als Fackel. Dafür wurden die Stängel in Wachs, Öl, Harz oder Pech getaucht. Der botanische Name *Verbascum* kommt möglicherweise vom lateinischen „barbascum" und deutet auf die filzige Behaarung hin („barba" = Bart), *densiflorum* heißt „dichtblütig".

Mythologie/Brauchtum

Die Königskerze, auch Wetterkerze oder Himmelsbrand genannt, wurde zum Schutz vor Unheil verwendet. Sie ist die wichtigste Pflanze im Kräuterbuschen, der nach bäuerlicher Tradition zu Mariä Himmelfahrt geweiht wird. Aus diesem Grund wird sie auch Marienkerze genannt. Sie steht für Kraft, Stärke und Schutz. Wenn ein Gewitter naht, wird ein Teil des Buschens verräuchert oder im Holzherd angezündet. Die Bauern glaubten früher, dass man Königskerze immer bei sich tragen oder an der Tür befestigen soll, um alles Negative und Dämonische in dieser Welt zu vertreiben.

Heilkraft

Die Blüten der Königskerze nutzt man v. a. als Tee bei Erkrankungen der Atemwege und bei grippalen Infekten. Ihre Heilkraft beruht auf Schleimstoffen, die den Hustenreiz lindern und die Schleimhäute schützen, auf Saponinen, die schleimlösend wirken, auf Flavonoiden, die wichtige Antioxidantien sind, und auf Iridoiden (Aucubin), die antibakteriell wirken. Durch das Zusammenspiel der verschiedenen Inhaltsstoffe ist diese Pflanze bei allen Hautproblemen einsetzbar, bei Juckreiz, Ekzemen, Ausschlägen und Klüften. In der Volksheilkunde wird ein Ölauszug aus den Blüten bei Ohrenschmerzen, Hautausschlägen und Rückenschmerzen angewendet. Als Räucherpflanze löst die Königskerze Spannungen und wirkt stimmungsaufhellend.

Hustensaft

- 100 ml Königskerzentinktur
- 100 g Zucker
- 1 EL Honig

Tinktur: Ein Schraubglas halbvoll mit Königskerzenblüten füllen, mit 40%igem Alkohol aufgießen und lichtgeschützt für einige Wochen ziehen lassen. Die Tinktur kann bei Husten tropfenweise eingenommen oder zu einem Hustensaft weiterverarbeitet werden.
Hustensaft: Die Tinktur mit dem Zucker aufkochen, einige Minuten köcheln lassen, damit ein Großteil des Alkohols verdampft. Etwas abkühlen lassen und den Honig dazugeben.

Signatur

Die filzigen Blätter zeigen in der Signatur den feuchtigkeitshaltenden Schutz der Schleimhäute, die leuchtend gelben Blüten die wärmende Energie der Sonne und der aufrechte Wuchs die Heilkraft bei Rückenschmerzen.

Labkraut
Galium verum

Familie: Rötegewächse – Rubiaceae

„Das Labkraut liebten die Sennerinnen, denn es brachte die Milch zum Gerinnen."

Früher wurde diese Pflanze zur Käseherstellung verwendet, daher der Name Labkraut. In der Tat enthält der frische Pflanzenpresssaft Enzyme (Labferment), die zusammen mit den Polyphenolen der Pflanze die Milch zur Gerinnung bringen, ähnlich wie das Labferment des Magens. Auch der botanische Name *Galium* nimmt darauf Bezug. Er kommt vom griechischen Wort „gala" (= Milch), die durch den Pflanzensaft gerinnt. Der Artname *verum* (= echt) bezieht sich auf das Gelbe Labkraut, das anscheinend für die Käseherstellung am besten geeignet war.

Mythologie/Brauchtum

Labkraut wird schon seit über 2.000 Jahren gegen verschiedene Beschwerden eingesetzt. Im Brauchtum war das Gelbe Labkraut ein Glücksbringer. Wenn ein geliebter Mensch in die Ferne zog, so nähte man dieses Kraut in ein Stofftäschchen und gab es dem Reisenden mit. Sollte er auch gut nach Hause zurückkommen, so gab man noch ein paar Bärlappsporen dazu. Als Bettstrohkraut legte man Labkraut so wie viele andere duftende Kräuter den Gebärenden als Schutz und zur Erleichterung der Geburt ins Bett. Der Familienname Rötegewächse weist auf die Nutzung als Färberpflanze hin. Die Wurzel des Labkrauts färbt rot und die Blüten gelb.

Heilkraft

In der Volksheilkunde kennt man die reinigende, entgiftende Kraft des Labkrautes. Es unterstützt das Lymphsystem bei der Ausscheidung der Gifte, löst Wasseransammlungen und bringt Leichtigkeit. Aufgrund seiner harntreibenden und entzündungshemmenden Wirkung ist es hilfreich bei Blasen- und Harnwegsinfekten. Äußerlich angewendet dient es zur Behandlung von verschiedenen Hautirritationen, Verbrennungen und zur Wundheilung. Labkraut wirkt durch die Cumarine und Flavonoide stimmungsaufhellend und nervenstärkend, ist antioxidativ und somit krebshemmend.

Labkrautwaschung

1 Handvoll Labkraut mit ¼ l kochendem Wasser übergießen und 10 Minuten ziehen lassen. Ein Baumwolltuch darin tränken, als Kompresse auflegen und mit einem Wolltuch umwickeln. Diese Kompresse ist sehr hilfreich bei juckenden Hauterkrankungen, schlecht heilenden Wunden und Ekzemen. Man kann den Aufguss aber auch für Spülungen und Sitzbäder zur Behandlung von Weißfluss und vaginalem Juckreiz verwenden.

Signatur

Das Gelbe Labkraut hat eine Sonnensignatur, diese steht für wärmende, vitalisierende und tonisierende Kräfte. Die zarte, luftige Erscheinung symbolisiert Leichtigkeit und entstauende Prinzipien.

Verwendeter Pflanzenteil
blühendes Kraut

Inhaltsstoffe
Flavonoide (Rutin)
Phenolsäuren (Chlorogensäure)
Cumarine
Iridoide (Aucubin, Asperulosid)
ätherisches Öl
Kieselsäure
Labferment (Enzyme)

Heilwirkung und Einsatzgebiete
harntreibend
entzündungshemmend
ödemhemmend
wundheilend
blutreinigend
nervenstärkend
krebshemmend

Anwendung
Tee (Infus), Tinktur (40 %), Ölauszug, Salbe

?!

Schon gewusst?
Für die Herstellung des englischen Chesterkäses wird noch heute Labkraut verwendet – nicht nur für die Milchgerinnung, sondern auch für die Gelbfärbung.

Der christlichen Legende nach bettete die Muttergottes das göttliche Kind auf das Stroh des Labkrauts. Daher trägt die Pflanze auch den Namen „Unserer lieben Frauen Bettstroh“.

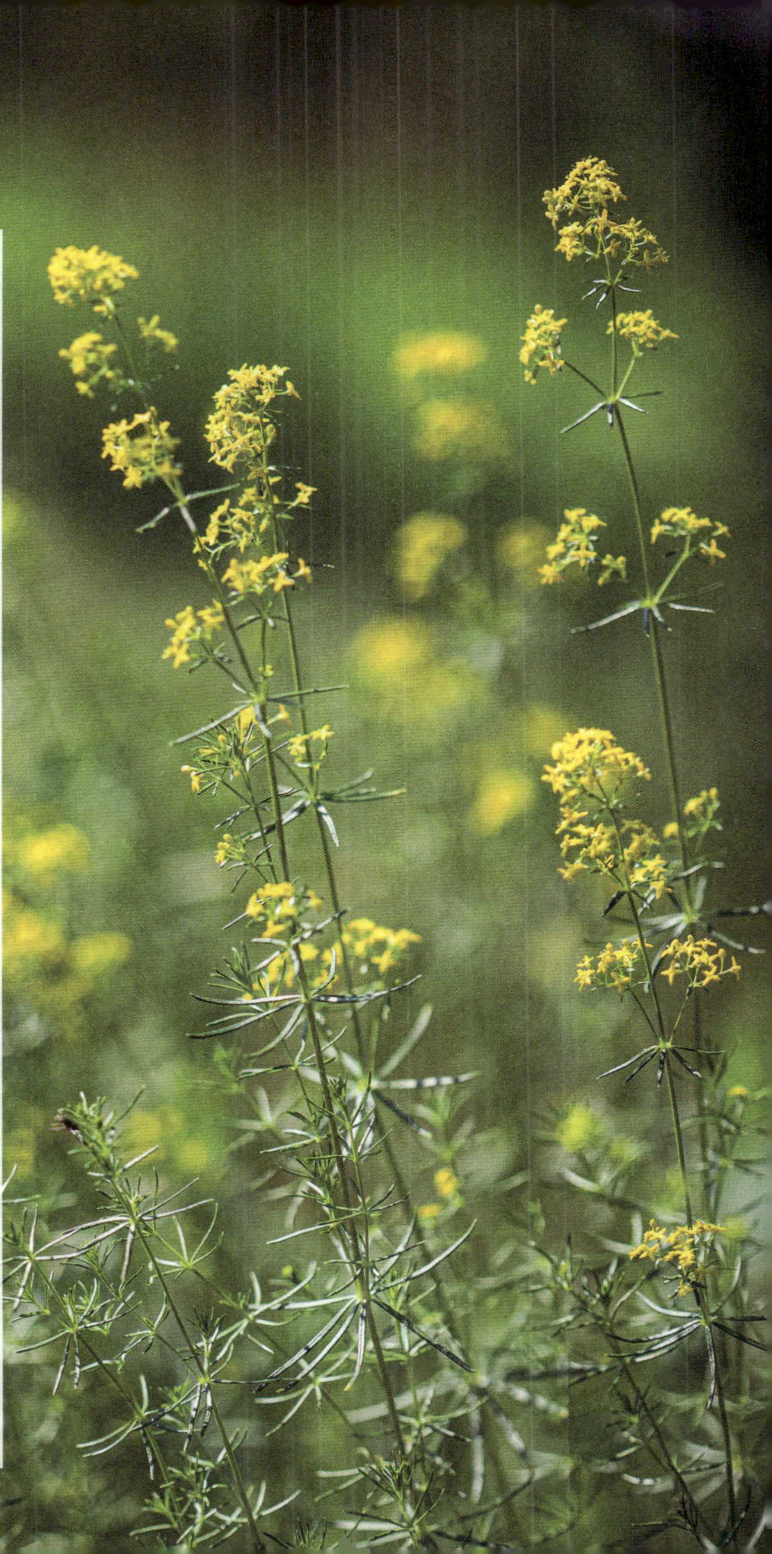

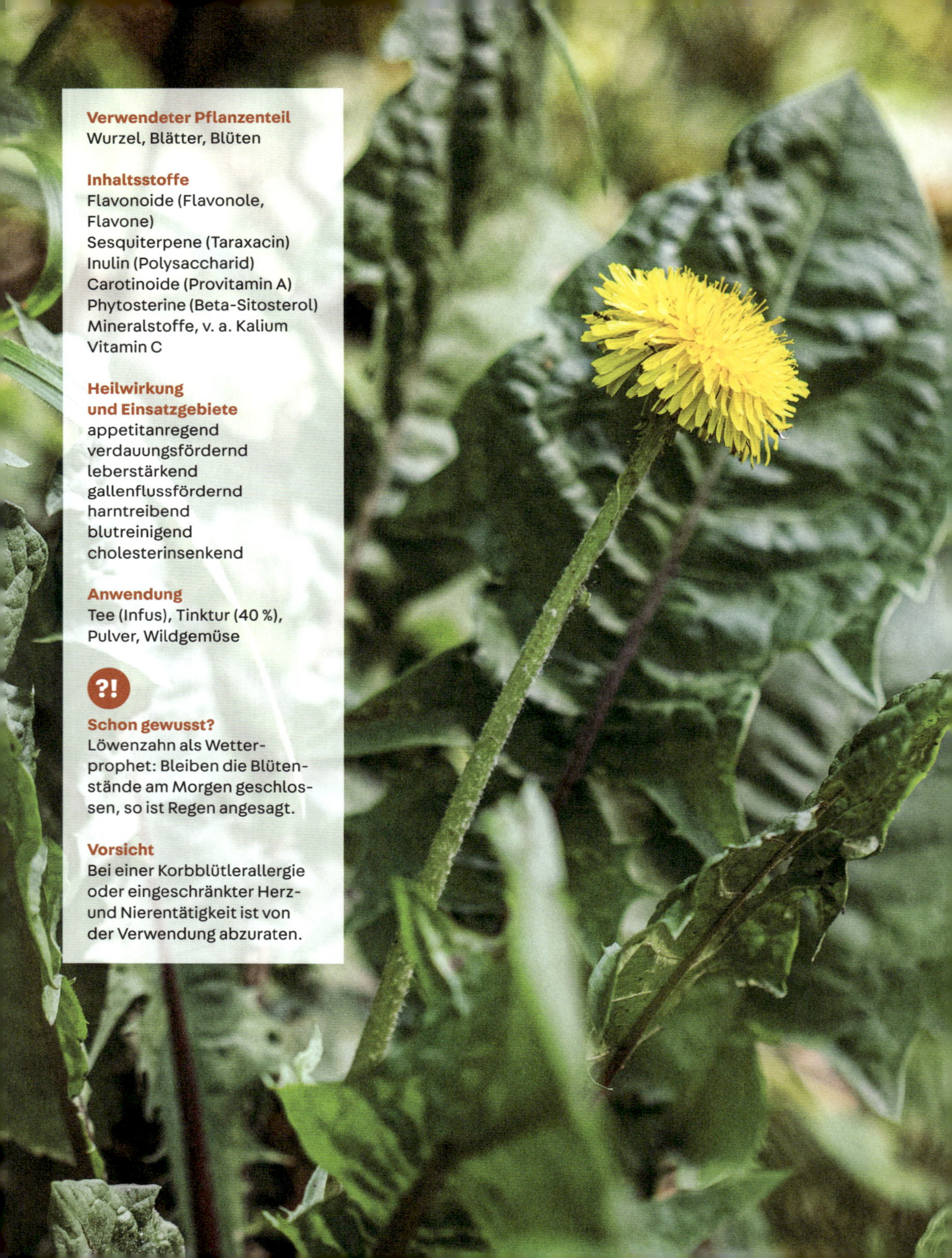

Verwendeter Pflanzenteil
Wurzel, Blätter, Blüten

Inhaltsstoffe
Flavonoide (Flavonole, Flavone)
Sesquiterpene (Taraxacin)
Inulin (Polysaccharid)
Carotinoide (Provitamin A)
Phytosterine (Beta-Sitosterol)
Mineralstoffe, v. a. Kalium
Vitamin C

Heilwirkung und Einsatzgebiete
appetitanregend
verdauungsfördernd
leberstärkend
gallenflussfördernd
harntreibend
blutreinigend
cholesterinsenkend

Anwendung
Tee (Infus), Tinktur (40 %), Pulver, Wildgemüse

?!

Schon gewusst?
Löwenzahn als Wetterprophet: Bleiben die Blütenstände am Morgen geschlossen, so ist Regen angesagt.

Vorsicht
Bei einer Korbblütlerallergie oder eingeschränkter Herz- und Nierentätigkeit ist von der Verwendung abzuraten.

Löwenzahn
Taraxacum officinale

Familie: Korbblütler – Asteraceae

„Wo Löwenzahn wächst, braucht's kein Ginseng!"

Für den Löwenzahn soll es über 500 Volksnamen geben. Der deutsche Name Löwenzahn bezieht sich auf die Form der Blätter. Wegen seines besonderen Fruchtstands wird er auch Pusteblume genannt, im Volksmund am häufigsten gebraucht wird jedoch die Bezeichnung Zichori. Der botanische Name *Taraxacum* weist auf seinen Bitterstoffgehalt hin und die französische Bezeichnung „Pissenlit" (Bettnässer) auf seine harntreibende Wirkung.
Die neue systematische Einteilung spricht von *Taraxacum sect. ruderalia*, da zur Gattung *Taraxacum* viele extrem ähnliche Arten gehören, die vom Laien nur schwer zu unterscheiden sind.

Mythologie/Brauchtum
Es gibt kaum Hinweise darauf, dass Löwenzahn bereits in der Antike verwendet wurde. Im Mittelalter war Löwenzahn ein wichtiges Augenheilmittel. Bei Hornhauttrübung und Grauem Star wurde der weiße Milchsaft dreimal täglich in die Augen geträufelt. Davon würde ich jedoch abraten! Zudem wurde der Milchsaft auch auf Warzen aufgetragen. Die geröstete Wurzel wurde als Kaffee-Ersatz verwendet. Der heutige Zichorienkaffee stammt jedoch von der Wegwarte.

Heilkraft
Löwenzahn hat eine große Wirkung auf die Verdauung, v. a. auf die Leber- und Gallenfunktion, weiters wirkt er harntreibend, dient zur Entgiftung und Ausleitung und hilft somit bei rheumatischen Beschwerden. Verantwortlich dafür sind seine Bitterstoffe sowie sein hoher Kaliumgehalt. Als Wildgemüse schenkt er uns viele Vitalstoffe für unsere Gesundheit. Nennenswert ist dabei sein hoher Vitamin-C-Gehalt, Provitamin A hat er sogar mehr als Karotten, Mineralstoffe und Bitterstoffe sind ebenfalls bedeutend für seine Heilkraft. Die Wurzel enthält das Polysaccharid Inulin, das sich positiv auf das menschliche Mikrobiom auswirkt.

Bitterpulver
- 10 g Schafgarbe
- 10 g Wermut
- 15 g Wacholderbeeren
- 10 g Anisfrüchte
- 15 g Fenchelfrüchte
- 15 g Kümmelfrüchte
- 15 g Löwenzahnwurzel

Die Zutaten (alle getrocknet) vermischen und fein pulverisieren.
Als Kur ca. 4 Wochen lang davon 1 Msp. vor jeder Mahlzeit oder zumindest zweimal täglich im Mund zergehen lassen. Das Pulver wirkt stärkend, vitalisierend und verdauungsfördernd.

Signatur
Löwenzahn zeigt uns in seiner Signatur die Lebenskraft, Anpassungsfähigkeit und tiefe Verwurzelung; der hohle, Milchsaft führende Stängel steht für die Fähigkeit, Säfte fließen zu lassen.

Mädesüß
Filipendula ulmaria

Familie: Rosengewächse – Rosaceae

„Für Grippe, Schnupfen, Heiserkeit halt immer das Mädesüß bereit."

Der Name Mädesüß kommt entweder vom süßen Duft, der bei der Mahd dieser Pflanze entsteht, oder daher, dass ihre Blüten zum Aromatisieren von Met verwendet wurden. Met war ein bei den Germanen beliebtes alkoholisches Getränk aus Honig. Der botanische Name *Filipendula* stammt vom lateinischen „filum" (= Faden) und „pendulus" (= hängend) und bezieht sich auf die an feinen Wurzeln hängenden Wurzelknollen. *Ulmaria* weist auf die ulmenartigen Fiederblätter hin. Ursprünglich hieß Mädesüß Spierblume und botanisch *Spirea*. Daher kommt auch der Name des Medikaments Aspirin. Im Unterschied zu Aspirin ist Mädesüß jedoch nicht blutverdünnend.

Mythologie/Brauchtum

Von alters her ist das Mädesüß eine geschätzte Heilpflanze. Mädesüß wurde zur Abwehr von Geistern und Dämonen in Haus und Stall aufgehängt. Außerdem diente die Pflanze als Färbemittel für Stoffe. In früheren Zeiten sorgte Mädesüß auch für reine Luft. Die Bauern streuten morgens die Blüten in ihren Wohnräumen aus und kehrten sie abends wieder zusammen. Die ätherischen Öle des Mädesüß überdeckten schlechte Gerüche und wirkten reinigend. Mädesüß galt schon bei unseren Vorfahren als wichtige Räucherpflanze für Neuanfänge, um Altes loszulassen und neu zu beginnen.

Heilkraft

Durch ihre Wirkstoffkombination ist die Pflanze bei Erkältungen, Grippe und rheumatischen Beschwerden einsetzbar. Als Grippetee eignet sich gut eine Mischung mit Linden- und Holunderblüten. Mädesüß wirkt zudem diuretisch, leitet vermehrt Harnsäure aus und hemmt somit Gichterkrankungen. Bei Schmerzen aller Art (Kopf-, Zahn-, Gliederschmerzen) kann Mädesüß verwendet werden. Es wirkt viel schneller als Salicin aus der Weidenrinde, da es nicht erst umgewandelt werden muss, ist jedoch in seiner Wirkung schwächer. Ein weiterer Unterschied besteht darin, dass Mädesüß auch in Salben eingearbeitet werden kann, da es über die Haut aufgenommen wird.

Mädesüßtinktur

- 100 g frische Mädesüßblüten
- ¼ l Alkohol (40–50 %)

Die Mädesüßblüten in ein Glas geben, mit dem Alkohol übergießen und lichtgeschützt aufbewahren. Nach einigen Wochen abfiltern.
Die Tinktur kann man bei Schmerzen tropfenweise (ca. 20 Tropfen) einnehmen oder in den Grippetee geben. Weiters kann man sie in Schmerzsalben einrühren.

Signatur

Durch seinen feuchten, wassernahen Standort zeigt uns das Mädesüß in der Signatur seine Heilkraft bei Erkrankungen, die durch Feuchtigkeit und Nässe hervorgerufen werden.

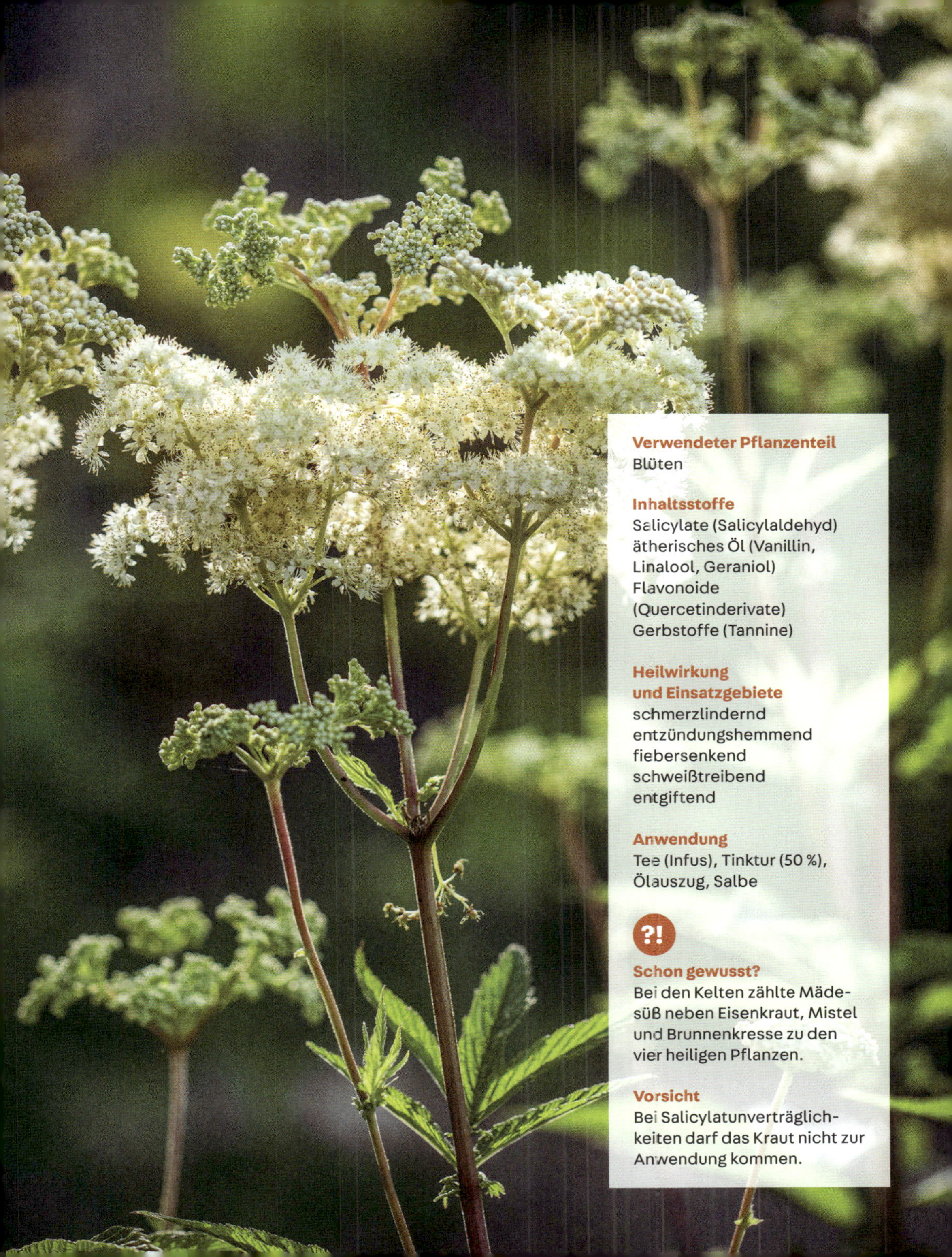

Verwendeter Pflanzenteil
Blüten

Inhaltsstoffe
Salicylate (Salicylaldehyd)
ätherisches Öl (Vanillin, Linalool, Geraniol)
Flavonoide (Quercetinderivate)
Gerbstoffe (Tannine)

Heilwirkung und Einsatzgebiete
schmerzlindernd
entzündungshemmend
fiebersenkend
schweißtreibend
entgiftend

Anwendung
Tee (Infus), Tinktur (50 %), Ölauszug, Salbe

?!

Schon gewusst?
Bei den Kelten zählte Mädesüß neben Eisenkraut, Mistel und Brunnenkresse zu den vier heiligen Pflanzen.

Vorsicht
Bei Salicylatunverträglichkeiten darf das Kraut nicht zur Anwendung kommen.

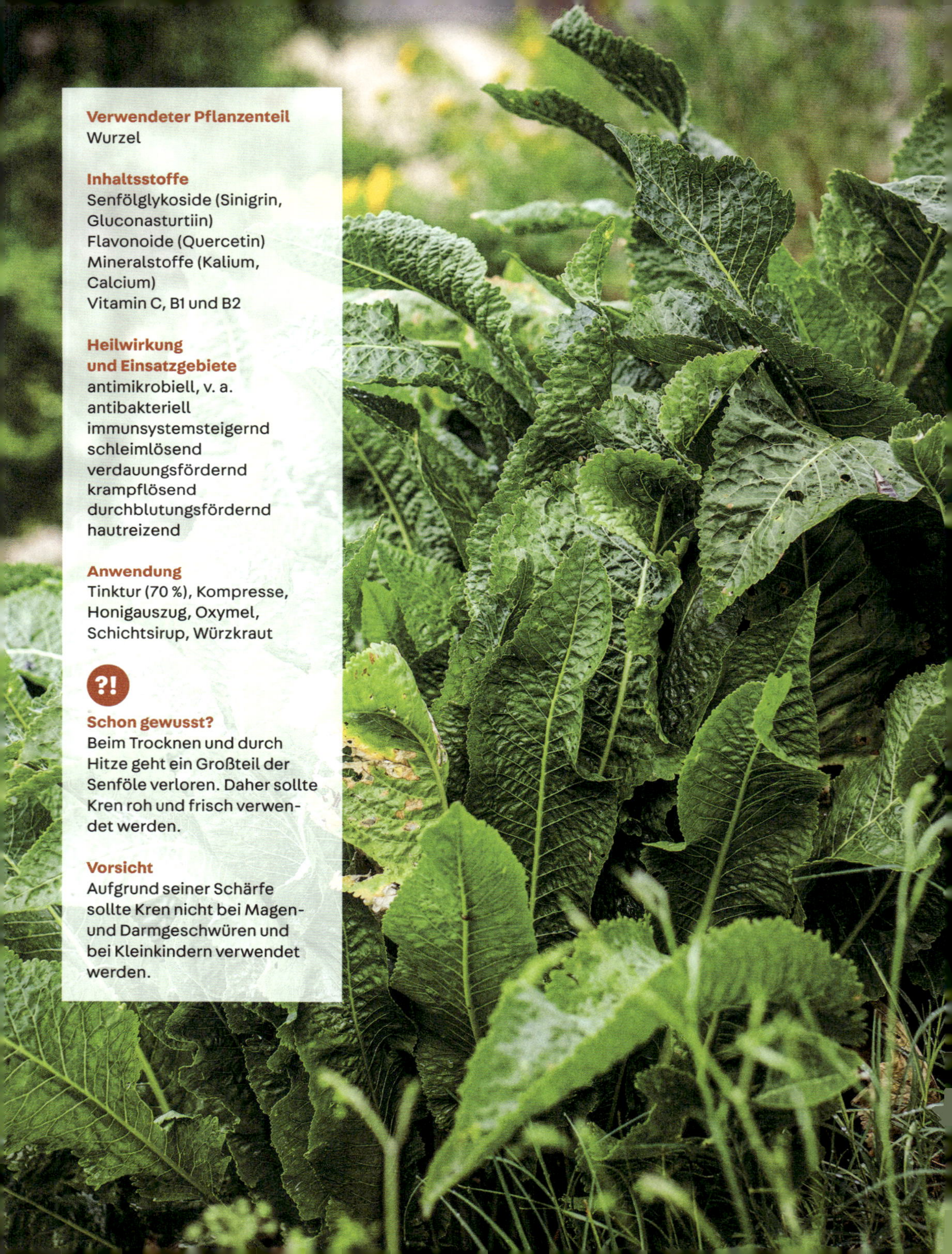

Verwendeter Pflanzenteil
Wurzel

Inhaltsstoffe
Senfölglykoside (Sinigrin, Gluconasturtiin)
Flavonoide (Quercetin)
Mineralstoffe (Kalium, Calcium)
Vitamin C, B1 und B2

Heilwirkung und Einsatzgebiete
antimikrobiell, v. a. antibakteriell
immunsystemsteigernd
schleimlösend
verdauungsfördernd
krampflösend
durchblutungsfördernd
hautreizend

Anwendung
Tinktur (70 %), Kompresse, Honigauszug, Oxymel, Schichtsirup, Würzkraut

Schon gewusst?
Beim Trocknen und durch Hitze geht ein Großteil der Senföle verloren. Daher sollte Kren roh und frisch verwendet werden.

Vorsicht
Aufgrund seiner Schärfe sollte Kren nicht bei Magen- und Darmgeschwüren und bei Kleinkindern verwendet werden.

Meerrettich

Armoracia rusticana

Familie: Kreuzblütler – Brassicaceae

„Früher das Penicillin der armen Leute, heute das Penicillin der weisen Leute."

Zur Etymologie des Namens Meerrettich gibt es unterschiedliche Theorien. Der Botaniker Heinrich Marzell leitet ihn von „der über das Meer zu uns gekommene Rettich" ab. Meerrettich könnte aber auch von „mehr, größer, stärkerer Rettich" kommen. Für diese Vermutung spricht sein alter botanischer Name *Raphanus major*. Auf die dritte Version, dass Meerrettich vom Wort Mähre (alte Bezeichnung für Stute) stammt, weist der englische Name „horseradish". Das Wort Kren kommt vom slawischen „krenos" (= weinen) und bezieht sich auf die tränenauslösende Wirkung beim Reiben einer Krenwurzel. Die botanische Bezeichnung *Armoracia* bedeutet ebenfalls „am Meer wachsend" und *rusticana* heißt „ländlich".

Mythologie/Brauchtum

Im Alpenraum ist Meerrettich v. a. ein wichtiger Bestandteil der christlichen Osterrituale und vieler traditioneller Gerichte. Der scharf-bittere Geschmack des Meerrettichs soll an das bittere Leiden Christi erinnern. Auch heute noch gehört er traditionsmäßig zum Ostersonntagsmenü. In manchen Gegenden wird er zuvor in der Kirche gesegnet. Im Volksglauben gilt er auch als Glücksbringer: Ein Stückchen Kren im Geldbeutel soll bewirken, dass dieser nie leer wird.

Heilkraft

Meerrettich enthält v. a. Senfölglykoside, reichlich Vitamin C, Kalium und Calcium. Durch die scharfen Senföle wirkt er äußerlich durchblutungsfördernd, wärmend, krampflösend und hautreizend. Innerlich eingenommen wirkt Meerrettich antimikrobiell gegen verschiedene Bakterien und Pilze, die Infektionen der Harn- und Atemwege hervorrufen. Zudem regen Senföle die Bildung von Magensaft an und fördern dadurch die Verdauung. Durch den hohen Vitamin-C-Gehalt stärkt Meerrettich unser Immunsystem.

Meerrettich-Nackenkompresse

- 1 EL frisch geriebene Meerrettichwurzel
- Taschentuch

Die frisch geriebene Wurzel in ein Taschentuch einwickeln, sodass auf einer Seite der Kren nur von einer Stofflage bedeckt ist. Etwas andrücken und mit dieser Seite 4 bis 6 Minuten auf den Nacken zwischen dem dritten und sechsten Halswirbel auflegen. Nicht fixieren, sondern mit der Hand halten, damit die Kompresse sofort abnehmbar ist. Nach Abnahme die Haut mit Öl (z. B. Olivenöl, Mandelöl, Johanniskrautöl) einreiben.
Diese Kompresse hilft bei Migräne, Kopfschmerzen, Verspannungen, Nasennebenhöhlen- und Stirnhöhlenentzündungen sowie hartnäckigem Schnupfen.

Signatur

Seine extreme Schärfe ist Marssignatur und somit die Signatur einer starken Abwehrkraft.

Nachtkerze
Oenothera biennis

Familie: Nachtkerzengewächse – Onagraceae

„Wer abends noch im Garten wacht, sieht sie in ihrer vollen Pracht."

Die Pflanze hat so wie die Königskerze einen kerzengeraden Wuchs, im Unterschied zu dieser öffnet sie ihre Blüten aber erst spät am Abend, daher der Name Nachtkerze. Der botanische Name *Oenothera* kommt vom griechischen „oinos" (= Wein) und „ther" (= wildes Tier). Man war überzeugt, dass die nach Wein duftende Wurzel wilde Tiere bändigen könne. Die Nachtkerze gehört zu den zweijährigen Pflanzen, daher der Artname *biennis*.

Mythologie/Brauchtum

Die Nachtkerze stammt aus Nordamerika, wo sie von den Einheimischen schon seit Hunderten von Jahren als wertvolle Nahrungs- und Heilpflanze geschätzt wird. Bevorzugt wurde die Wurzel, denn es hieß, ein Pfund Nachtkerzenwurzel gebe Kraft wie ein Zentner Ochsenfleisch. Aber auch Stängel und Blätter wurden als Wildgemüse verwendet. Die Blüten wurden zu Tee oder Sirup verarbeitet, deren Knospen in Öl eingelegt. Die vielseitige Verwendung der Nachtkerze in der Kulinarik ist leider fast in Vergessenheit geraten.

Heilkraft

Das kostbarste Element der Nachtkerze ist das Nachtkerzenöl, das durch Pressung (nicht Auszug!) gewonnen wird. Dieses Öl hat durch seinen beachtlichen Gehalt an Gamma-Linolensäure eine große Heilkraft bei verschiedenen Hauterkrankungen wie Akne, Juckreiz oder Ekzemen. Dazu wird es sowohl äußerlich als auch innerlich angewendet. Innerlich eingenommen stärkt es das Immunsystem, hat positive Auswirkungen auf unser Kreislaufsystem und kann auch bei Frauenleiden hilfreich sein. Die Blüten haben zwar in der Pflanzenheilkunde nicht die Bedeutung des Nachtkerzenöls, durch ihre Inhaltsstoffe sind sie jedoch auch haut- und schleimhautschützend.

Nachtkerzen-No-Emu

- 1 Handvoll frische Nachtkerzenblüten
- 150 ml Olivenöl
- 100 ml Mineralwasser
- 1 Prise Salz
- 1 Spritzer Zitronensaft

Olivenöl erwärmen, zerkleinerte Nachtkerzenblüten dazugeben, 1 Tag ziehen lassen, abfiltern und in ein 200 ml fassendes Zerstäuberfläschchen füllen. Mineralwasser mit Salz und Zitronensaft vermischen und damit das Zerstäuberfläschchen auffüllen. Es entsteht ein Zwei-Phasen-Fluid, da kein Emulgator (No-Emu) verwendet wird und somit die Ölphase von der Wasserphase getrennt bleibt. Das Öl schwimmt dabei immer obenauf, dichtet ab und verlängert somit die Haltbarkeit. Vor dem Gebrauch kräftig schütteln, damit sich Wasser- und Ölphase vermischen.

Signatur

Mit der kurzen Blühzeit der einzelnen Blüten von nur einem Tag verweist die Nachtkerze laut Signaturenlehre auf wenig Ausdauer und ist somit ein Heilkraut gegen Erschöpfungszustände.

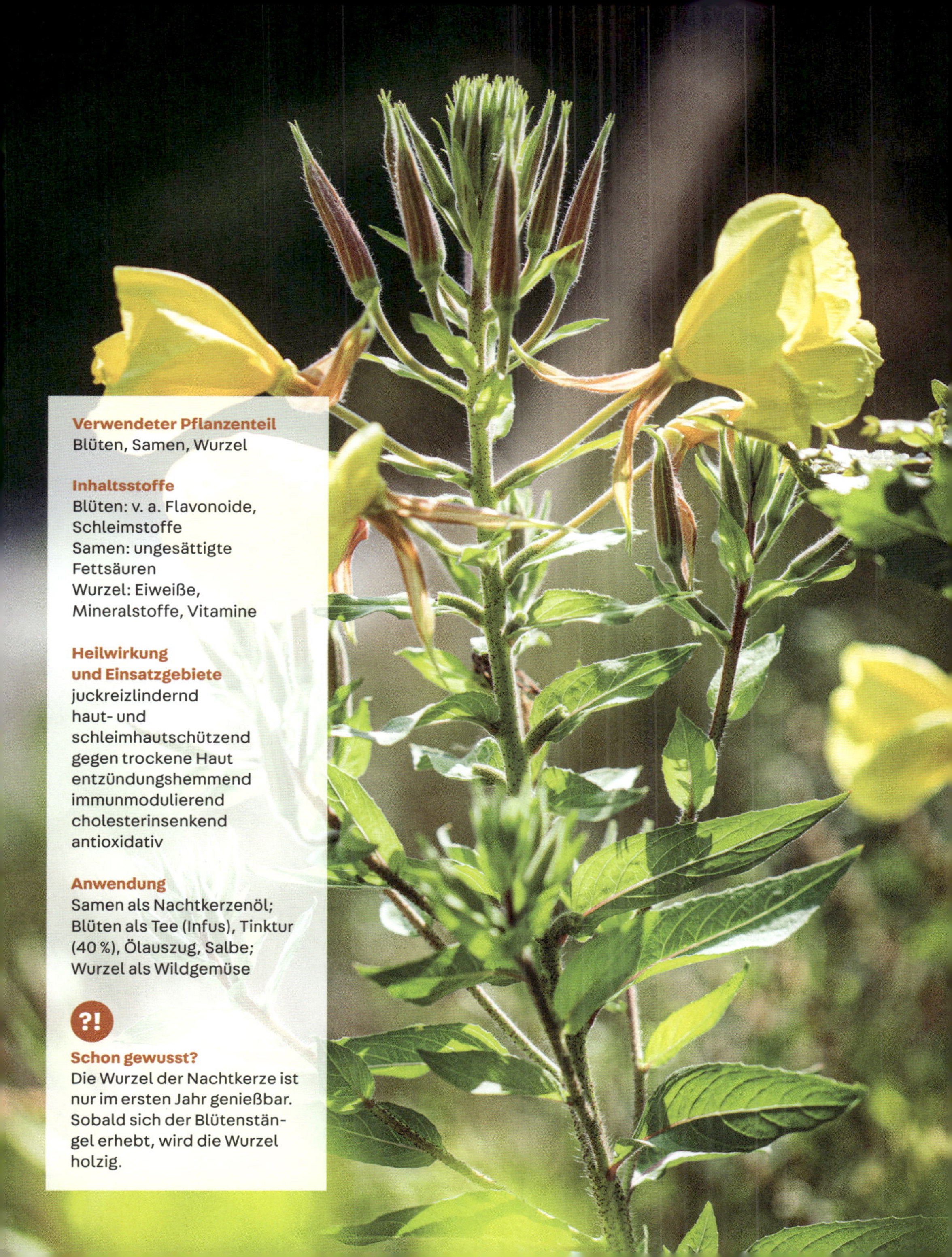

Verwendeter Pflanzenteil
Blüten, Samen, Wurzel

Inhaltsstoffe
Blüten: v. a. Flavonoide, Schleimstoffe
Samen: ungesättigte Fettsäuren
Wurzel: Eiweiße, Mineralstoffe, Vitamine

Heilwirkung und Einsatzgebiete
juckreizlindernd
haut- und schleimhautschützend
gegen trockene Haut
entzündungshemmend
immunmodulierend
cholesterinsenkend
antioxidativ

Anwendung
Samen als Nachtkerzenöl; Blüten als Tee (Infus), Tinktur (40 %), Ölauszug, Salbe; Wurzel als Wildgemüse

?!

Schon gewusst?
Die Wurzel der Nachtkerze ist nur im ersten Jahr genießbar. Sobald sich der Blütenstängel erhebt, wird die Wurzel holzig.

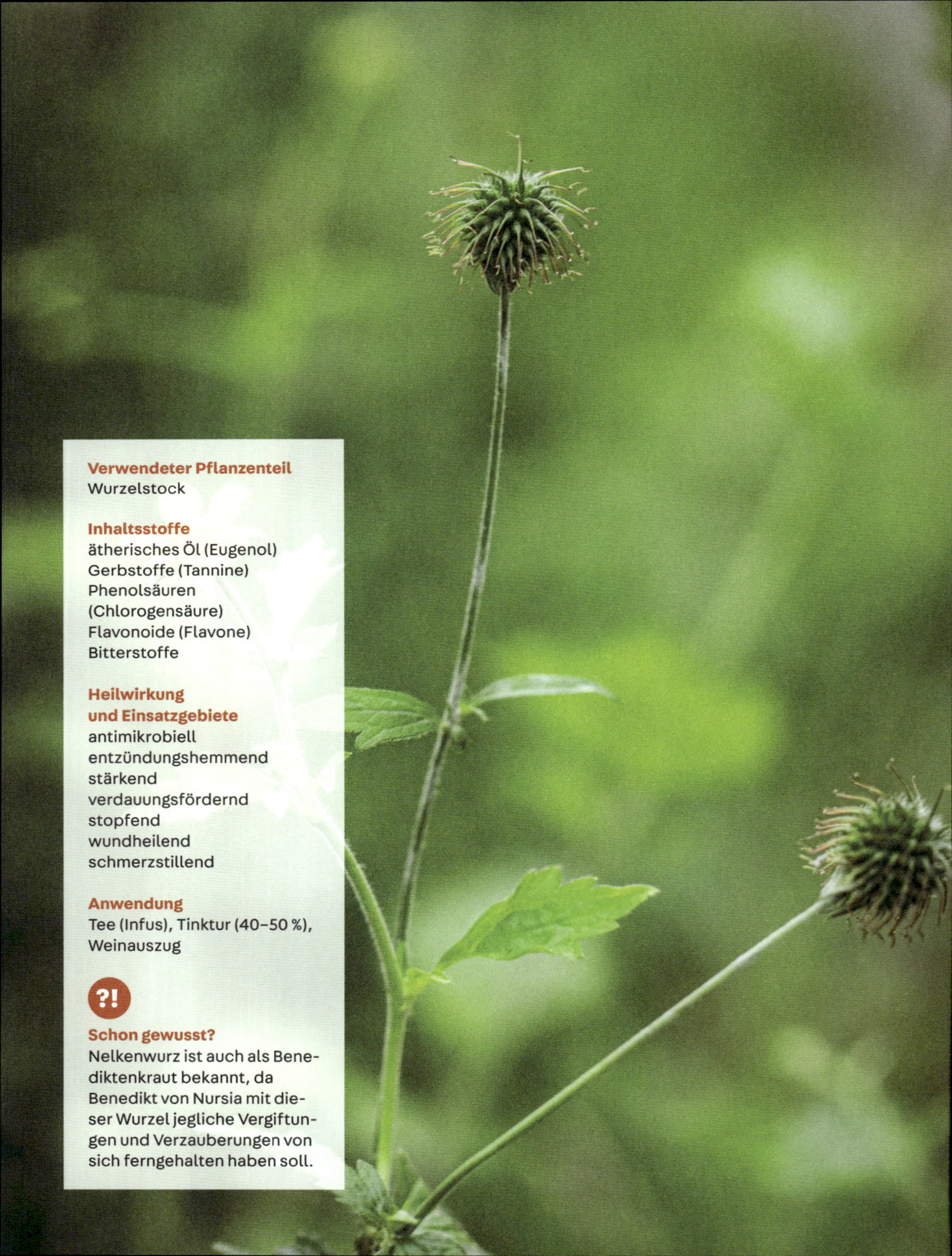

Verwendeter Pflanzenteil
Wurzelstock

Inhaltsstoffe
ätherisches Öl (Eugenol)
Gerbstoffe (Tannine)
Phenolsäuren
(Chlorogensäure)
Flavonoide (Flavone)
Bitterstoffe

Heilwirkung und Einsatzgebiete
antimikrobiell
entzündungshemmend
stärkend
verdauungsfördernd
stopfend
wundheilend
schmerzstillend

Anwendung
Tee (Infus), Tinktur (40–50 %), Weinauszug

?!

Schon gewusst?
Nelkenwurz ist auch als Benediktenkraut bekannt, da Benedikt von Nursia mit dieser Wurzel jegliche Vergiftungen und Verzauberungen von sich ferngehalten haben soll.

Nelkenwurz
Geum urbanum

Familie: Rosengewächse – Rosaceae

„Mit der Nelke ist sie nicht verwandt, jedoch als Malefiz und Benefiz bekannt."

Die Nelkenwurz gehört zu den Rosengewächsen und nicht, wie der Name vermuten ließe, zu den Nelkengewächsen. Den Namen Nelkenwurz erhielt die Pflanze, da der Duft ihrer Wurzel an Gewürznelken erinnert. In der Tat enthält die Wurzel das ätherische Öl Eugenol, das auch in den Blütenknospen des Gewürznelkenbaums vorkommt. Die oberirdischen Teile der Pflanze duften dagegen kaum. Der botanische Name *Geum* kommt aus dem Griechischen und bedeutet „riechend", *urbanum* stammt dagegen aus dem Lateinischen und heißt so viel wie „städtisch". Die Pflanze kommt gerne in der Nähe von Siedlungen vor.

Mythologie/Brauchtum

Der Nelkenwurz werden viele magische und dämonenabwehrende Kräfte zugeschrieben. Die Wurzel wurde als Amulett getragen, um sich vor bösen Mächten zu schützen. Weiters war die Wurzel ein Bestandteil des Malefizpulvers, mit dem man Krankheiten von Mensch und Tier fernhielt. In bäuerlichen Kreisen bezeichnete man die Nelkenwurz als Neidstöck und gab dem Vieh die Wurzel ins Futter, damit die Milch nicht verneidet, d. h. nicht verhext wurde und verdarb. Außerdem wurde die Milch durch die Wurzel rahmiger.

Heilkraft

Die Nelkenwurz war früher als Heilpflanze sehr geschätzt, heute ist sie jedoch vielen unbekannt. Durch ihre heilsamen Inhaltsstoffe ist sie vielseitig für unsere Gesundheit einsetzbar. Die Wurzel kann bei Zahnschmerzen oder bei Entzündungen im Mund-Rachen-Raum hilfreich sein. Es wurde wissenschaftlich bestätigt, dass Eugenol wirksam gegenüber resistenten Keimen ist und zudem antiviral wirkt. Durch die Gerbstoffe hilft die Pflanze auch bei Durchfall und äußerlich zur Wundheilung. Die Bitterstoffe machen die Pflanze zu einem Stärkungsmittel. Nelkenwurz wirkt herz- und nervenstärkend, verdauungsfördernd und allgemein kraftspendend, wodurch sie die Genesung von Krankheiten fördert.

Nelkenwurzwein

- 200 g Wurzeln der Nelkenwurz
- 1 l Rot- oder Weißwein

Die Wurzeln reinigen, klein schneiden und zum Wein geben. Den Ansatz 4 Wochen lichtgeschützt bei Zimmertemperatur stehen lassen und dann abfiltern. Nelkenwurzwein unterstützt die Rekonvaleszenz nach schweren Erkrankungen, stärkt die Verdauungsorgane, wirkt herzstärkend und stimmungsaufhellend. Von diesem Wein bei Bedarf abends 1 Likörglas trinken.

Signatur

Die gelbe Farbe der Blüten weist in der Signatur auf die Leberwirksamkeit hin. Nelkenwurz unterstützt Leber und Galle und hilft bei Magen-Darm-Störungen.

Rotklee
Trifolium pratense

Familie: Hülsenfrüchtler – Fabaceae

„Bei Frauenleiden als Tee verwendet man gern den Rotklee."

Rotklee gehört zu den Echten Kleearten und ist auch als Wiesenklee bekannt. Der Name Rotklee bezieht sich auf seine Blütenfarbe, der Name Wiesenklee auf seinen bevorzugten Standort. Der botanische Name *Trifolium* stammt aus dem Lateinischen und weist auf seine dreigeteilte Blattform hin („tri" = drei, „folium" = Blatt), der Artname *pratense* bedeutet wiederum „auf der Wiese".

Mythologie/Brauchtum

In früheren Zeiten galt der Rotklee als Mittel gegen Dämonen und Hexen, wofür er in Essig angesetzt und dieser dann in den Wohnräumen versprengt wurde. Bei Hungersnöten wurde er getrocknet und gemahlen als Mehlersatz verwendet. Die Anzahl der Kleeblätter hat in der Mythologie eine große Bedeutung. Im Normalfall ist Rotklee dreiblättrig, dies sagt auch sein botanischer Name *Trifolium*. Ein vierblättriges Kleeblatt galt und gilt als Glücksbringer: Wurden Vierblätter früher zum Schutz vor Unglück oft in die Kleidung eingenäht, findet man dieses Symbol heute oft in Form von Schmuck als ständigen Begleiter. Auch auf Glückwunschkarten ist es häufig abgebildet.

Heilkraft

In der Volksheilkunde wird Rotklee bei Hauterkrankungen, zur Wundbehandlung, bei Husten und Atemwegserkrankungen, Durchfall, Verdauungsproblemen und zur Blutreinigung verwendet. Rotklee enthält u. a. Phytoöstrogene, und zwar Isoflavonoide. Seit einigen Jahren werden Phytoöstrogene als Therapie bei Wechseljahrbeschwerden erforscht. Phytoöstrogene sind Verbindungen, die im menschlichen Körper hormonähnliche Effekte auslösen. Rotklee soll demnach Wechseljahrbeschwerden wie Hitzewallungen, Schweißausbrüche, Stimmungsschwankungen und Schlaflosigkeit lindern.

Rotklee-Salzsole

- Solelösung
- Rotklee-Blütenköpfe

Für eine Solelösung mehrere große Salzkristalle in ein verschließbares Glas geben und mit Wasser aufgießen. Nach einigen Stunden haben sich die Salzkristalle so weit gelöst, dass eine gesättigte (26%ige) Solelösung entstanden ist. Wird aus diesem Glas Sole entnommen, so kann es wieder mit Wasser aufgefüllt werden, und zwar so lange, bis sich alle Salzkristalle vollkommen aufgelöst haben.
Ein weiteres Glas nun zur Hälfte mit den Blütenköpfen des Rotklees befüllen und mit der Salzsole übergießen. Einige Wochen ausziehen lassen und abfiltern.
Die Rotkleesole eignet sich gut als Badezusatz, für Waschungen, zum Gurgeln, aber auch für die Verwendung in der Wildkräuterküche.

Signatur

In der Signaturenlehre gilt Rotklee als Heilmittel bei Grauem Star, da die weiße Zeichnung der Blätter an eine Augenveränderung erinnert.

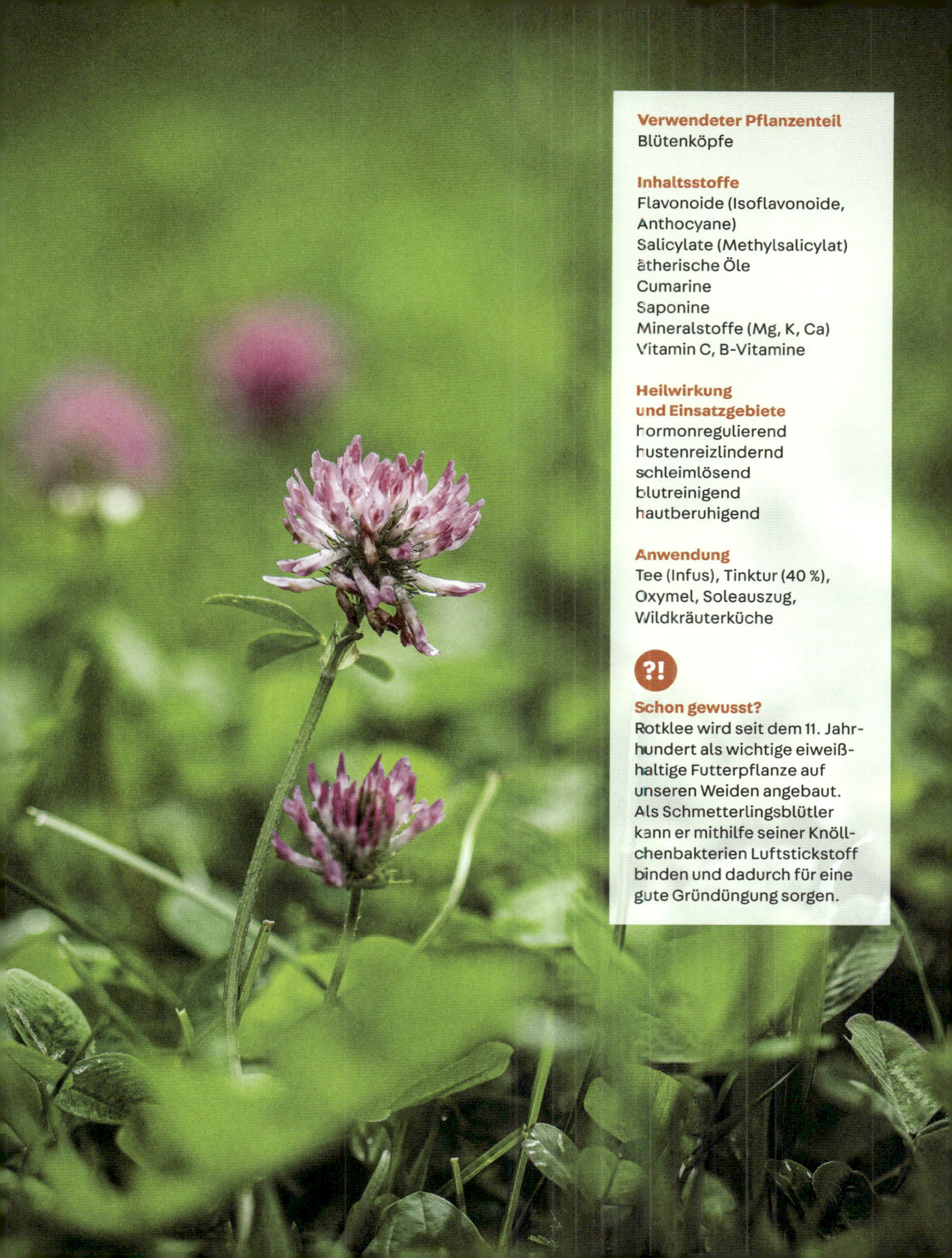

Verwendeter Pflanzenteil
Blütenköpfe

Inhaltsstoffe
Flavonoide (Isoflavonoide, Anthocyane)
Salicylate (Methylsalicylat)
ätherische Öle
Cumarine
Saponine
Mineralstoffe (Mg, K, Ca)
Vitamin C, B-Vitamine

Heilwirkung und Einsatzgebiete
hormonregulierend
hustenreizlindernd
schleimlösend
blutreinigend
hautberuhigend

Anwendung
Tee (Infus), Tinktur (40 %), Oxymel, Soleauszug, Wildkräuterküche

?!

Schon gewusst?
Rotklee wird seit dem 11. Jahrhundert als wichtige eiweißhaltige Futterpflanze auf unseren Weiden angebaut. Als Schmetterlingsblütler kann er mithilfe seiner Knöllchenbakterien Luftstickstoff binden und dadurch für eine gute Gründüngung sorgen.

Verwendeter Pflanzenteil
Kraut

Inhaltsstoffe
Flavonoide (Quercetin, Kämpferol)
Mineralstoffe (K, Kieselsäure)
Phytosterine (Campesterin)

Heilwirkung und Einsatzgebiete
bindegewebestärkend
entzündungshemmend
harntreibend
ödemhemmend
wundheilend

Anwendung
Tee (Mazerationsdekokt), Tinktur (40 %), Pulver, Waschung

?!

Schon gewusst?
Volksheilkundlich wird nur der Ackerschachtelhalm verwendet, andere Schachtelhalmarten enthalten verschiedene Alkaloide (Equisetin, Palustrin) und sind dadurch leicht giftig.

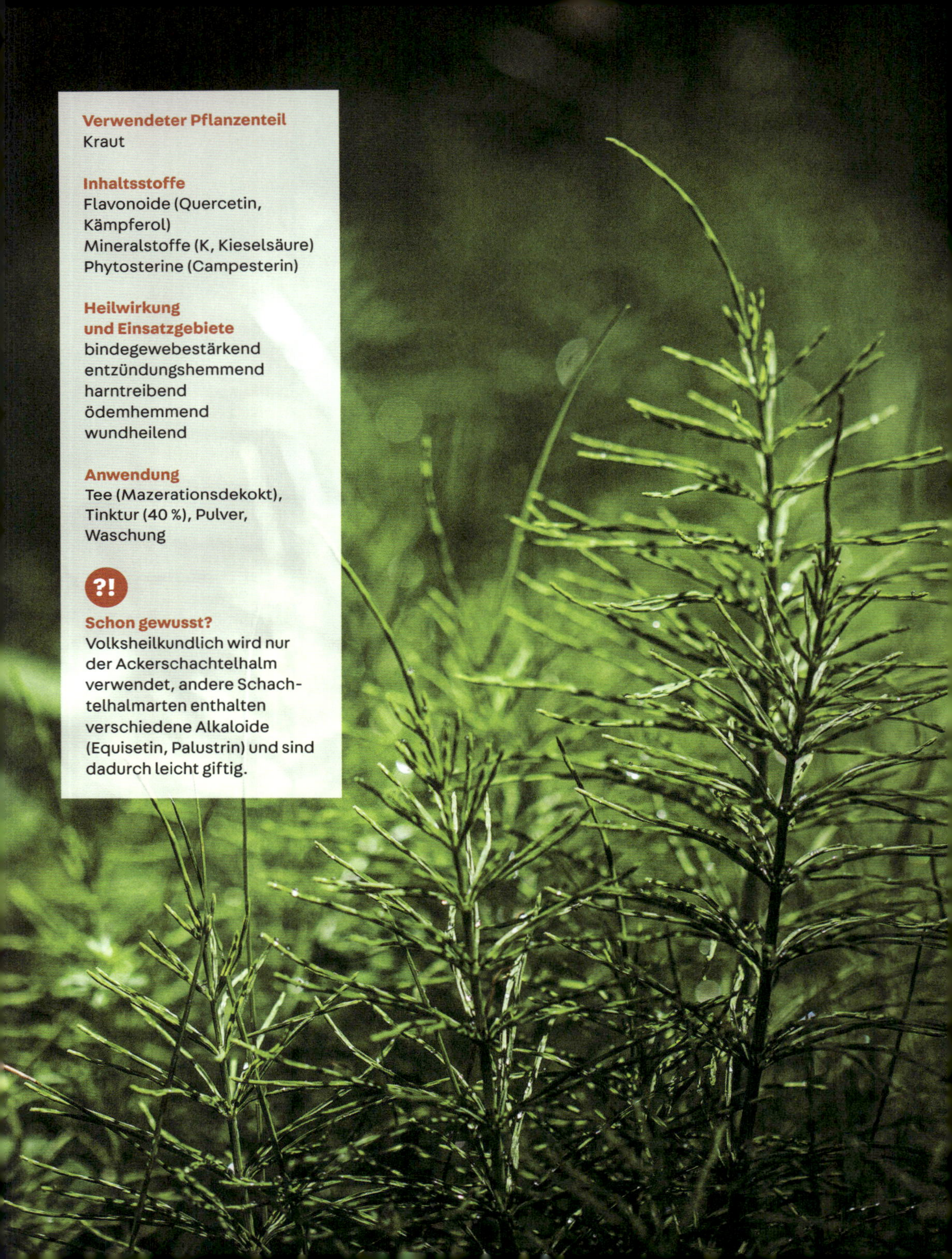

Schachtelhalm
Equisetum arvense

Familie: Schachtelhalmgewächse – Equisetaceae

„Die Kraft will er dir geben, aufrecht zu stehen im Leben."

Der Name Schachtelhalm beschreibt den Aufbau des Stängels, der sich aus mehreren ineinander verschachtelten Gliedern zusammensetzt. Vielerorts ist Schachtelhalm als Zinnkraut bekannt, da man ihn früher zum Polieren von Zinngeschirr verwendete.
Der botanische Name *Equisetum* kommt vom lateinischen „equus" (= Pferd) und „seta" (= Borste), da die hellbraunen Sporentriebe mit einem Pferdeschweif verglichen wurden. Die verschiedenen deutschen wie lateinischen Artnamen weisen meist auf den bevorzugten Standort hin: Ackerschachtelhalm (*Equisetum arvense*), Sumpfschachtelhalm (*Equisetum palustre*), Waldschachtelhalm (*Equisetum sylvestris*).

Mythologie/Brauchtum
Der Schachtelhalm zählt zu den ältesten Pflanzen der Erde. Im Erdaltertum – vor etwa 380 Millionen Jahren – waren Schachtelhalme baumhoch und bildeten zusammen mit Bärlappgewächsen und Riesenfarnen tropische Wälder. Der Schachtelhalm hat alle bisherigen Erdkatastrophen überlebt. Schon seit dem Altertum wird er dem Saturn zugeordnet, wo das Thema der Wiederauferstehung eine große Bedeutung hat. Dass Schachtelhalm für Stärke und Stabilität sorgt, kennen wir auch beim Pflanzenschutz, wo er häufig im Kampf gegen Schädlinge verwendet wird.

Heilkraft
Der Ackerschachtelhalm hat für unsere Gesundheit drei große Anwendungsbereiche: Durch seinen hohen Kieselsäuregehalt festigt und stärkt er Haut, Haare und Nägel, durch Flavonoide und Kalium wirkt er harntreibend und entzündungshemmend und ist somit ein sehr gutes Heilmittel bei Nieren- und Blasenproblemen. Zudem ist seine blutreinigende und entzündungshemmende Wirkung sehr hilfreich bei rheumatischen Beschwerden. Als Heilmittel werden die sterilen grünen Sprossen verwendet.

Teemischung: Bi-Bre-Ha-Jo-Scha-Scha
- Birkenblätter
- Brennnesselkraut
- Haferstroh
- Johanniskraut
- Schafgarbe
- Ackerschachtelhalm

Die Pflanzen zu gleichen Teilen mischen. Für die Zubereitung eines Aufgusses 1 TL der Mischung mit 200 ml heißem Wasser übergießen, 8 bis 10 Minuten ziehen lassen, abfiltern und genießen. Mit Birke, Brennnessel und Ackerschachtelhalm ist v. a. eine blutreinigende und entgiftende Wirkung, mit Hafer und Schafgarbe eine stärkende und ausgleichende Heilkraft gegeben. Das Johanniskraut schließlich dient als Balsam für unsere Seele und unsere Nerven. Es handelt sich dabei um die Grundmischung von Ignaz Schlifni.

Signatur
In der Signatur zeigt uns der Schachtelhalm seine stärkende Wirkung auf die Wirbelsäule.

Schafgarbe
Achillea millefolium

Familie: Korbblütler – Asteraceae

„Schafgarbe im Leib tut gut jedem Weib."

Hildegard von Bingen erwähnt die Schafgarbe als „garwa", was so viel wie „Gesundmacher" bedeutet. Wahrscheinlich beobachteten die Hirten, dass ihre Schafe dieses Kraut suchten, wenn sie sich nicht wohlfühlten. So erhielt das Kraut seinen Namen. Der botanische Name *Achillea* ist auf den griechischen Helden Achilles zurückzuführen, der seine verwundeten Krieger mit Schafgarbe pflegte. Der Artname *millefolium* bezieht sich auf die vielgeteilten Blätter.

Aufgrund der Form der Blätter wird die Schafgarbe auch als „Augenbraue der Venus" bezeichnet. Die nach Göttinnen benannten Pflanzen galten immer schon als Heilmittel für Frauen.

Mythologie/Brauchtum

In manchen Gegenden Südtirols diente die „Gochal" (Schafgarbe) den Mädchen als Liebesorakel. Dazu musste man sie am Johannisabend zu einem Kranz winden. Der Kranz wurde unter das Kopfkissen gelegt, so sollte man im Traum den Zukünftigen erkennen. Gelangweilte Schulkinder wendeten früher gerne den Trick mit dem Nasenbluten an, um den Unterricht frühzeitig verlassen zu dürfen. Dazu wurde ein Schafgarbenblatt so lange in der Nase gedreht, bis diese blutete. In Südtirol kennt man den Spruch: „Schofgorbn af Weg und Weidn heiln ollerhond Leidn."

Heilkraft

Die Schafgarbe ist eine klassische Heilpflanze, die bei Verdauungsbeschwerden und bei Frauenleiden eingesetzt wurde und wird. Sie hilft bei krampfartigen Schmerzen während der Menstruation, bei Ausfluss und Hämorrhoiden. Bei Kopfschmerzen wirkt sie schmerzlindernd und krampflösend. Äußerlich angewendet ist sie wundheilend und entzündungshemmend. Ein altbewährtes Hausmittel mit Schafgarbe ist der Leberwickel, der die Leber in ihrer Entgiftungsarbeit unterstützt.

Leberwickel

- Schafgarbentinktur
- 4 EL getrocknete Schafgarbenblüten
- ½ l Wasser

Tinktur: Ein Schraubglas halbvoll mit Schafgarbenblüten füllen, mit 50%igem Alkohol aufgießen und lichtgeschützt für einige Wochen ziehen lassen.
Schafgarbenblüten mit heißem Wasser übergießen, 10 Minuten bedeckt ziehen lassen, abfiltern, in eine Schüssel schütten und einen Schuss Schafgarbentinktur dazugeben. Ein Baumwolltuch in der Schüssel tränken, gut auswringen und auf den Bereich der Leber legen. Eine temperierte Wärmflasche drauflegen und mit einem Wolltuch am Körper fixieren. 20 bis 30 Minuten anwenden, eventuell zusätzlich einen Schafgarbentee trinken. Anschließend nochmal ebenso lange nachruhen.

Signatur

In der Signatur zeigt uns die Schafgarbe durch ihren aufrechten Wuchs und den nicht knickbaren Stängel Stärke und Unzerbrechlichkeit.

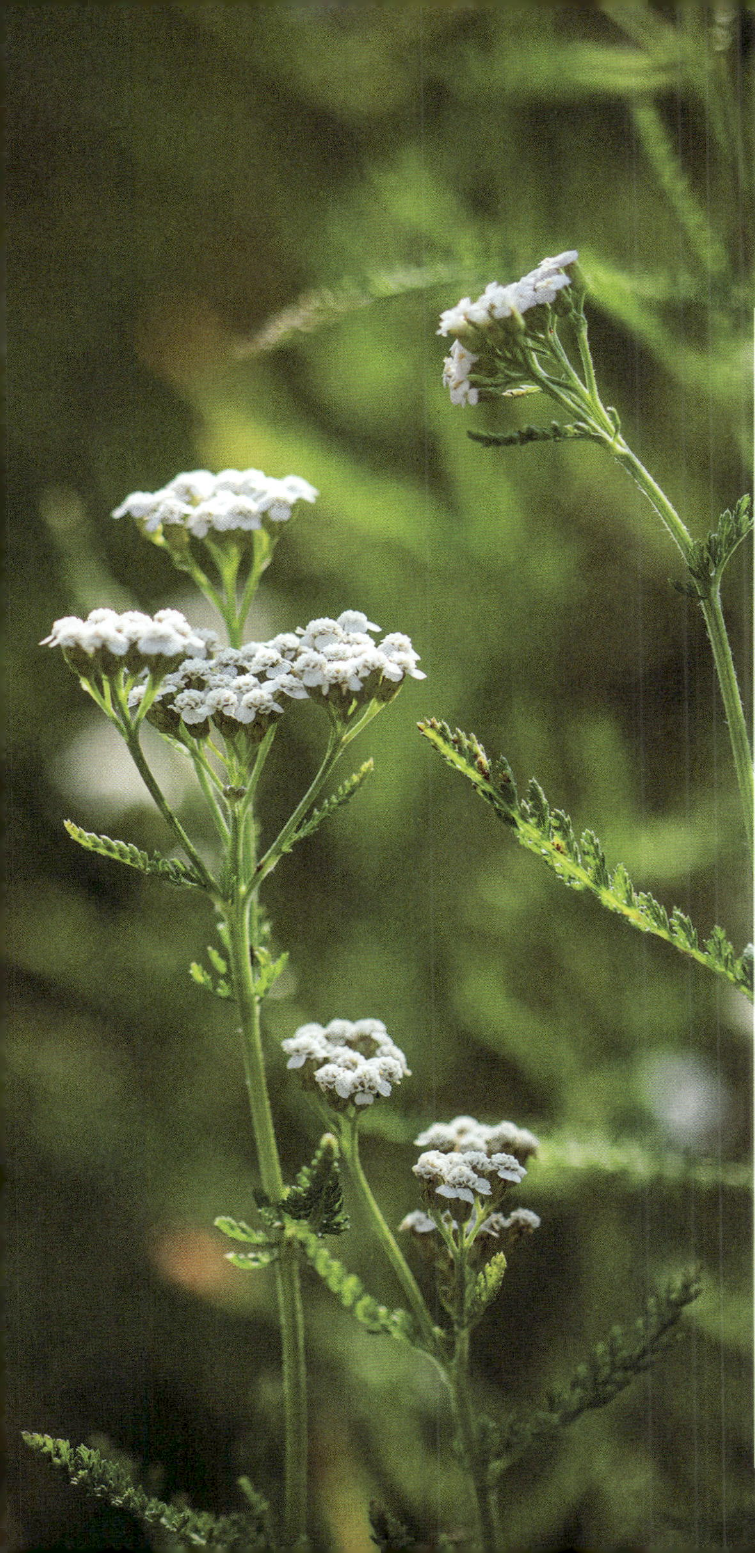

Verwendeter Pflanzenteil
blühendes Kraut

Inhaltsstoffe
Flavonoide (Rutin, Vitexin)
Sesquiterpene (Achillicin)
ätherische Öle (Chamazulen, Linalool, Alpha-Bisabolol)
Gerbstoffe (Tannine)
Phenolsäuren (Caffeoylchinasäure)
Salicylate
Cumarine
Polyine
Mineralstoffe, v. a. viele Spurenelemente

Heilwirkung und Einsatzgebiete
entzündungshemmend
krampflösend
schmerzstillend
verdauungsfördernd
leberstärkend
hormonausgleichend
blutstillend
wundheilend

Anwendung
Tee (Infus), Tinktur (50 %), Ölauszug, Leberwickel

?!

Schon gewusst?
Das ätherische Schafgarbenöl ist tiefblau, verantwortlich dafür ist der Bitterstoff Achillicin.

Vorsicht
Bei Korbblütlerallergie ist von der Verwendung abzusehen.

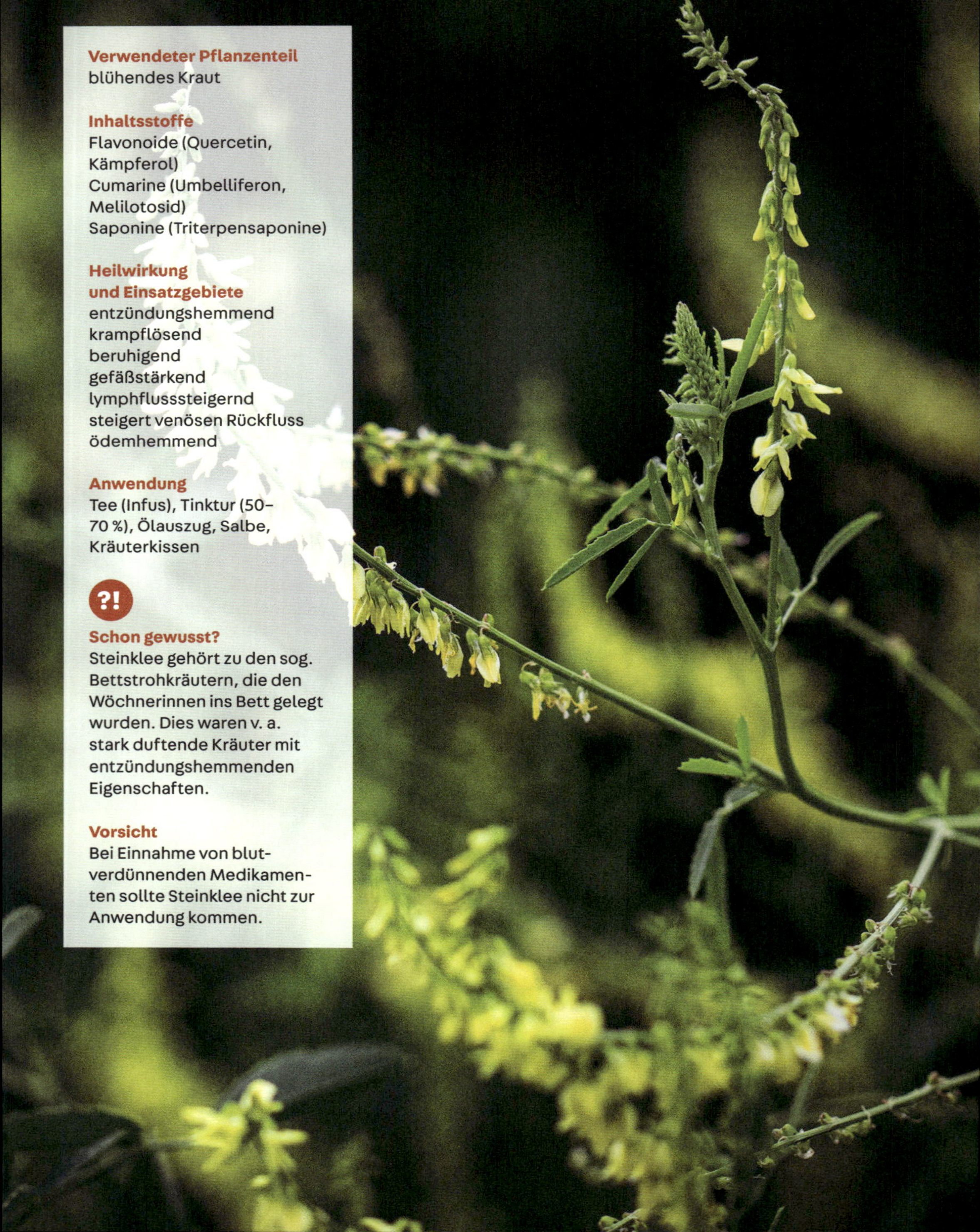

Verwendeter Pflanzenteil
blühendes Kraut

Inhaltsstoffe
Flavonoide (Quercetin, Kämpferol)
Cumarine (Umbelliferon, Melilotosid)
Saponine (Triterpensaponine)

Heilwirkung und Einsatzgebiete
entzündungshemmend
krampflösend
beruhigend
gefäßstärkend
lymphflusssteigernd
steigert venösen Rückfluss
ödemhemmend

Anwendung
Tee (Infus), Tinktur (50–70 %), Ölauszug, Salbe, Kräuterkissen

?!

Schon gewusst?
Steinklee gehört zu den sog. Bettstrohkräutern, die den Wöchnerinnen ins Bett gelegt wurden. Dies waren v. a. stark duftende Kräuter mit entzündungshemmenden Eigenschaften.

Vorsicht
Bei Einnahme von blutverdünnenden Medikamenten sollte Steinklee nicht zur Anwendung kommen.

Steinklee

Melilotus officinalis

Familie: Hülsenfrüchtler – Fabaceae

„Süß duftend, lässt er Lebenskräfte wieder fließen."

Der Name Steinklee kommt von seinen dreiteiligen, kleeähnlichen Blättern und seinem bevorzugten Standort, nämlich sonnigen, steinigen Hängen. Man kennt den Gelben Steinklee auch als Honigklee, sein botanischer Name *Melilotus* setzt sich ebenfalls aus den beiden griechischen Wörtern „meli" (= Honig) und „lotos" (= Klee) zusammen. Die Pflanze hat tatsächlich einen honigsüßen Duft.
Neben dem Gelben Steinklee gibt es auch noch den Weißen Steinklee, der jedoch nicht so stark duftet und auch in der Volksheilkunde weniger bekannt ist.

Mythologie/Brauchtum

Schon seit Tausenden von Jahren wird der Steinklee als Zauberpflanze verehrt. Bei den Germanen war er der Licht- und Frühlingsgöttin Ostara geweiht. Steinklee wurde in Kleider eingenäht, dadurch sollte man eine sympathische Ausstrahlung bekommen. Die Pflanze war schon bei unseren Vorfahren ein beliebter Mottenschutz. Dazu wurden Kissen mit dem getrockneten Kraut gefüllt und in die Kleiderschränke gelegt. Diese Kissen wurden aber auch zu Heilzwecken aufgelegt, und zwar bei Schmerzen, Entzündungen, Schwellungen und Geschwüren sowie bei Milchstau und verhärteten Brustdrüsen.

Heilkraft

Steinklee verbessert den Lymphfluss, hat entstauende und entzündungshemmende Eigenschaften, unterstützt die Venentätigkeit, ist gefäßabdichtend und ödemhemmend. Zudem hat Steinklee eine beruhigende und schlaffördernde Wirkung. Steinklee wird v. a. bei Krampfadern, Hämorrhoiden und lymphatischen Problemen eingesetzt, aber auch bei stumpfen Verletzungen und rheumatischen Beschwerden. Bei einer innerlichen Anwendung ist Vorsicht geboten, da eine Überdosierung zu Kopfschmerzen führen kann. Da Steinklee ausgleichend, angstlösend und stimmungsaufhellend wirkt, leistet er auch für das psychische Wohlbefinden gute Dienste.

Venensalbe

- 100 g Steinkleeöl
- 10 g Kakaobutter
- 10 g Bienenwachs
- 10 Tropfen ätherisches Lavendelöl

Steinkleeöl: Die Blütenstände vom Gelben Steinklee zur Vollblüte ernten, dann mindestens 1 Tag trocknen, damit sich die Cumarine entfalten können. Ein Schraubglas zur Hälfte mit den abgezupften Blüten füllen und mit gutem Olivenöl aufgießen. Für mindestens 4 Wochen lichtgeschützt ausziehen lassen und schließlich abfiltern.
Für die Venensalbe Kakaobutter und Bienenwachs im Steinkleeöl schmelzen, etwas abkühlen lassen, Lavendelöl dazugeben und in Salbentiegel abfüllen. Die Salbe hilft bei Krampfadern und Hämorrhoiden, aber auch bei Prellungen und Blutergüssen.

Signatur

Steinklee zeigt uns in der Signatur Leichtigkeit und lichtvolle Ausstrahlung, aber auch Lebenskraft.

Stiefmütterchen
Viola tricolor

Familie: Veilchengewächse – Violaceae

„Dies soll uns das Beispiel geben, dass auch Stiefmütter Gutes tun im Leben."

Der Name Stiefmütterchen leitet sich vom Aufbau der Blüte her: Die fünf Blütenblätter stellen die Stiefmutter mit ihren zwei Töchtern und ihren zwei Stieftöchtern dar. Die darunterliegenden Kelchblätter sind die Stühle, auf denen sie sitzen. Das unterste Blütenblatt ist die Stiefmutter, die gleich zwei Stühle für sich beansprucht. Die Töchter sind neben ihr und haben jeweils einen Stuhl für sich, die Stieftöchter müssen sich einen Stuhl teilen.
Der botanische Name *Viola* steht für Veilchen. Der Artname *tricolor* heißt „dreifarbig".

Mythologie/Brauchtum

Bereits unsere Vorfahren sahen im Stiefmütterchen ein bewährtes Heilmittel für Kinder. Eingesetzt wurde das Kraut bei Milchschorf, Hautunreinheiten, Erkältungen, Husten und Krampfanfällen. Im Brauchtum wird das Stiefmütterchen häufig als Symbol genutzt, um hiermit an jemanden zu erinnern. Auch heute noch ist das Stiefmütterchen eine beliebte Grabpflanze. Das Stiefmütterchen wurde als Kraut für seelische Verletzungen gesehen. Indem es auf die Haut wirkt, die bekanntlich als Spiegel der Seele gilt, entfaltet es auch eine Wirkung auf die Seele.

Heilkraft

Das Stiefmütterchen enthält eine Reihe von Wirkstoffen, die eine große Heilkraft auf die Haut haben. Es kann somit bei den verschiedensten Hautproblemen wie Neurodermitis, Akne oder Juckreiz eingesetzt werden. Dazu wird Stiefmütterchen innerlich und äußerlich angewendet. Äußerlich eignen sich Waschungen, Kompressen, Badezusätze oder Salben. Durch seine harntreibende und blutreinigende Wirkung wird es als Tee auch in Frühjahrskuren eingesetzt. Relativ neu ist die Erkenntnis, dass Stiefmütterchen besondere Eiweißstrukturen (Cyclotide) enthalten, die v. a. eine hemmende Wirkung auf ein überschießendes Immunsystem haben und somit Autoimmunerkrankungen entgegenwirken.

Stiefmütterchenessig

- 100 g Stiefmütterchenkraut
- ¼ l Apfelessig

Stiefmütterchen klein schneiden, in eine Flasche geben und mit dem Essig auffüllen. Lichtgeschützt mindestens 2 Wochen ziehen lassen. Äußerlich ist dieser Essig bei Hautproblemen als Essigwickel, zur Hautreinigung oder als Hauttonikum anwendbar, innerlich als Gurgelmittel bei Halsentzündungen oder als isotonisches Getränk. Dabei wird dieser Essig immer mit Wasser verdünnt. Er schmeckt auch hervorragend in Salatdressings.

Signatur

Das Stiefmütterchen mit seinen zarten, weichen Blüten versinnbildlicht der Signaturlehre nach die Haut von Säuglingen und Jugendlichen.

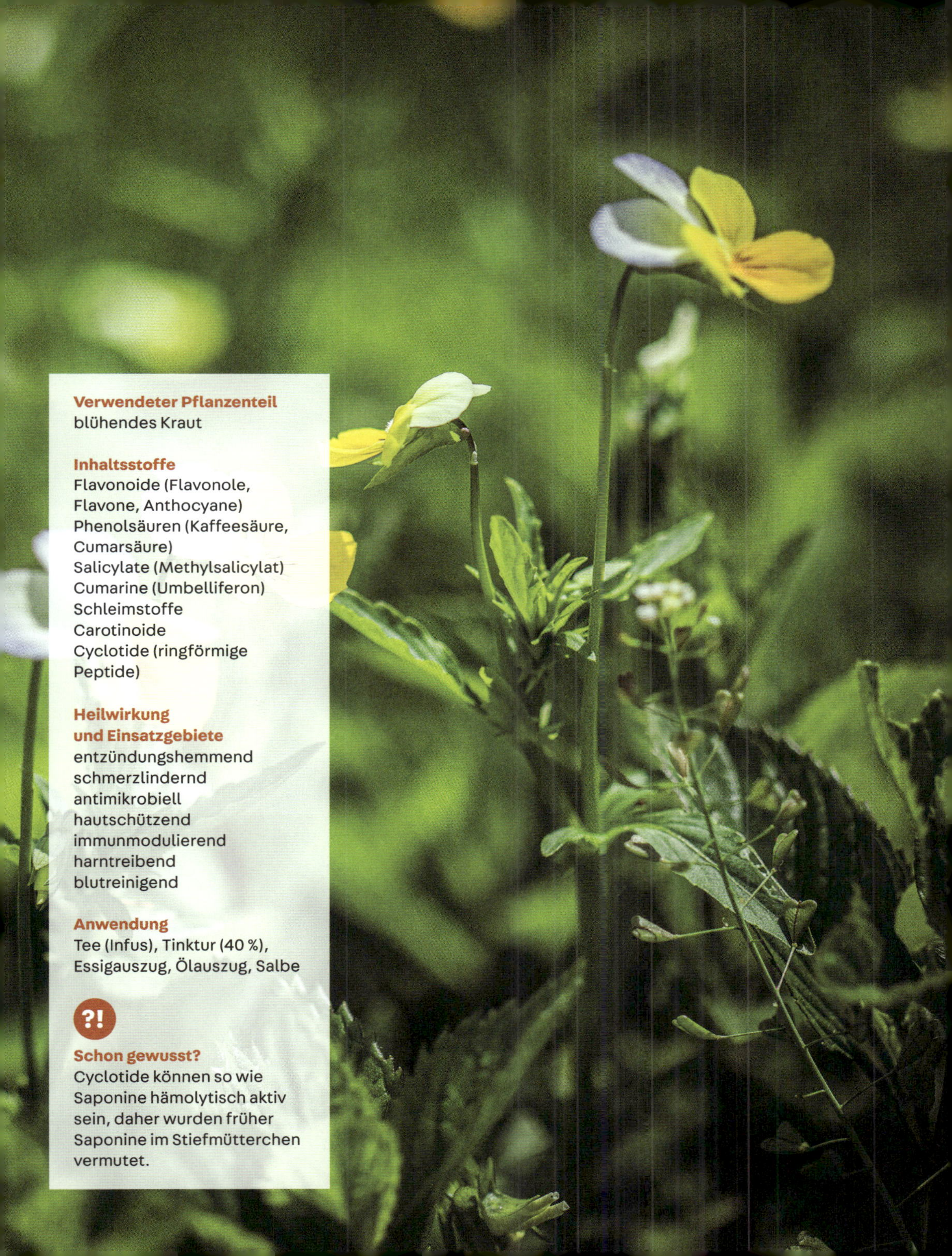

Verwendeter Pflanzenteil
blühendes Kraut

Inhaltsstoffe
Flavonoide (Flavonole, Flavone, Anthocyane)
Phenolsäuren (Kaffeesäure, Cumarsäure)
Salicylate (Methylsalicylat)
Cumarine (Umbelliferon)
Schleimstoffe
Carotinoide
Cyclotide (ringförmige Peptide)

Heilwirkung und Einsatzgebiete
entzündungshemmend
schmerzlindernd
antimikrobiell
hautschützend
immunmodulierend
harntreibend
blutreinigend

Anwendung
Tee (Infus), Tinktur (40 %), Essigauszug, Ölauszug, Salbe

?!

Schon gewusst?
Cyclotide können so wie Saponine hämolytisch aktiv sein, daher wurden früher Saponine im Stiefmütterchen vermutet.

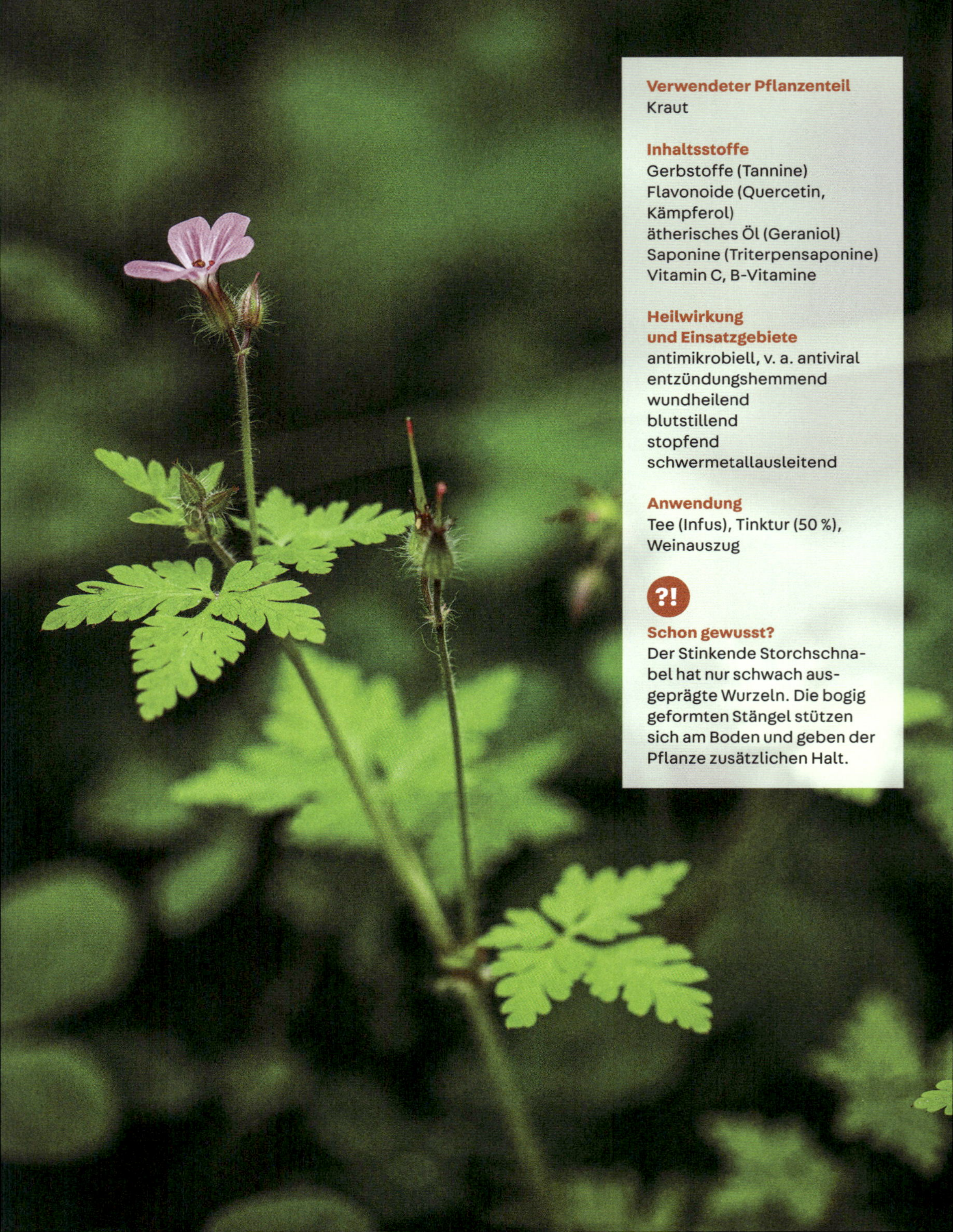

Verwendeter Pflanzenteil
Kraut

Inhaltsstoffe
Gerbstoffe (Tannine)
Flavonoide (Quercetin, Kämpferol)
ätherisches Öl (Geraniol)
Saponine (Triterpensaponine)
Vitamin C, B-Vitamine

Heilwirkung und Einsatzgebiete
antimikrobiell, v. a. antiviral
entzündungshemmend
wundheilend
blutstillend
stopfend
schwermetallausleitend

Anwendung
Tee (Infus), Tinktur (50 %), Weinauszug

?!

Schon gewusst?
Der Stinkende Storchschnabel hat nur schwach ausgeprägte Wurzeln. Die bogig geformten Stängel stützen sich am Boden und geben der Pflanze zusätzlichen Halt.

Storchschnabel
Geranium robertianum

Familie: Storchschnabelgewächse – Geraniaceae

„Der stinkende Ruprecht machte es dem Carl mit der Sauberkeit nicht recht."

Der Stinkende Storchschnabel hat seinen Namen von der Fruchtform, die an einen Storchschnabel erinnert. Wieso er den Artnamen „stinkend" bekam, versteht man, wenn man an ihm riecht – sein muffig-erdiger Geruch ist nichts für feine Nasen. Die Pflanze ist auch als Ruprechtskraut bekannt. Der Überlieferung nach soll Carl von Linné die Pflanze nach einem seiner Gehilfen namens Robert (Ruprecht) benannt haben, der es mit der Körperhygiene nicht so genau nahm. Der botanische Name *Geranium* kommt vom griechischen „geranos" (= Kranich) und bezieht sich auch auf die Fruchtform, der Artname *robertianum* auf Robert. Ruprecht bzw. *robertianum* könnte aber auch mit dem rötlichen Stängel („rot" = rubens) oder mit Bischof Rupert von Salzburg, auch Ruprecht genannt, zu tun haben, der die Pflanze überaus schätzte.

Mythologie/Brauchtum

Das Kraut wurde Paaren mit unerfülltem Kinderwunsch unters Bett gelegt, zudem tranken Frau und Mann Storchschnabelwein oder -tee. Diese Erfahrung mit der Pflanze als „Kindsmacher" wurde über Jahrhunderte weitergegeben. Der Storchschnabel wurde jedoch auch bei schlecht heilenden Wunden, Geschwüren, Entzündungen, Hals- und Zahnschmerzen und gegen Insektenstiche eingesetzt. Im bäuerlichen Bereich war die Pflanze in erster Linie ein Tierheilkraut.

Heilkraft

In der Zwischenzeit konnte auch wissenschaftlich nachgewiesen werden, dass die Pflanze ein starkes Heilpotenzial auf verschiedenen Ebenen hat. Besonders ihre antivirale Wirkung gegenüber verschiedenen Herpes- und Grippeviren ist belegt. Weiters stärkt Storchschnabel unser Immunsystem, ist entzündungshemmend, blutstillend und wundheilend. Storchschnabel gilt generell als reinigend und unterstützt den Körper beim Abtransport von Giftstoffen, er wirkt somit entgiftend und schwermetallausleitend. Da er den Körper über die Lymphe entgiftet, hat er sicher die ihm nachgesagte positive Wirkung auf die Fruchtbarkeit.

Kindsmacher-Wein

- 1 Handvoll Storchschnabelkraut
- 1 Zweig Zitronenmelisse
- 700 ml Weißwein
- Schale einer Zitrone
- Honig

Die Kräuter fein hacken, mit dem Wein übergießen, Zitronenschale dazugeben und aufkochen. Etwas abkühlen lassen, nach Belieben mit Honig süßen, in ein Schraubglas füllen und 2 bis 3 Wochen ziehen lassen. Abfiltern und täglich jeweils 1 Likörglas davon in trauter Zweisamkeit genießen.

Signatur

Nach alter Vorstellung fischt der Storch die Kinderseelen aus dem Wasser und bringt sie im Schnabel bis zur Wiege. Der Signaturlehre nach muss somit der Storchschnabel geeignet sein, einem Paar den heiß ersehnten Kinderwunsch zu erfüllen.

Taubnessel
Lamium album

Familie: Lippenblütler – Lamiaceae

„Die Nessel, die nicht brennt und doch jeder kennt."

Den Namen Taubnessel bekam die Pflanze, da sie im nicht blühenden Zustand der Brennnessel sehr ähnlich ist. Mit „taub" meint man, dass sie keine Brennhaare besitzt. Der botanische Name *Lamium* stammt aus der Antike und kommt vom griechischen „laimos" (= Rachen). Die Taubnessel gehört zu den Lippenblütlern mit deutlicher Ober- und Unterlippe, dazwischen gibt es den „Rachen", der v. a. Hummeln reichlich Nektar liefert. Der Artname *album* (= weiß) verweist auf die Weiße Taubnessel.
Es gibt verschiedene Taubnesselarten. Häufig zu finden ist bei uns zeitig im Frühjahr die Purpurrote Taubnessel, etwas später erscheinen die Weiße und die Gelbe Taubnessel. Die Purpurrote Taubnessel gehört zu den ersten Frühjahrsblumen und liefert uns somit als gesunde Frühlingskost reichlich Vitalstoffe.

Mythologie/Brauchtum

So wie die Brennnessel war auch die Taubnessel in früheren Zeiten für Zauberzwecke sehr beliebt. Man glaubte, dass die Pflanze vor Bösewichten schützen und sogar Diebe dazu zwingen könne, gestohlene Gegenstände wieder zurückzubringen. Band man einem Rind Taubnesselkraut um den Hals, so sollte es einem überallhin nachfolgen. Für Hildegard von Bingen hatte die Taubnessel eine wohltuende Wirkung auf Milz und Herz: „Wer sie genießt, lacht gern, denn ihre Wärme, die auf die Milz einwirkt, erheitert das Herz!"

Heilkraft

In der Volksheilkunde ist auch heute noch vorwiegend die Weiße Taubnessel bekannt. Sie ist in erster Linie ein Frauenkraut und wird bei verschiedenen Frauenleiden wie Weißfluss, Scheidenpilz, Menstruationsstörungen und Wechseljahrbeschwerden eingesetzt. Verwendet werden dazu v. a. die Blüten. Weiters sind sie auch bei Atemwegserkrankungen, besonders bei Husten, einsetzbar. Sie wirkt zudem beruhigend, schlaffördernd und lindernd bei Hautproblemen. Frische junge Taubnesseln kann man in Salate schneiden, in Smoothies geben und bei vielen anderen Wildkräutergerichten verwenden.

Weiße-Taubnessel-Sitzbad

- 2 Handvoll weiße Taubnesselblüten
- 1 l Wasser

Die Taubnesselblüten mit kochendem Wasser übergießen, 10 Minuten ziehen lassen, abfiltern. Den Aufguss ins Sitzbad geben und 15 Minuten darin verweilen. Dieses Sitzbad ist bei Weißfluss, Juckreiz und sonstigen Unterleibsbeschwerden sehr hilfreich. Kamillenblüten und Gänsefingerkraut würden hier auch noch gut dazupassen.

Signatur

Laut Signatur kam die Weiße Taubnessel bei weißem Ausfluss, die Gelbe bei gelbem und die Rote bei rotem zum Einsatz.

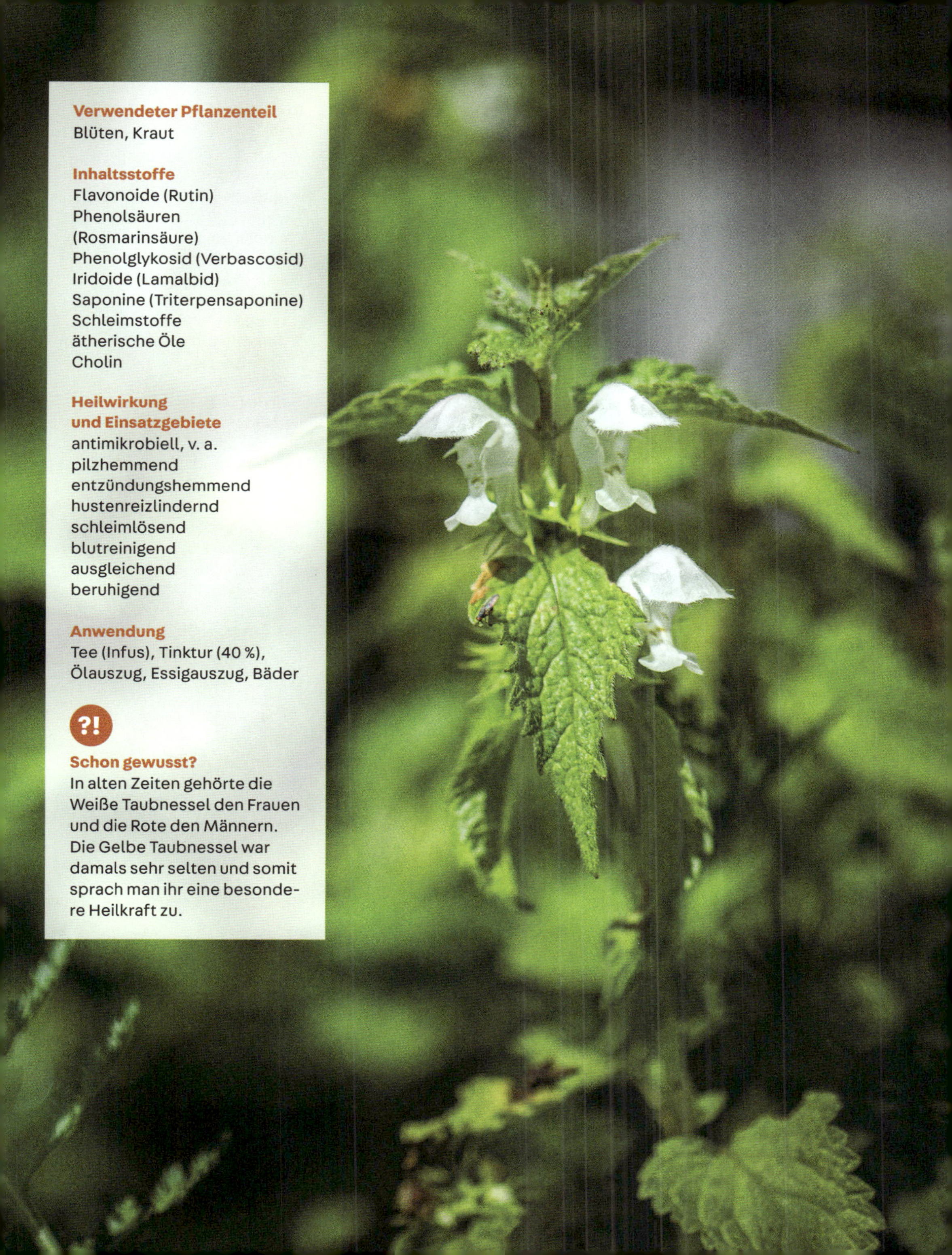

Verwendeter Pflanzenteil
Blüten, Kraut

Inhaltsstoffe
Flavonoide (Rutin)
Phenolsäuren (Rosmarinsäure)
Phenolglykosid (Verbascosid)
Iridoide (Lamalbid)
Saponine (Triterpensaponine)
Schleimstoffe
ätherische Öle
Cholin

Heilwirkung und Einsatzgebiete
antimikrobiell, v. a. pilzhemmend
entzündungshemmend
hustenreizlindernd
schleimlösend
blutreinigend
ausgleichend
beruhigend

Anwendung
Tee (Infus), Tinktur (40 %), Ölauszug, Essigauszug, Bäder

?!

Schon gewusst?
In alten Zeiten gehörte die Weiße Taubnessel den Frauen und die Rote den Männern. Die Gelbe Taubnessel war damals sehr selten und somit sprach man ihr eine besondere Heilkraft zu.

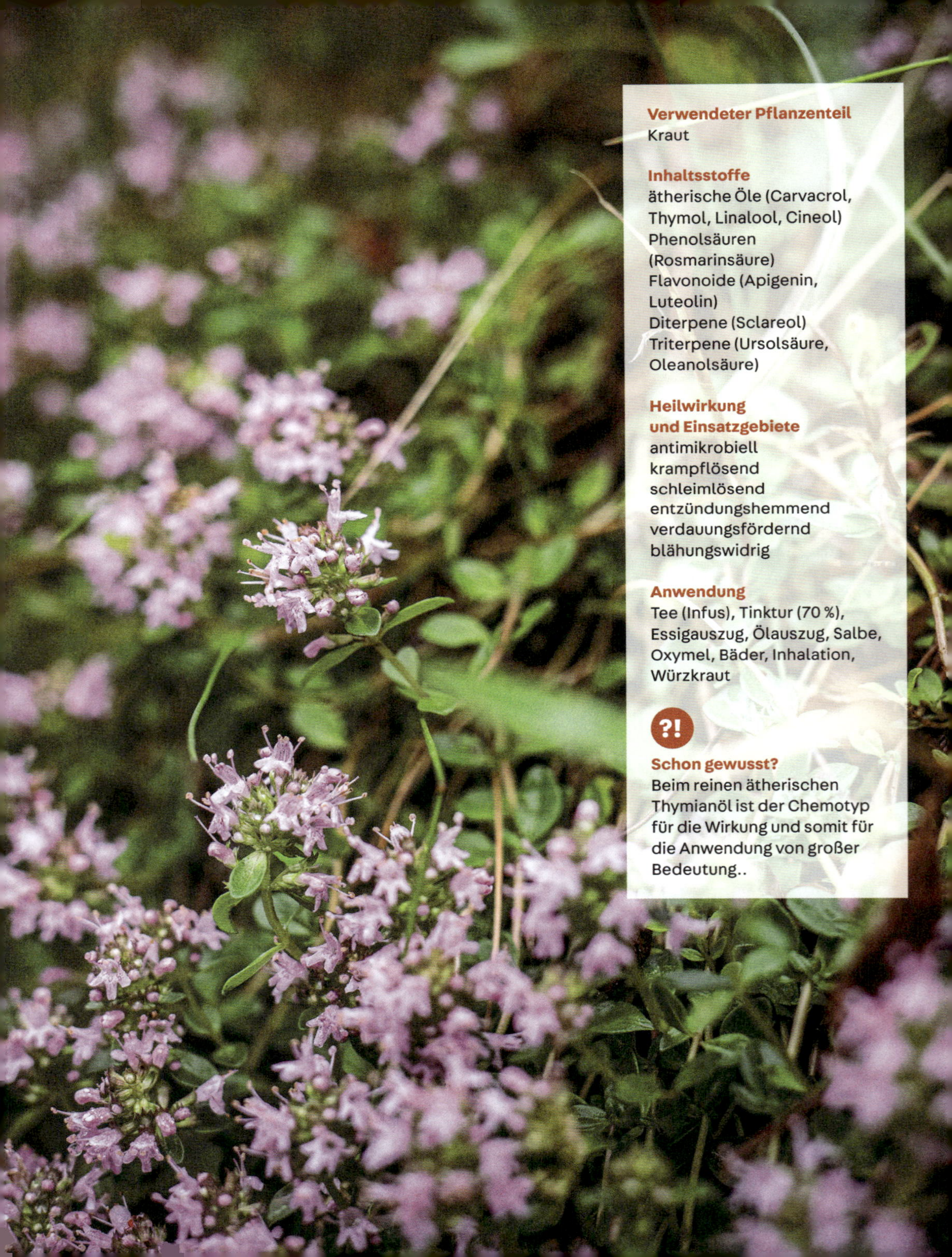

Verwendeter Pflanzenteil
Kraut

Inhaltsstoffe
ätherische Öle (Carvacrol, Thymol, Linalool, Cineol)
Phenolsäuren (Rosmarinsäure)
Flavonoide (Apigenin, Luteolin)
Diterpene (Sclareol)
Triterpene (Ursolsäure, Oleanolsäure)

Heilwirkung und Einsatzgebiete
antimikrobiell
krampflösend
schleimlösend
entzündungshemmend
verdauungsfördernd
blähungswidrig

Anwendung
Tee (Infus), Tinktur (70 %), Essigauszug, Ölauszug, Salbe, Oxymel, Bäder, Inhalation, Würzkraut

?!

Schon gewusst?
Beim reinen ätherischen Thymianöl ist der Chemotyp für die Wirkung und somit für die Anwendung von großer Bedeutung..

Thymian/ Quendel
Thymus pulegioides

Familie: Lippenblütler – Lamiaceae

„Die nächste Grippe kommt bestimmt, jedoch nicht zu dem, der Thymian nimmt.“

Die Bezeichnung Quendel könnte vom griechisch-lateinischen „cunila“ kommen, dem Namen eines Lippenblütlers bei Dioskurides. Der deutsche Name Thymian bezieht sich auf den botanischen Namen *Thymus*. Dieser leitet sich wahrscheinlich vom griechischen „thymos“ ab, was so viel wie „Kraft“, „Mut“, „Tapferkeit“ oder „Stärke“ bedeutet. Es könnte jedoch auch sein, dass er von „thymiama“ (= Räucherwerk, Opferrauch) oder „tyhein“ (= räuchern) stammt. Wegen seines aromatischen Geruchs wurde Thymian bei Brandopfern verwendet.

Es gibt mehrere deutsche Bezeichnungen von *Thymus pulegioides*, einige davon sind Quendel-Thymian, Breitblättriger Thymian, Feld-Thymian oder Wilder Thymian. Zu *Thymus pulegioides* gibt es noch fünf Unterarten.

Mythologie/Brauchtum

Thymian wurde im antiken Griechenland der Liebesgöttin Aphrodite zugeschrieben. Die Ägypter verwendeten Thymian zum Einbalsamieren ihrer Toten. In der germanischen Mythologie war Thymian der Liebesgöttin Freya geweiht, außerdem gehörte er zu den Bettstrohkräutern. In Südtirol wurde Thymian bis ins 20. Jahrhundert beim Fronleichnamsfest Jungfrauen ins Haar geflochten. Der Überlieferung zufolge wurden sie dadurch unwiderstehlich. Aber auch den Kranken wurden an diesem Tag geweihte Thymiankränze auf den Kopf gelegt.

Heilkraft

Thymian gehört zu den wichtigsten Heilkräutern für das Bronchialsystem. Der hohe Gehalt an verschiedenen ätherischen Ölen wirkt keimhemmend, hustenreizlindernd und schleimlösend. Außerdem werden durch die Aktivierung des Flimmerepithels die Abwehrkräfte gestärkt. Die Kombination von ätherischen Ölen und Bitterstoffen wirkt sich positiv auf die Magen-Darm-Gesundheit aus. Durch seine wärmende, durchblutungsfördernde und entzündungshemmende Wirkung ist Thymian auch bei rheumatischen Beschwerden einsetzbar.

Vier-Räuber-Essig

- 1 EL Thymian
- 1 EL Salbei
- 1 EL Lavendel
- 1 EL Rosmarin
- ¾ l Apfelessig

Die idealerweise frischen Kräuter zerkleinern und zum Essig geben, mindestens 2 Wochen ziehen lassen, dabei immer wieder kräftig durchschütteln und schließlich abfiltern. Dieser Essig kann in der Küche für verschiedene Dressings als Würzmittel verwendet werden. Er leistet aber auch in der Hausapotheke gute Dienste, und zwar verdünnt als Gurgelmittel oder für Waschungen.
Den Namen bekam dieses Rezept, da sich zu Pestzeiten vier Räuber damit vor Ansteckung geschützt haben sollen.

Signatur

Der Signaturenlehre nach verweist Thymian darauf, Mut zu haben und den eigenen Platz einzunehmen, auch wenn man klein ist.

Vogelmiere
Stellaria media

Familie: Nelkengewächse – Caryophyllaceae

„Die Vogelmiere sucht nicht das Weite, sie steht uns das ganze Jahr treu zur Seite."

Den Namen Vogelmiere bekam die Pflanze, da sie ein beliebtes Futter für Vögel und Hühner ist. Hühnerdarm wird sie wegen dem darmartigen Leitbündel im Stängel genannt. Der botanische Name *Stellaria* kommt vom lateinischen „stella" (= Stern) und weist auf ihre sternartigen weißen Blüten hin.

Die Vogelmiere liebt nährstoffreiche Standorte und kommt häufig in Gärten und Weinbergen vor. Da sie sich von Frosttemperaturen nicht abschrecken lässt, kann man sie den ganzen Winter über finden. Ein gutes Erkennungsmerkmal der Pflanze ist, dass der Stängel auf einer Linie behaart ist und beim Auseinanderziehen des Stängels ein Faden zwischen beiden Abschnitten erscheint.

Mythologie/Brauchtum

Die mittelalterliche Volksmedizin gab wenig auf die Heilkraft der Vogelmiere, vielfach galt sie als lästiges Unkraut. Dies belegt auch der folgende Ratschlag: „Wenn man zu Johanni während des Mittagläutens an allen vier Ecken des Hauses jätet, kann man die Vogelmiere gänzlich ausrotten." Erst Sebastian Kneipp beschrieb sie als schleimlösendes Heilkraut bei Lungenleiden und Pfarrer Künzle empfahl sie bei Gicht und Rheuma und erkannte ihre herzstärkende Wirkung. Die Vogelmiere war auch als Wetterzeiger bekannt, da ihre kleinen Sternblüten sich nur bei schönem Wetter öffnen, droht Regen, bleiben sie geschlossen.

Heilkraft

Der hohe Gehalt an Vitaminen und Mineralstoffen macht die Vogelmiere zu einer hilfreichen Unterstützerin bei jeder Frühjahrskur. Vogelmiere enthält viel Vitamin C und bietet einen außergewöhnlich hohen Gehalt an Eisen und Kalium. Als chlorophyllreiches Kraut gehört sie zu den vitalisierenden Grünpflanzen. Sie reinigt das Blut und die Haut von innen und gibt neue Kraft nach dem Winter. Bei stark juckenden und brennenden Hauterkrankungen, bei nässenden Ekzemen und Ausschlägen ist Vogelmiere sehr nützlich. Durch den Gehalt an schleimlösenden Saponinen kann Vogelmiere auch bei Husten angewendet werden.

Frühjahrskrafttrunk

- 2 Handvoll frische Vogelmiere
- ½ l Orangensaft
- ½ l Buttermilch

Vogelmiere mit Orangensaft und Buttermilch pürieren. Dieses Getränk enthält außerordentlich viele Vitamine und Mineralstoffe.

Signatur

Die Vogelmiere ist eine Überlebenskünstlerin, dies zeigt sie uns in ihrer Signatur. Obwohl sehr zart, gehört sie zu den winterfesten Pflanzen. Als vitalisierendes Kraut gibt sie uns ihre Lebenskraft weiter.

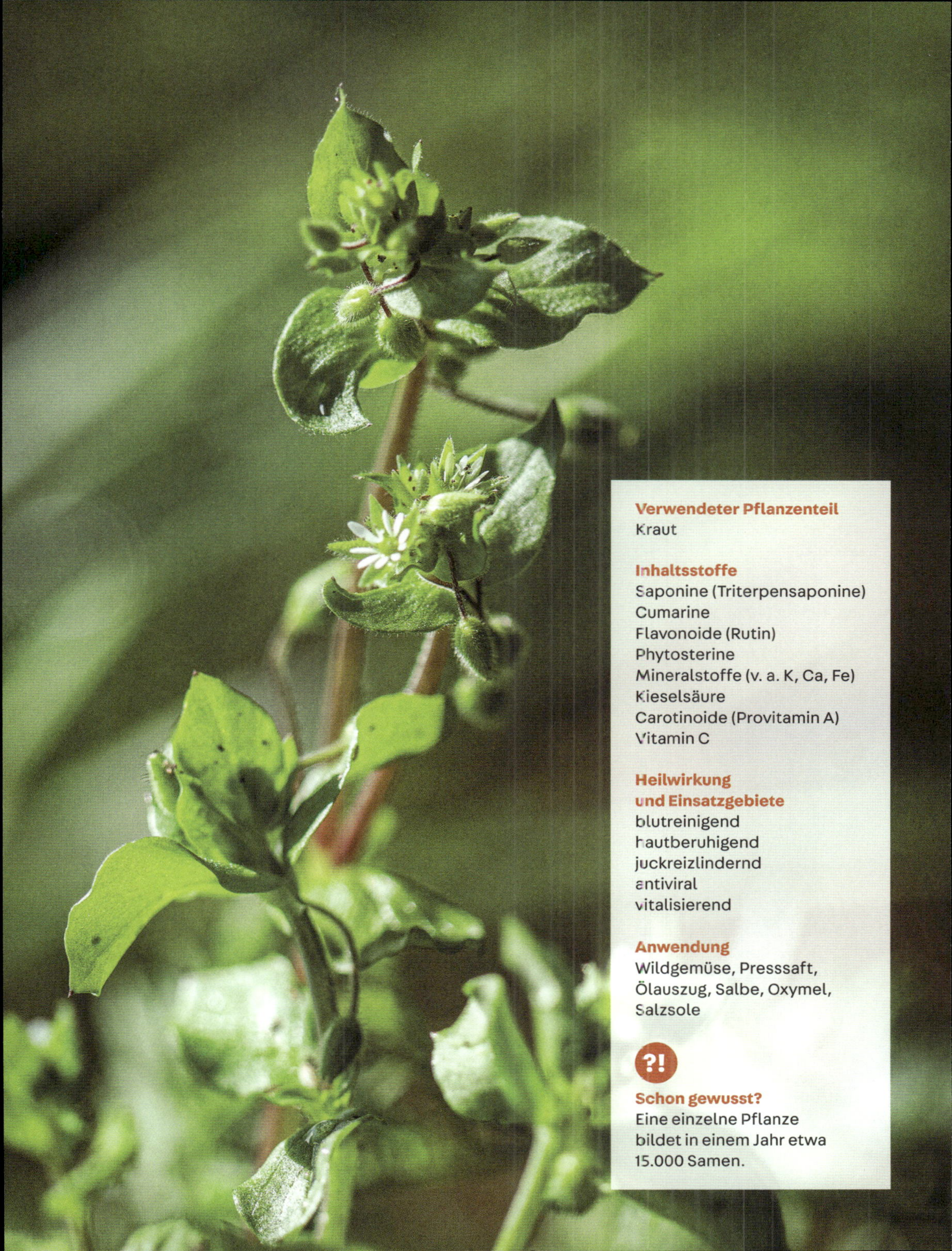

Verwendeter Pflanzenteil
Kraut

Inhaltsstoffe
Saponine (Triterpensaponine)
Cumarine
Flavonoide (Rutin)
Phytosterine
Mineralstoffe (v. a. K, Ca, Fe)
Kieselsäure
Carotinoide (Provitamin A)
Vitamin C

Heilwirkung und Einsatzgebiete
blutreinigend
hautberuhigend
juckreizlindernd
antiviral
vitalisierend

Anwendung
Wildgemüse, Presssaft, Ölauszug, Salbe, Oxymel, Salzsole

?!

Schon gewusst?
Eine einzelne Pflanze bildet in einem Jahr etwa 15.000 Samen.

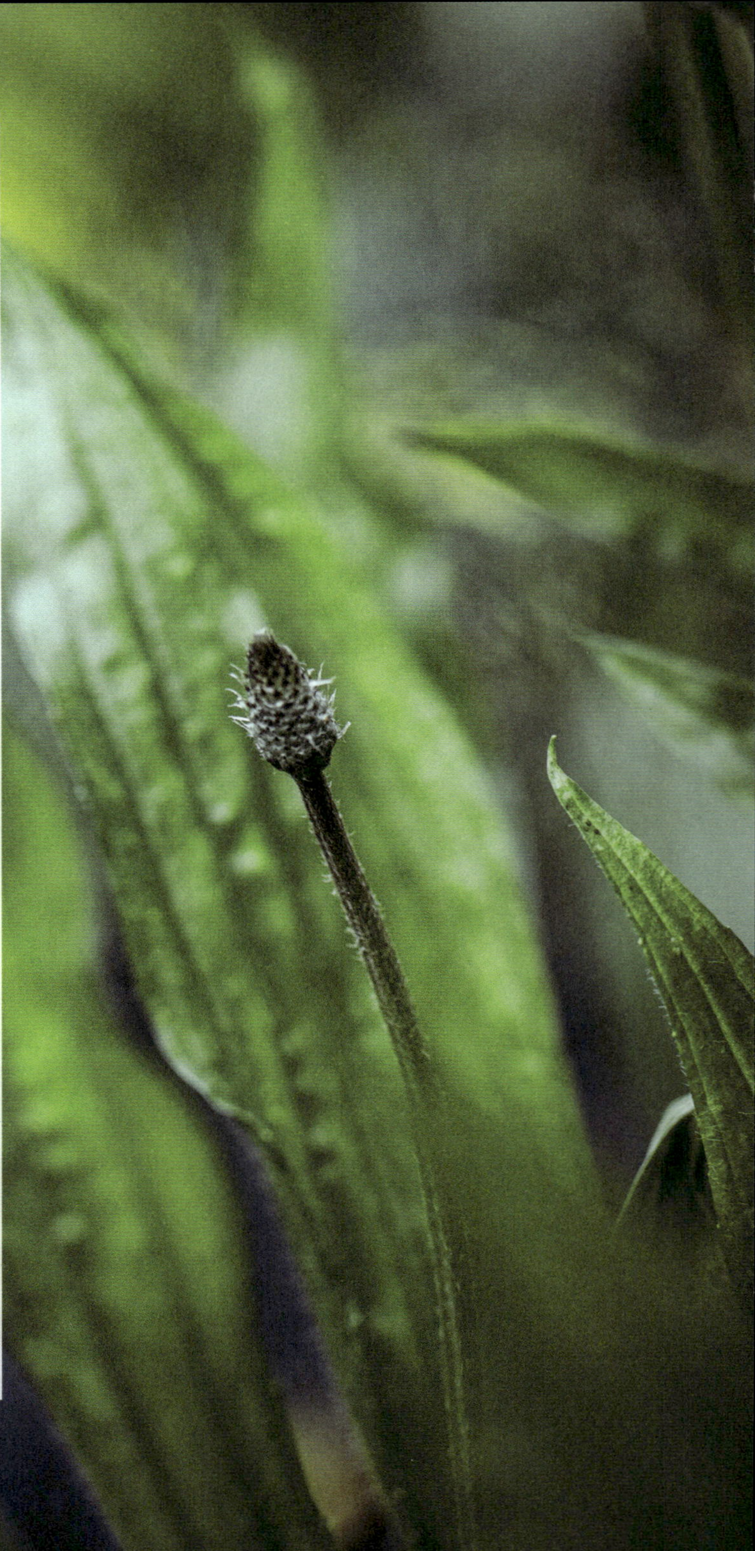

Verwendeter Pflanzenteil
Blätter

Inhaltsstoffe
Iridoide (Aucubin, Catalpol)
Phenolsäuren
(Chlorogensäure)
Phenolglykoside
(Verbascosid)
Schleimstoffe
Flavonoide (Apigenin, Luteolin)
Mineralstoffe (K, Zn)
Kieselsäure

Heilwirkung und Einsatzgebiete
antimikrobiell
hustenreizlindernd
entzündungshemmend
wundheilend
juckreizlindernd

Anwendung
Tee, Tinktur (40 %), Sirup, Oxymel, Wildkräuterküche (Blätter und Blütenknospen des Spitzwegerichs, Früchte des Breitwegerichs)

?!

Schon gewusst?
In der Volksheilkunde wurde der Schichtsirup für 3 Monate in der Erde eingegraben (Erdkammersirup).

Zur Info
Von einem Ölauszug ist bei Wegericharten abzuraten, da sich weder Iridoide, Gerbstoffe noch Schleimstoffe in Öl lösen lassen. Aufgrund der Schleimstoffe und dem Aucubin lassen sich Wegerichblätter oft auch nur schwer trocknen.

Wegerich
Plantago lanceolata

Familie: Wegerichgewächse – Plantaginaceae

„Verwende Wegerich, spitz oder breit, so kriegst du keinen Husten, wenn es schneit."

Die Bezeichnung Wegerich bedeutet „Herrscher am Weg". Wie der Name schon sagt, sind Wegericharten an viel begangenen Wegen zu finden und somit sehr widerstandsfähig. Der botanische Name *Plantago* kommt vom lateinischen Wort „planta" (= Fußsohle), da eine gewisse Ähnlichkeit mit einer Sandale besteht. Bei uns sind der Spitzwegerich (*Plantago lanceolata*), der Breitwegerich (*Plantago major*) und der Mittlere Wegerich (*Plantago media*) zu finden.

Mythologie/Brauchtum

Funde von Samenresten in jungsteinzeitlichen Pfahlbauten belegen, dass Wegericharten den Menschen bereits in der Jungsteinzeit bekannt waren. Aufgrund ihrer fettreichen Samen zählten sie wahrscheinlich zu den ersten Nahrungs- und Heilpflanzen. Der Wegerich galt schon immer als wichtige Orakelpflanze: Wenn etwa zwei Menschen ein Wegerichblatt auseinanderrissen, so war dem Südtiroler Volksglauben nach jener der größere Lügner, bei dem mehr Fäden aus dem Blatt herausragten. Der Wegerich wurde daher oft als Lügenblattl bezeichnet. Im Altertum und im Mittelalter war der Breitwegerich geschätzter als der Spitzwegerich. Bei Ohrenschmerzen wurden die Blattnerven aus dem Breitwegerichblatt herausgezogen, zu einem Knäuel verzwirbelt und in die Ohrmuschel gelegt.

Heilkraft

Die Heilkraft des Wegerichs liegt an seinem Gehalt an Schleimstoffen, welche die gereizten Schleimhäute schützen, den Gerbstoffen, die entzündungswidrig und wundheilend wirken, der Kieselsäure, die das Gewebe stärkt, sowie den Iridoidglykosiden (Aucubin und Catalpol), die eine starke antimikrobielle Kraft haben. Wegerich hat zudem einen hohen Zinkgehalt. Zink spielt bei der Wundbehandlung eine wichtige Rolle. Juckreiz, Schwellungen, Hautentzündungen und schlecht heilende Wunden sind somit ein weiteres Anwendungsgebiet. Frische zerriebene Blätter sind als Auflage ein hilfreiches Mittel nach Insektenstichen.

Schichtsirup

Spitzwegerichblätter klein schneiden und abwechselnd mit einer Schicht Zucker oder Honig in ein Glas geben, bis es voll ist. Jede Schicht sollte ca. 1 bis 2 cm hoch sein, die abschließende Schicht besteht aus Zucker oder Honig. Bei Verwendung von Zucker eventuell noch ein paar dünne Zitronenscheiben obenauf legen. Das Glas gut verschlossen in den Kühlschrank geben. Nach 2 Monaten hat sich der Zucker aufgelöst und man kann den Hustensaft abseihen.

Signatur

Als Trittpflanze mitten auf dem Weg gibt uns Wegerich eine deutliche Signatur der großen Widerstandskraft.

Wegwarte
Cichorium intybus

Familie: Korbblütler – Asteraceae

„Morgens wunderschön am Wegesrand, wird sie am Nachmittag gar nicht mehr erkannt."

Einer Sage nach soll es sich bei der Wegwarte um eine verwandelte Jungfrau handeln, die am Wegesrand vergeblich auf den in die Ferne gezogenen Geliebten wartet, daher auch ihr Name. Der botanische Name *Cichorium* kommt von den griechischen Wörtern „kio" (= ich gehe) und „chorion" (= Feld), deutet also auch auf ihren Standort neben dem Feld hin; der Artname *intybus* (= eingeschnitten) weist auf die Blattform hin.
Die Wegwarte ist die Urform unserer Endiviensalate, von Chicorée, Zuckerhut und Radicchio.

Mythologie/Brauchtum

Schon die alten Germanen waren davon überzeugt, dass in dieser Blume magische Zauberkräfte stecken. Nach altem Glauben sollte das Einreiben mit dem Saft auch den Beliebtheitsgrad steigern. Weiters sollte die Wegwarte vor allen Gefahren schützen und Wunden heilen lassen. Die Wegwarte nutzte man auch als Blumenuhr. Sie öffnet frühmorgens ihre Blüten und schließt sie ca. fünf Stunden später wieder. Sie ist eine Sonnenanbeterin, denn bei Schlechtwetter bleiben die Blüten zu.

Heilkraft

Das Anwendungsspektrum der Wegwarte ist besonders breit. Insbesondere für das Magen-Darm-System sowie für die Leber, die Galle, die Bauchspeicheldrüse und die Milz ist sie ein wichtiges Heilkraut. Als Bitterstoffpflanze regt sie die Verdauung und den Gallenfluss an, sie wirkt bei Appetitlosigkeit und Völlegefühl und aktiviert die Entgiftungsfunktion von Leber und Niere. Weiters kurbelt sie den Stoffwechsel an, senkt den Blutzucker- und den Cholesterinspiegel und wirkt harntreibend. Außerdem kann sie als Gesichtswasser bei Hautunreinheiten Abhilfe schaffen. Nicht zu vergessen ist auch ihre Auswirkung auf den Gemütszustand. Der Genuss der bitteren Wegwarte wirkt stimmungsaufhellend und führt zu besserer Laune.

Als Bachblüte Chicory hilft sie überfürsorglichen Menschen dabei, sich etwas zurückzunehmen, wenn sie sich zu viel ins Leben ihrer Lieben einmischen und es nach den eigenen Vorstellungen lenken möchten.

Zichorienkaffee

Die Wurzel der Wegwarte reinigen, in kleine Stücke schneiden und ca. 15 Minuten im Ofen bei ca. 150 °C rösten. Anschließend in der Kaffeemühle oder in einer Küchenmaschine zu Pulver vermahlen. Die Kaffeezubereitung erfolgt wie bei normalem Filterkaffee.
Zichorienkaffee kennt man seit dem 17. Jahrhundert. In Notzeiten wurde damit der teure Bohnenkaffee ersetzt. Heute könnte er als gesunde Alternative verwendet werden.

Signatur

Die Wegwarte findet man v. a. direkt neben der Straße. Ihr Standort deutet auf eine hohe Belastbarkeit mit Umweltgiften hin. Diese Signatur verweist auf ihre Heilkraft für Leber und Niere.

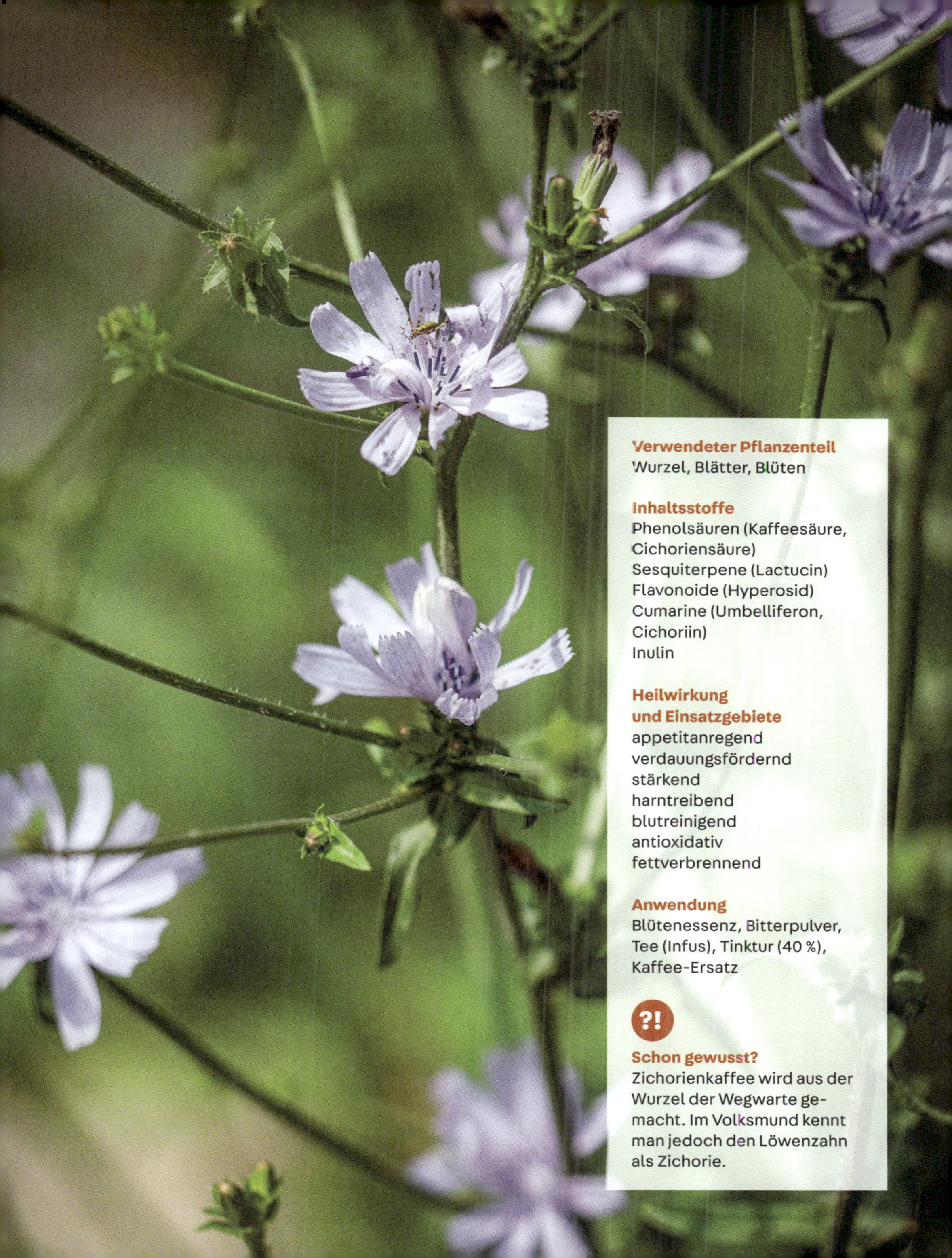

Verwendeter Pflanzenteil
Wurzel, Blätter, Blüten

Inhaltsstoffe
Phenolsäuren (Kaffeesäure, Cichoriensäure)
Sesquiterpene (Lactucin)
Flavonoide (Hyperosid)
Cumarine (Umbelliferon, Cichoriin)
Inulin

Heilwirkung und Einsatzgebiete
appetitanregend
verdauungsfördernd
stärkend
harntreibend
blutreinigend
antioxidativ
fettverbrennend

Anwendung
Blütenessenz, Bitterpulver, Tee (Infus), Tinktur (40 %), Kaffee-Ersatz

?!

Schon gewusst?
Zichorienkaffee wird aus der Wurzel der Wegwarte gemacht. Im Volksmund kennt man jedoch den Löwenzahn als Zichorie.

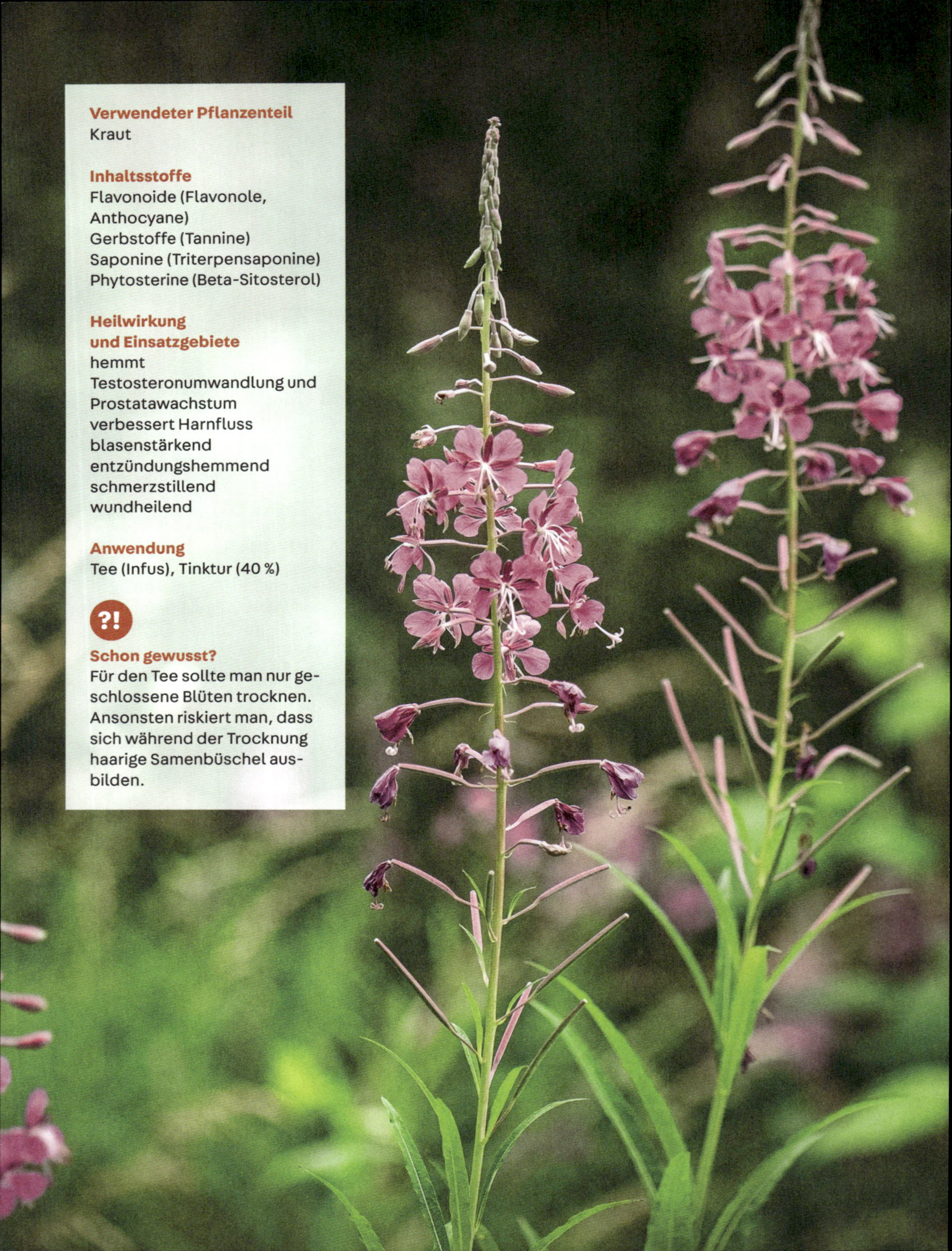

Verwendeter Pflanzenteil
Kraut

Inhaltsstoffe
Flavonoide (Flavonole, Anthocyane)
Gerbstoffe (Tannine)
Saponine (Triterpensaponine)
Phytosterine (Beta-Sitosterol)

Heilwirkung und Einsatzgebiete
hemmt Testosteronumwandlung und Prostatawachstum
verbessert Harnfluss
blasenstärkend
entzündungshemmend
schmerzstillend
wundheilend

Anwendung
Tee (Infus), Tinktur (40 %)

?!

Schon gewusst?
Für den Tee sollte man nur geschlossene Blüten trocknen. Ansonsten riskiert man, dass sich während der Trocknung haarige Samenbüschel ausbilden.

Weidenröschen
Epilobium angustifolium

Familie: Nachtkerzengewächse – Onagraceae

„Was das Kraut so alles kann für die Gesundheit im Mann."

Der Name Weidenröschen wird wohl daher kommen, dass die schmalen Blätter denjenigen von Weiden ähneln und die Blüten wie kleine Rosen aussehen. Der botanische Name *Epilobium* kommt vom griechischen „epi" (= aufrecht) und „lobos" (= Schote, Hülse, Lappen) und deutet darauf hin, dass die Blüten über den Kapselfrüchten stehen bzw. der Fruchtknoten unterständig ist.
Häufig, relativ groß und mit vielen leuchtend rosafarbigen Blüten ist das Schmalblättrige Weidenröschen (*Epilobium angustifolium*) zu finden. Als Kleinblütiges Weidenröschen kann eine Art (*Epilobium parviflorum*) oder eine Gruppe von Weidenröschen mit kleinen Blüten bezeichnet werden. Die Kleinblütigen Weidenröschen zu identifizieren, ist auch für Botaniker oft eine Herausforderung, nicht so das Schmalblättrige Weidenröschen, das unverwechselbar ist.

Mythologie/Brauchtum

Das Weidenröschen wird als Wildgemüse schon seit Tausenden von Jahren genutzt. Als Heilpflanze wurde es erstmals im 16. Jahrhundert vom Mediziner Leonhart Fuchs erwähnt. Das Weidenröschen gehörte wie etliche andere Pflanzen zu den Bettstrohkräutern. Mit diesen wurden Strohmatratzen gefüllt, um gebärenden Frauen den Geburtsvorgang zu erleichtern.
Die wolligen Fruchtstände wurden für Kissenfüllungen verwendet. Bekannt ist auch die Verwendung von Weidenröschen als Viehfutter. Anscheinend soll es bei Kühen, Ziegen und Schafen die Milchleistung steigern. Oft wird das Weidenröschen zu Mariä Himmelfahrt in den Kräuterbuschen gebunden, da ihm eine blitzabwehrende Kraft nachgesagt wird.

Heilkraft

Das Weidenröschen enthält Phytosterine, welche die Umwandlung von Testosteron in Dihydrotestosteron und dadurch auch das Prostatawachstum hemmen. Durch die entzündungshemmende und blasenstärkende Wirkung ist es jedoch auch für das weibliche Geschlecht sehr hilfreich. Als Gerbstoffdroge leistet Weidenröschen bei Durchfall gute Dienste, ebenso dient es als Waschung oder Kompresse zur Wundheilung.

Männertee

- 50 g getrocknetes Weidenröschenkraut
- 50 g getrocknete Brennnesselwurzel

Das Weidenröschenkraut mit der klein geschnittenen Brennnesselwurzel mischen. 1 EL mit 200 ml kochendem Wasser übergießen, 10 Minuten ziehen lassen, abfiltern und trinken.

Als Kur sollten 4 bis 6 Wochen lang täglich mindestens 3 Tassen dieses Tees getrunken werden. Der Tee muss jedes Mal frisch zubereitet werden, da er in Verbindung mit Sauerstoff oxidiert. Gleichzeitig sollten Kürbiskerne in die Ernährung eingebaut werden.

Signatur

In der Signatur zeigt die geschlossene Blüte eine Ähnlichkeit mit der männlichen Harnröhre und weist somit auf ihre Heilkraft für die Prostata hin.

Wiesenknopf

Sanguisorba minor / Sanguisorba officinalis

Familie: Rosengewächse – Rosaceae

„Eine Pimpinelle, die keine Pimpinella ist, oh Graus, wer kennt sich da noch aus!"

Da die Pflanze in Wiesen zu finden ist und einen kugelrunden Blütenstand hat, erhielt sie den Namen Wiesenknopf. Der botanische Name *Sanguisorba* („sanguis" = Blut, „sorbere" = einsaugen) deutet auf seine blutstillende Heilkraft hin.
Man unterscheidet zwischen dem Kleinen und dem Großen Wiesenknopf (*Sanguisorba minor* und *Sanguisorba officinalis*). Wie der Name bereits sagt, unterscheiden sich diese zwei Arten in der Größe der Blätter und des Blütenkopfes, aber auch in ihrem Vorkommen. Der Kleine Wiesenknopf ist häufiger anzutreffen und bevorzugt trockene Standorte. Der Große Wiesenknopf ist hingegen auf feuchte bis nasse Wiesen angewiesen und daher seltener. Auch geschmacklich gibt es Unterschiede: Der Große Wiesenknopf hat ein gurkenähnliches Aroma, der Kleine Wiesenknopf schmeckt eher nussig.

Mythologie/Brauchtum

Als Heilmittel wurde der Wiesenknopf bereits in der Antike und im Mittelalter eingesetzt. Besonders seine blutstillende Wirkung war sehr geschätzt. Zum Wiesenknopf hatten unsere Vorfahren umfangreiche Spezialrezepte. Das Pulver von Wurzel und Kraut wurde in Wunden gestreut, so wurden diese geheilt, Blutungen gestillt und nässende Ekzeme getrocknet. Man war auch überzeugt, dass man mit Wiesenknopf die Ansteckung mit Pest vermeiden könne. Pfarrer Künzle rühmte das Kraut bei Lungenblutungen, bei Nasenblutungen empfahl er, es in die Nase zu stopfen. Wiesenknopf war auch ein wichtiger Bestandteil des Kräuterbuschens. Brauch war es, seine Wurzel im Frauendreißiger (den dreißig Tagen ab dem 15. August) zu graben. Die Wurzel in der Hand sollte das beste Mittel gegen Nasenbluten sein.

Heilkraft

Als Rosengewächs ist der Wiesenknopf eine typische Gerbstoffpflanze, er enthält jedoch auch Flavonoide, Bitterstoffe und organische Säuren. Wiesenknopf hat blutstillende, wundheilende und entzündungshemmende Eigenschaften, die er v. a. den Gerbstoffen verdankt. Weiters wirkt Wiesenknopf antibakteriell, antiviral und hilft bei Durchfallerkrankungen. In Studien wurde auch eine Schutzwirkung gegen Magengeschwüre belegt. In den letzten Jahren entdeckte man seine antiallergene Wirkung, da er die Histaminausschüttung hemmt. Durch seinen hohen Gehalt an Flavonoiden wirkt er zudem stimmungsaufhellend, hält geistig frisch und vertreibt Melancholie.

Grünsaft

- 1 Handvoll frische Wiesenknopfblätter
- 200 ml Wasser

Wiesenknopfblätter und Wasser gut mixen, abseihen und trinken. Dieser Saft wirkt vitalisierend und stimmungsaufhellend.

Signatur

Das dunkelrote Blütenköpfchen weist in der Signaturenlehre auf die blutstillende Heilkraft hin.

Verwendeter Pflanzenteil
Kraut, Wurzel

Inhaltsstoffe
Phenolsäuren (Ferulasäure)
Gerbstoffe (Tannine)
Flavonoide (Flavonole, Flavanole)
Saponine (Triterpensaponine)
Phytosterine (Beta-Sitosterol)
Vitamin C

Heilwirkung und Einsatzgebiete
antimikrobiell
entzündungshemmend
wundheilend
blutstillend
stopfend
antiallergen

Anwendung
Tee (Infus), Tinktur (40 %), Grünsaft, Pulver

Der Wiesenknopf ist sehr vitaminreich, hat eine starke antioxidative Wirkung und kann in der Küche als Gewürz vielseitig verwendet werden.

?!

Schon gewusst?
Verwirrung sorgt der Wiesenknopf durch seinen Volksmundnamen Pimpernelle oder Pimpinelle. Diesen erhielt er aufgrund der Ähnlichkeit seiner Blätter mit denen der Bibernelle (*Pimpinella*). Diese zwei Heilpflanzen sind jedoch nicht miteinander verwandt und haben auch einen unterschiedlichen Wirkbereich.

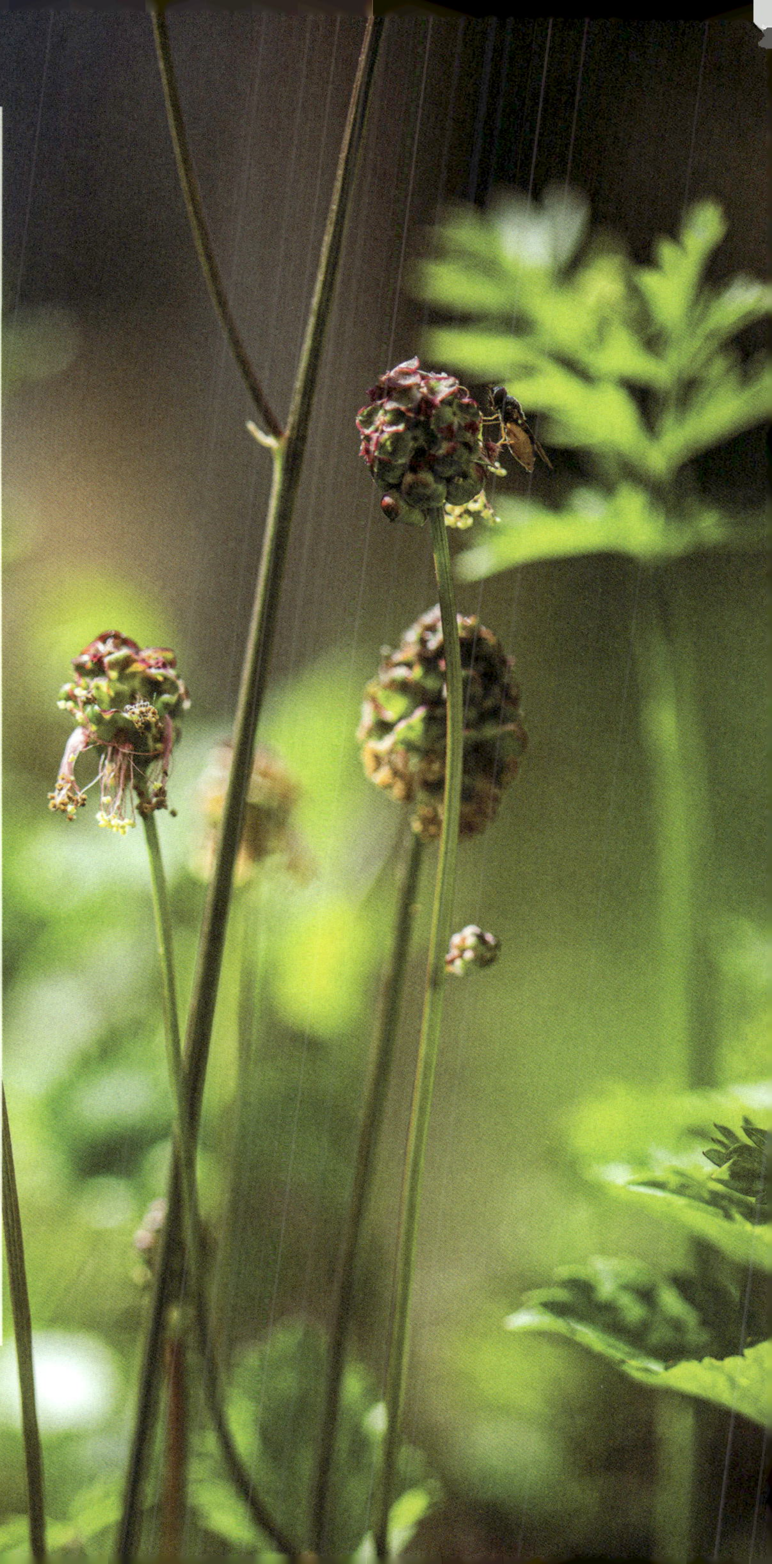

Register der Inhaltsstoffe

Impressum

Gedruckt mit Unterstützung
der Südtiroler Landesregierung,
Abteilung Deutsche Kultur

Autonome Provinz Bozen
Provincia autonoma di Bolzano
Provinzia autonoma de Bulsan
SÜDTIROL · ALTO ADIGE

4. aktualisierte Auflage
© Edition Raetia, Bozen 2026
ISBN: 978-88-7283-882-2

Projektleitung: Felix Obermair
Lektorat: Katharina Preindl
Grafik und Umschlaggestaltung:
Alessandra Stefanut, www.cursiva.it
Fotos Innenseiten und Umschlag:
Marion Lafogler, www.fotografielafogler.it
Druckvorstufe: Typoplus, Frangart
Printed in Europe

Informationen zur allgemeinen Produktsicherheit GPSR und Einsicht in die technische Dokumentation:
Edition Raetia, Zollstangenplatz 4, 39100 Bozen
info@raetia.com
eindeutige Identifizierung des Produkts:
ISBN 978-88-7283-882-2

Unseren Gesamtkatalog finden Sie unter www.raetia.com.
Bei Fragen und Anregungen wenden Sie sich bitte an info@raetia.com.

Raetia verzichtet der Umwelt zuliebe auf die Schutzfolie aus Plastik.

FSC www.fsc.org MIX Papier | Fördert gute Waldnutzung FSC® C023164

Die Angaben zu den Kräutern in diesem Buch wurden sorgfältig geprüft. Autorin und Verlag lehnen jedoch jegliche Haftung für allfällige Schäden, die sich aus dem Gebrauch oder Missbrauch der hier vorgestellten Informationen ergeben, ab. Die Behandlungsmöglichkeiten in diesem Buch ersetzen nicht eine ärztliche Therapie.

DANK Mein größter Dank gilt der Natur, die in mir stets das Interesse weckt, zu beobachten, zu recherchieren, zu erfahren, wodurch sich mir immer wieder neue Türen öffnen.
Mein Dank gilt auch den Teilnehmer*innen an meinen Kräuterlehrgängen, die mich durch ihre Fragen inspiriert haben, Dingen auf den Grund zu gehen. Ich danke allen Kolleg*innen und Autor*innen, bei denen ich lernen durfte und die Neugierde für Details in mir geweckt haben.
Außerordentlich dankbar bin ich der Fotografin Marion Lafogler für die wundervollen Bilder, welche meinem Buch Farbe geben und hoffentlich die Lust zum Stöbern wecken.
Ein großer Dank gilt dem Apotheker Dr. Rupert Morandell, der aus pharmazeutischer Sicht das Skript zum Buch gelesen und überprüft hat.
Danke auch der Apothekerin Dr. Martina Überegger, die mir pharmazeutische Bücher und verschiedene Unterlagen zur Verfügung gestellt hat.
Ein herzliches Dankeschön dem Team Edition Raetia, v. a. Felix Obermair, für die sehr gute und angenehme Zusammenarbeit bei der Umsetzung.
Zu guter Letzt ein liebevolles Dankeschön meiner Familie, v. a. meinem Mann Thomas, für die Unterstützung und Geduld während meiner Arbeit an diesem Buch. *Sigrid Thaler Rizzolli*